JN211961

循環動態攻略 A to Z

急性心不全
Case Live!

編集 朔 啓太・奥村貴裕

MEDICAL VIEW

本書では，厳密な指示・副作用・投薬スケジュール等に付いて記載されていますが，これらは変更される可能性があります．本書で言及されている薬品については，製品に添付されている製造者による情報を十分にご参照ください．

Acute Heart Failure Case Live‑A Systematic Hemodynamic Approach
(ISBN 978-4-7583-2212-6 C3047)

Editors：SAKU Keita, OKUMURA Takahiro

2025. 2. 1 1st ed.

©MEDICAL VIEW, 2025
Printed and Bound in Japan

Medical View Co., Ltd.
2-30 Ichigaya-hommuracho, Shinjuku-ku, Tokyo 162-0845, Japan
E-mail　ed@medicalview.co.jp

序

急性心不全の現在地

わが国における急性心不全の実態について，循環器疾患診療実態調査（JROAD）の報告によれば，入院患者数は2013年（1,535施設）の95,145人から2023年（1,516施設）には137,327人と10年で約1.44倍へ急激に増加しています[1, 2]。心不全患者の院内死亡率は8.1%と高く，心不全発症後の5年生存率は50%と，悪性腫瘍と同等程度の予後不良な疾患です[3]。

急性心不全患者のこの深刻な状況を克服するには，早期診断と迅速な治療介入，また再入院や予後の改善に向けた長期的な管理が重要であることはいうまでもありません。日本循環器学会ガイドラインでも，急性心不全を「急速に心原性ショックや心肺停止に移行する可能性のある逼迫した状態である」として，フローチャートを示しながら，病態の評価とその対応を繰り返し行うことの重要性が述べられています（図1）[4]。しかしながら，ガイドラインはあくまで一般的な指針であり，個々の患者

図1　急性心不全に対する初期対応から急性期対応のフローチャート

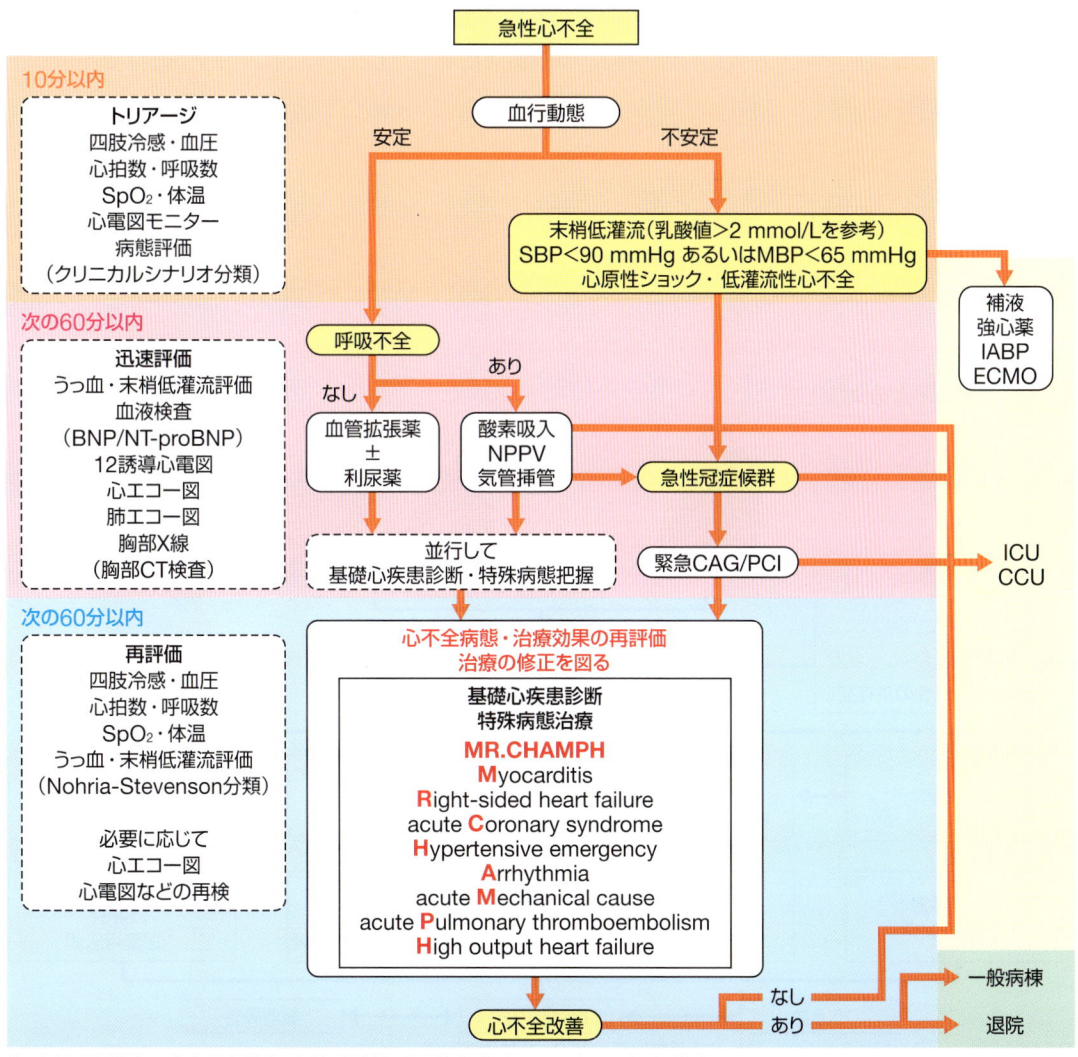

（日本循環器学会/日本心不全学会：急性・慢性心不全診療ガイドライン（2017年改訂版）.
http://www.j-circ.or.jp/cms/wp-content/uploads/2017/06/JCS2017_tsutsui_h.pdf. 2024年12月閲覧）

に対して適切な治療を導き出すことはできません。知識を整理し，治療オプションを高レベルで提供でき，さらにその組み合わせを患者に合わせて最適化できる医師やチームに成長するためには，途方もない向上心と時間がかかることもまた事実です。

本書の特徴

本書のタイトルは『環動態攻略 A to Z　急性心不全 Case Live !』です。制作の背景として，これまでにさまざまな形で行ってきた急性心不全の症例検討会を観ていただいた方々より書籍化について多くのご要望をいただいたことがあります。

急性心不全治療の病態生理は複雑です。なんらかの誘因によって，心血管機能あるいは腎臓や循環調節系に異常をきたし，それらが相互にかかわりながら増幅され，病態を悪化させていきます（図2）[5]。また，多様な症状も特徴です。後からあれは増悪のサインだったのだと気付くこともしばしばあります（図3）[6]。

どのような病態，重症度，進行度であっても連続的な循環動態評価は必須です。かつて学校で習った循環動態の知識が臨床に活かせないことが多いというニーズのなかで，1章では主に循環動態の基礎知識を，2章では症例検討を基にした解説という構成になっています。本書の3つの特徴を示します。

① 読みやすさ：語り口調ですいすい読める
② 実践的循環動態解説：理論を実践に
③ 症例検討：個別経験をしっかり深堀り

図2 **急性心不全の病態生理**

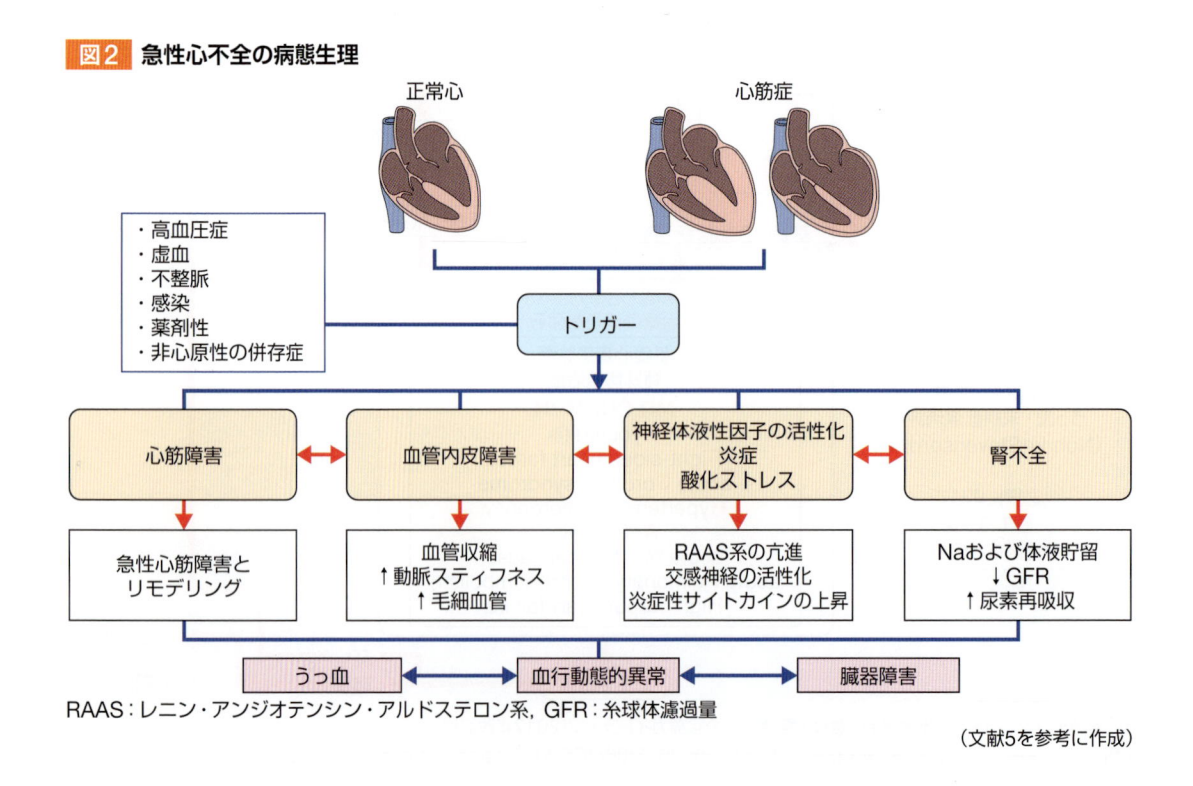

RAAS：レニン・アンジオテンシン・アルドステロン系，GFR：糸球体濾過量

（文献5を参考に作成）

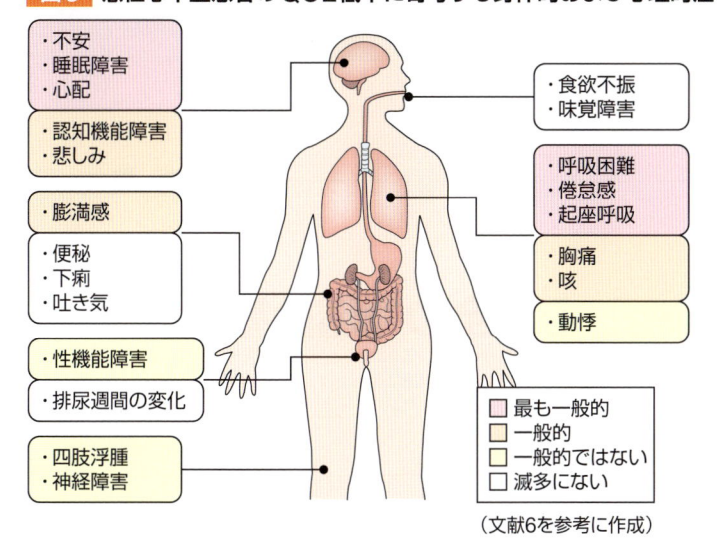

図3 急性心不全患者のQOL低下に寄与する身体的および心理的症状

・不安
・睡眠障害
・心配

・認知機能障害
・悲しみ

・膨満感

・便秘
・下痢
・吐き気

・性機能障害

・排尿週間の変化

・四肢浮腫
・神経障害

・食欲不振
・味覚障害

・呼吸困難
・倦怠感
・起座呼吸

・胸痛
・咳

・動悸

■ 最も一般的
□ 一般的
□ 一般的ではない
□ 滅多にない

（文献6を参考に作成）

　1点目は，読みやすさを意識し，ですます調にしています。難しい内容が多いのですが，語るような口調で書かれているので，最後まで読みとおしやすいと思います。

　2点目は，実践を意識した循環動態の解説をしています。第1章は全部で10項目に分かれていて，「01 心機能の基礎」〜「03 微小循環の基礎」は循環動態の基本といえる内容ですが，それ以降は治療と循環動態を結び付けた実践的内容になっています。

　3点目は，症例検討をしっかりと掲載しています。2章前半のCase Based Learningでは基本的な症例を，HFrEF，HFpEF，右心不全において3症例程度ずつ提示し，それぞれにおいてどのようなことを考えるべきかを解説しています。また，後半のCase Liveでは非常に複雑な6症例を，各症例多くのページを割いて検討しています。さまざまな議論を掲載したうえで，循環動態のPoint，エキスパートの視点，そして主治医の感想と，個人的な感想も含めて解説している点も，本書の特徴となっています。

　本書が読者の皆様において，明日の臨床につながるとともに，循環の面白さを再確認するきっかけになればと考えています。

　それでは，急性心不全Case Live，スタートです！

2025年1月

国立循環器病研究センター循環動態制御部 研究室長

朔　啓太

文献

1）　日本循環器学会：2013年循環器疾患診療実態調査報告書（2014年度実施・公表）．
2）　日本循環器学会：2022年循環器疾患診療実態調査報告書（2023年度実施・公表）．
3）　Shiba N, Shimokawa H : Chronic heart failure in Japan: implications of the CHART studies. Vasc Health Risk Manag 4 : 103-113, 2008.
4）　日本循環器学会・日本心不全学会：急性・慢性心不全診療ガイドライン（2017年改訂版）．
　　http://www.j-circ.or.jp/cms/wp-content/uploads/2017/06/JCS2017_tsutsui_h.pdf
5）　Solimando AG, Argentiero A, Ruckdeschel A, et al : Emerging Concepts in Acute Heart Failure : From the Pathophysiology to the Clinical Case Based Approach. Int J Crit Care Emerg Med 3(1) : 023, 2017.
6）　Arrigo M, Jessup M, Mullens W, et al : Acute heart failure. Nat Rev Dis PrimersMar 6(1) : 16, 2020.

Contents

II 章 ［Case Live !］循環動態で攻略する心不全症例

Case Based Learning

略語一覧

	ABP	arterial blood pressure	観血的動脈圧
	ACE	angiotensin converting enzyme	アンジオテンシン変換酵素
	ACS	acute coronary syndrome	急性冠症候群
	ADHF	acute decompensated heart failure	急性非代償性心不全
	ADL	activities of daily living	日常生活動作
	AF	atrial fibrillation	心房細動
	AMI	acute myocardial infarction	急性心筋梗塞
	ANP	atrial natriuretic peptide	心房性ナトリウム利尿ペプチド
	AOP	aortic pressure	大動脈圧
A	**AR**	aortic regurgitation	大動脈弁閉鎖不全症
	ARB	angiotensin Ⅱ receptor blocker	アンジオテンシンⅡ受容体拮抗薬
	ARDS	acute respiratory distress syndrome	急性呼吸窮迫症候群
	ARNI	angiotensin receptor neprilysin inhibitor	アンジオテンシン受容体ネプリライシン阻害薬
	ARVC	arrhythmogenic right ventricular cardiomyopathy	不整脈原性右室心筋症
	AS	aortic stenosis	大動脈弁狭窄症
	ASD	atrial septal defect	心房中隔欠損症
	ATP	adenosine triphosphate	アデノシン三リン酸
	AVA	aortic valve area	大動脈弁口面積
	AVR	aortic valve replacement	大動脈弁置換術
	BAV	balloon aortic valvuloplasty	経皮的バルーン大動脈弁形成術
	BiVAD	biventricular assist device	両心補助人工心臓
	BNP	brain natriuretic peptide	脳性ナトリウム利尿ペプチド
B	**BSA**	body surface area	体表面積
	BTB	bridge to bridge	植込型 LVAD までの橋わたし
	BTR	bridge to recovery	心機能回復までのブリッジ
	BTT	bridge to transplantation	心臓移植へのブリッジ
	CAG	coronary angiography	冠動脈造影
	cAMP	cyclic adenosine monophosphate	環状アデノシン一リン酸
	ccTGA	congenitally corrected transposition of great arteries	修正大血管転位症
	CCU	coronary care unit	冠動脈疾患集中治療室
	CHDF	continuous hemodiafiltration	持続血液濾過透析
	CI	cardiac index	心係数
	CO	cardiac output	心拍出量
	CpcPH	combined preand postcapillary pulmonary hypertension	―
C	**CPO**	cardiac power output	―
	CPX	cardiopulmonary exercise testing	心肺運動負荷試験
	CRT	cardiac resynchronization therapy	心臓再同期療法
	CRT-D	cardiac resynchronization therapy defibrillator	両室ペーシング機能付植込み型除細動器
	CS	cardiogenic shock	心原性ショック
	CS	coronary sinus	冠静脈洞
	CSWG	Cardiogenic Shock Working Group	―
	CTEPH	chronic thromboebolic pulmonary hypertension	慢性血栓塞栓性肺高血圧症
	CVP	central venous pressure	中心静脈圧
	DAT	diagnosis to ablation time	診断からカテーテルアブレーションまでの時間
D	**DcT**	deceleration time	減速時間
	DEX	dexmedetomidine hydrochloride	デクスメデトミジン塩酸塩

D	**DIC**	disseminated intravascular coagulation	播種性血管内凝固症候群
	DO₂	oxygen delivery	酸素運搬
	DOB	dobutamine	ドブタミン
	dPAP	diastolic pulmonary artery pressure	肺動脈拡張期圧
	DPG	diastolic pressure gradient	拡張期圧較差
	DT	destination therapy	長期在宅補助人工心臓治療
E	**Ea**	effective arterial elastance	実効動脈エラスタンス
	ECMO	extracorporeal membrane oxygenation	体外膜型人工肺
	ECPR	extracorporeal cardiopulmonary resuscitation	体外循環式心肺蘇生法
	ED	end-diastole	拡張末期
	EDP	end-diastolic pressure	拡張末期圧
	EDPVR	end-diastolic pressure-volume relationship	拡張末期圧容積関係
	EDV	end-diastolic volume	拡張末期容積
	Eed	end-diastolic elastance	拡張末期エラスタンス
	Ees	end-systolic elastance	収縮末期エラスタンス
	EF	ejection fraction	駆出率
	eGFR	estimated glomerular filtration rate	推算糸球体濾過量
	Emax	end-systolic maximum elastance	収縮末期最大弾性率
	ER	emergency room	救急室
	ERCP	endoscopic retrograde cholangio pancreatography	内視鏡的逆行性胆管膵管造影
	ES	end-systole	収縮末期
	ESPVR	end-systolic pressure-volume relationship	収縮末期圧容積関係
F・G	**FUR**	furosemide	フロセミド
	GDMT	guideline-directed medical therapy	診療ガイドラインに基づく標準的治療
	GLS	global longitudinal strain	―
H	**HFpEF**	heart failure with preserved ejection fraction	左室駆出率の保たれた心不全
	HFrecEF	heart failure with recoverd ejection fraction	左室駆出率が改善した心不全
	HFrEF	heart failure with reduced ejection fraction	左室駆出率の低下した心不全
	HR	heart rate	心拍数
	Ht	hematocrit	ヘマトクリット
I	**IABP**	intra aortic balloon pump	大動脈内バルーンパンピング
	ICU	intensive care unit	集中治療室
	INOCA	ischemia with non-obstructive coronary artery disease	冠動脈閉塞を伴わない心筋虚血
	IVC	inferior vena cava	下大静脈
	IVMD	inter-ventricular mechanical delay	右室と左室の壁運動遅延
L	**LA**	left atrium	左房
	LAD	left anterior descending artery	左前下行枝
	LAP	left atrial pressure	左房圧
	LAVI	left atrial volume index	左房容積係数
	LCX	left circumflex artery	左回旋枝
	LITA	left internal thoracic artery	左内胸動脈
	LMT	left main trunk	左主幹部
	LOS	low output syndrome	低心拍出症候群
	LV	left ventricle	左室
	LVAD	left ventricular assist device	左心補助人工心臓
	LVDd	left ventricular end-diastolic diameter	左室拡張末期径
	LVEDD	left ventricular end-diastolic diameter	左室拡張末期径
	LVEDP	left ventricular end-diastolic pressure	左室拡張末期圧

L	LVEDV	left ventricular end-diastolic volume	左室拡張末期容積
	LVEDVi	left ventricular end-diastolic volume index	左室拡張末期容積係数
	LVEF	left ventricular ejection fraction	左室駆出率
	LVESV	left ventricular end-systolic volume	左室収縮末期容積
	LVOT-VTI	left ventricular outflow tract velocity time integral	左室流出路速度時間積分値
	LVP	left ventricular pressure	左室圧
M	M-TEER	mitral transcatheter edge-to-edge repair	経カテーテル的僧帽弁形成術
	MACE	major adverse cardiovascular events	主要有害心血管イベント
	MAPSE	mitral annular plane systolic excursion	収縮期僧帽弁輪移動距離
	MCS	mechanical circulatory support	機械的循環補助
	MINOCA	myocardial infarction with non-obstructive coronary arteries	冠動脈閉塞を伴わない心筋虚血
	MR	mitral regurgitation	僧帽弁閉鎖不全症
	MVC	mitral valve closure	僧帽弁閉鎖
	MVO	mitral valve opening	僧帽弁開放
	MVO$_2$	myocardial oxygen consumption	心筋酸素消費量
N	NCSI	National Cardiogenic Shock Initiative	―
	NO	nitric oxide	一酸化窒素
	NPPV	non-invasive positive pressure ventilation	非侵襲的陽圧換気
	NSTEMI	non-ST elevation myocardial infarction	非ST上昇型心筋梗塞
	NSVT	non-sustained ventricular tachycardia	非持続性心室頻拍
	NT-proBNP	N-terminal prohormone of brain natriuretic peptide	N末端プロ脳性ナトリウム利尿ペプチド
	NYHA	New York Heart Association	ニューヨーク心臓協会
P	PAC	pulmonary artery compliance	肺動脈コンプライアンス
	PAH	pulmonary arterial hypertension	肺動脈性肺高血圧症
	PAP	pulmonary artery pressure	肺動脈圧
	PAPi	pulmonary artery pulsatility index	肺動脈拍動性指数
	PASP	pulmonary atrial systolic pressure	肺動脈収縮期圧
	PAWP	pulmonary artery wedge pressure	肺動脈楔入圧
	Pcc	critical closing pressure	―
	PCI	percutaneous coronary intervention	経皮的冠動脈インターベンション
	PCPS	percutaneous cardiopulmonary support	経皮的心肺補助装置
	PDE	phosphodiesterase	ホスホジエステラーゼ
	PE	potential energy	ポテンシャルエネルギー
	PEA	pulmonary endarterectomy	肺動脈血栓内膜摘除術
	PFO	patent foramen ovale	卵円孔開存
	PP	pulse pressure	脈圧
	PR	pulmonary regurgitation	肺動脈弁閉鎖不全症
	PS	pulmonary stenosis	肺動脈弁狭窄症
	PV loop	pressure-volume loop	心室圧容積関係
	PVA	pressure-volume area	総機械的エネルギー
	PVC	premature ventricular contraction	心室期外収縮
	PVR	pulmonary vascular resistance	肺血管抵抗
Q	Qp	pulmonary blood flow	肺血流
	Qs	systemic blood flow	体血流
R	R	resistance	血管抵抗
	RAAS	renin-angiotensin-aldosterone system	レニン・アンジオテンシン・アルドステロン系
	RAP	right atrial pressure	右房圧
	RAS	renin-angiotensin system	レニン・アンジオテンシン系

R	**RCA**	right coronary artery	右冠動脈
	RCT	randomized controlled trial	ランダム化比較試験
	RV	right ventricle	右室
	RVAD	right ventricular assist device	右室補助人工心臓
	RVEDP	right ventricular end diastolic pressure	右室拡張末期圧
	RVEDV	right ventricular end-diastolic volume	右室拡張末期容積
	RVEDVi	right ventricular end-diastolic volume index	右室拡張末期容量係数
	RVEF	right ventricular ejection fraction	右室駆出率
	RVFAC	right ventricular fractional area change	右室面積変化率
	RVOTS	right ventricular outflow tract stenosis	右室流出路狭窄
	RVP	right ventricular pressure	右室圧
	RVSP	right ventricular systolic pressur	右室収縮期圧
S	**SaO₂**	arterial oxygen saturation	動脈血酸素飽和度
	SAVR	surgical aortic valve replacement	外科的大動脈弁置換術
	SBV	stressed blood volume	負荷血液量
	SCAI	Society for Cardiovascular Angiography and Interventions	米国心血管インターベンション学会
	ScvO₂	central venous oxygen saturation	混合静脈血酸素飽和度
	SHD	structural heart disease	構造的心疾患
	SNP	sodium nitroprusside hydrate	ニトロプルシドナトリウム水和物
	SpO₂	percutaneous oxygen saturation	経皮的動脈血酸素飽和度
	SPWMD	septal to posterior wall motion delay	中隔と後壁の壁運動遅延
	STEMI	ST elevation myocardial infarction	ST上昇型心筋梗塞
	SV	stroke volume	一回拍出量
	SVC	superior vena cava	上大静脈
	SVG	saphenous vein graft	伏在静脈グラフト
	SvO₂	mixed venous oxygen saturation	混合静脈血酸素飽和度
	SVR	systemic vascular resistance	体血管抵抗
	SVRI	systemic vascular resistance index	体血管抵抗係数
	SW	stroke work	一回仕事量
T・U	**TAPSE**	tricuspid annular plane systolic excursion	三尖弁輪収縮期移動距離
	TAVI	transcatheter aortic valve implantation	経カテーテル的大動脈弁留置術
	TIMI	thrombolysis in myocardial infarction	—
	TMF	transmitral flow	左室流入血流速波形
	TR	tricuspid regurgitation	三尖弁閉鎖不全症
	TRPG	transtricuspid pressure gradient	三尖弁逆流圧較差
	TRV	tricuspid regurgitant velocity	三尖弁逆流最大速度
	TTKG	transtubular K gradient	—
	UBV	unstressed blood volume	無負荷血液量
V・W	**V-A ECMO**	veno-arterial extracorporeal membrane oxygenation	静脈動脈体外膜型人工肺
	VAD	ventricular assist device	補助人工心臓
	VF	ventricular fibrillation	心室細動
	VO₂	oxygen consumption	酸素消費量
	VSD	ventricular septal defect	心室中隔欠損症
	VT	ventricular tachycardia	心室頻拍
	WMSI	wall motion score index	左室壁運動スコア指数

執筆者一覧

■ **編集**

朔　啓太	国立循環器病研究センター循環動態制御部 研究室長
奥村貴裕	名古屋大学大学院医学系研究科先進循環器治療学 特任准教授

■ **編集協力**

大竹正紘	国立循環器病研究センター循環動態制御部
大場健太	国立循環器病研究センター循環動態制御部
中村優太	国立循環器病研究センター循環動態制御部／湘南鎌倉総合病院麻酔科
松下裕貴	国立循環器病研究センター循環動態制御部
吉田祐希	国立循環器病研究センター循環動態制御部

■ **執筆者（掲載順）**

平木那奈	国立循環器病研究センター循環動態制御部
佐藤　啓	国立循環器病研究センター循環動態制御部
對馬崚太	北里大学医学部救命救急医学
丸橋孝昭	北里大学医学部救命救急医学 講師
森田英剛	国立循環器病研究センター循環動態制御部
福満雅史	国立循環器病研究センター循環動態制御部
鎌田和宏	松山赤十字病院循環器内科 副部長
湧川　林	琉球大学大学院医学研究科循環器・腎臓・神経内科学講座
楠瀬賢也	琉球大学大学院医学研究科循環器・腎臓・神経内科学講座 教授
西川拓也	国立循環器病研究センター研究推進支援部
鵜木　崇	済生会熊本病院循環器内科
小鹿野道雄	静岡医療センター循環器科 部長
渡邊直樹	大垣市民病院循環器内科 医長
齋藤秀輝	聖隷浜松病院循環器科 医長
浅野遼太郎	国立循環器病研究センター心臓血管内科部門肺循環科・血管生理学部
朔　啓太	国立循環器病研究センター循環動態制御部 研究室長
奥村貴裕	名古屋大学大学院医学系研究科先進循環器治療学 特任准教授
坂本隆史	九州大学大学院医学研究院循環器内科学
鍋田　健	北里大学医学部循環器内科学
佐藤宏行	東北大学病院循環器内科
池田祐毅	北里大学医学部循環器内科学
塩村玲子	国立循環器病研究センター心不全移植部門移植医療科
田所直樹	国立循環器病研究センター心臓血管外科部門心臓外科
西川哲生	金沢大学附属病院集中治療部
中田　淳	日本医科大学付属病院心臓血管集中治療科
大田一青	国立循環器病研究センター心臓血管内科部門CCU
板谷慶一	名古屋市立大学大学院医学研究科心臓血管外科学 准教授
石井奈津子	高知大学医学部老年病・循環器内科学講座

I 章

心不全の循環動態

01 心機能の基礎

平木那奈

POINT

● 負荷非依存の収縮性と拡張性を理解すると心機能の本質がみえる。
● 心臓特性（収縮性，拡張性）に加えて，駆出する先の血管の特性として後負荷の情報が加わることにより心ポンプ機能が完成する。さらに静脈還流を統合することで心臓の前負荷が決まる。
● 心室圧容積関係（PV loop）は心機能だけではなく，心臓が受ける負荷や心臓の仕事量までも視覚的にとらえることができる。

収縮と拡張

　心臓は1日に約10万回，収縮と拡張を繰り返して全身に血液を送り出しています。体の要求に対して適切かつ効率よく血液を送り出すことが心臓の主な役割となります。マクロな視点でみれば，体から還ってきた血液を再び全身に戻すポンプとしてとらえることもできますが，もう少し焦点を絞ると，心房や心室を収縮する袋ととらえることもできますし，伸び縮みする心筋の集合体と考えることもできます。1628年にウィリアム・ハーヴェイ（1578〜1657）が血液循環説を唱え，当初は激しい論争の的となるも，その後さまざまな実験によってその事実が受け入れられ，これを基に心臓や血圧の正しい理解へ，そして心力学的な機能の定義確立へとつながっていきました。

　わたしたちは普段，目の前の患者の心機能を知るため，心エコー検査や心臓MRI検査などを行って心機能を評価し，日常診療に活かしていますが，これらの検査から算出される駆出率（EF）をはじめとした心機能指標は，その時点での負荷条件が生み出した結果でもあります。言い換えると，**日常臨床で心機能指標とよばれているものは，負荷依存性を避けることができず，その心臓固有の収縮性や拡張性は数値や数式では表しにくい指標です。**本項では心臓固有の収縮性と拡張性の考え方から解説を始めます。

1 収縮性

　まず，心筋の張力に目を向けてみましょう。心筋細胞の両端を固定し，電気を流して縮まる力（張力）を測定します。固定位置を変え，心筋の長さを長くすればするほど，張力は強くなり，その長さと張力の関係（傾き）は直線となります。これは負荷に依存しない指標といえそうです。

　では，左室全体で考えてみましょう。前述の「張力」は「圧力」，「長さ」は「左室容積」となります。1970年代に，偉大な日本人研究者である佐川，菅らが研究結果を報告しました[1]。僧

帽弁と大動脈弁を閉じて左室容積が変わらないような状態（等容性収縮）にした左室腔で，容積をさまざまに変化させて圧力を測定すると，左室容積と左室圧の関係は直線となりました（**図1a**）。直線の傾きの単位は，横軸がmL，縦軸がmmHgですのでmmHg/mLとなり，これは硬さ（エラスタンス）の単位となります。次に駆出できる状態で左室に入れる液体の容積をさまざまに変化させて左室容積と左室圧の関係を調べると（心室圧容積関係：PV loopが描かれます），**収縮末期点（PV loop左上の点）は直線上に並ぶことを見出し，そしてその直線の勾配である「最大弾性率（E_{max}）」が負荷非依存の心臓収縮性の指標であることを証明しました**。この指標は，収縮末期圧容積関係（ESPVR）の勾配として収縮末期エラスタンス（E_{es}）ともよばれます（**図1b**）。さらに彼らは，陽性変力作用によって心収縮性が亢進するとESPVRの勾配が増すことや，さらに収縮中の時間ごとの圧容積関係をみると，容積弾性率（圧／容積すなわちエラスタンス）が収縮に伴い増加，弛緩に伴い減少し，一心周期内で心臓の硬さがさまざまに変化していることも発見しました。この時間で硬さが変わる性質を時変エラスタンス［$E(t)$］とよびます（**図2**）。つまり，**心臓は「硬さの変わる袋」である**とも表現できるのです。

図1 心臓の収縮性，拡張性

a

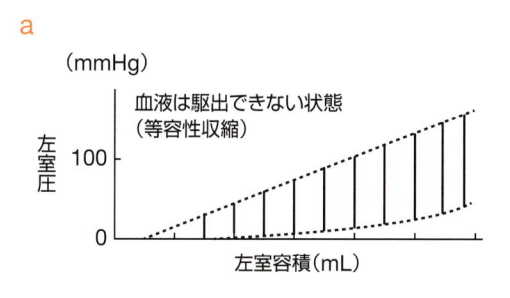

b

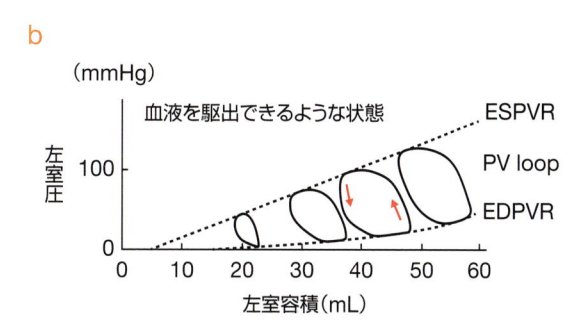

a：等容性収縮時の左室容積と左室圧の関係。左室圧は前負荷をさまざまに変化させた場合，直線状に並ぶ。
b：駆出可能時の左室容積と左室圧の関係。心室の収縮末期の点（loopの左上）は前負荷をさまざまに変化させた場合，直線状に並ぶ（ESPVR）。左室拡張末期の点（loopの右下）は前負荷をさまざまに変化させた場合，緩やかな曲線を描く（拡張末期圧容積関係：EDPVR）。矢印：データ点の移動方向を示す。

（文献1を参考に作成）

図2 心臓は硬さが変わる袋

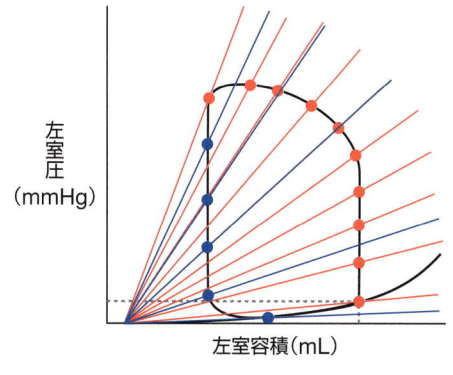

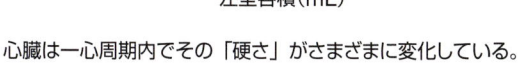

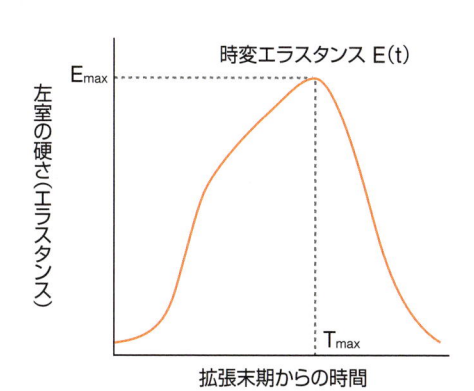

心臓は一心周期内でその「硬さ」がさまざまに変化している。

2 拡張性

　次に心臓の拡張性について考えてみましょう。心臓は袋ですので，容積を徐々に増やしていくと最初は簡単に引き伸ばされていきますが，容積が増えてくると引き伸ばされにくくなり，どこかで限界がきます。また心臓は心膜に包まれていますので，やはりどこかで拡張には限界がきます。実際に心臓の圧と容積の関係をみてみると（**図1b**），拡張期における心臓のPV loopは右上がりの緩やかな曲線となっているのがわかるでしょう。**この非線形の曲線が拡張能を示しており，拡張末期圧容積関係（EDPVR）とよばれます。このように左室は，左室容積が小さいときには軟らかい性質をもち，容積が大きくなると硬い性質に変化します。**

　拡張不全を呈する心臓では，EDPVRの傾きは急峻になり左上にシフトします。そのため，Δ拡張末期圧（EDP）/Δ拡張末期容積（EDV）が大きくなるので，少しの前負荷の増加であっても急激な左室拡張末期圧（LVEDP）の上昇をきたします。心筋の拡張不全でも左上にシフトするEDPVRですが，例えば心膜が硬くなる病態においても（収縮性心膜炎など）同様にEDPVRは左上にシフトします（**図3**）。

図3 拡張不全を呈する心臓とは

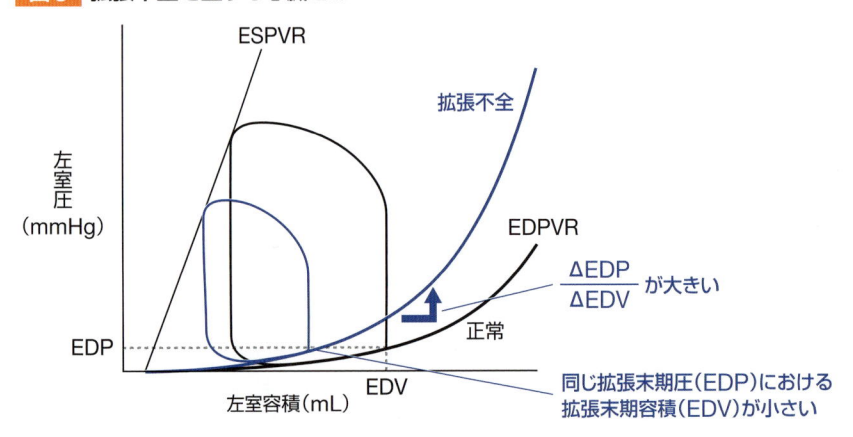

拡張障害があるとESPVRの傾きが上昇し，曲線そのものが左に移動する。

後負荷と前負荷

1 後負荷

　佐川らは，フランク・スターリングの心拍出量曲線に問題点を感じていました。なぜならフランク・スターリングの法則は，動脈圧が一定の条件下で成り立つ法則であったからです。その後の研究において，心臓の充満圧に対して心拍出量を関係付けるだけではなく，動脈圧をも変化させたところ，心拍出量曲線は心臓充満圧だけの関数ではなく，動脈圧にも大きく依存することを見出しました[2]。このように，**心臓特性（収縮性，拡張性）が決まっても心拍出量は決まりません。なぜなら，一回拍出量（SV）は心臓だけでなく，佐川が見出したとおり**[3]，**駆出する先の血管の特性にも影響を受けるからです。つまりPV loopのなかに，血管の特性を組**

み込む必要があるのです。しかし血管抵抗がわかっても，その単位はmmHg/mL/分ですので，心臓の収縮特性であるエラスタンス（mmHg/mL）とは単位が異なり，両者を同じ土俵で考えるには工夫が必要でした。**それを解決したのが，砂川が提唱した後負荷の指標である実効動脈エラスタンス（E_a）です**[4]。

血管抵抗をエラスタンス化するべく，収縮末期圧を平均圧で近似する（$P_{es}≈P\ mean$）と，$P_{es}≈P\ mean＝R（総血管抵抗）×F（平均血流）＝R×SV（一回拍出量）/T（心周期長）＝R/T×SV$と変形できます。SVの変化に対して血管のどのような特性が圧を決めるのか，その傾きに相当するのがRをTで割ったものであり，これがE_aになります。後負荷にE_aを用いることで，心臓特性と動脈特性をエラスタンスという同一の単位で表現し，両者のカップリングが実現しました。その後，砂川は実効エラスタンスでSVの予測が十分可能であることを確認実験を行い，実際に確かめています。$E_a＝$血管抵抗/心周期長$＝$血管抵抗×心拍数ですので，血管抵抗や心拍数の上昇とともにE_aも増大します。後負荷が増大すると，同じ前負荷であってもSVは低下します（図4）。

2　前負荷

左室の前負荷とは，左室の収縮が始まる直前に，左室心筋にかかっている負荷そのものです。つまり，それはLVEDPや左室拡張末期容積（LVEDV）です。拡張末期において心房圧と心室圧は同じになりますので，左室にとっての前負荷は左房圧とも表現できます。同様に右室の前負荷は右室拡張末期圧や右室拡張末期容積であり，右房圧でもあります。フランク・スターリングは，「心臓の前負荷が増えると（心房圧が上昇すると），心拍出量が増加する」という心臓のポンプ特性を発見しましたが，この心臓ポンプ特性だけでは，心室の収縮力を上げた場合や輸液をした場合に血行動態がどのように変化するのかを理解するには不十分でした。そこでこの問題を解決したのが，**ガイトンの静脈還流曲線および循環平衡理論**です。「心臓に血液が戻らないと，心臓は血液を拍出できない」という考えのもと，ガイトンは静脈が心臓に血液を戻す静脈還流の性質を明らかにし，静脈還流曲線を見出しました。そしてそれを心拍出量曲線と重ね合わせることにより，その交点（循環平衡点）で循環が決まるという理論です（図5）。

図4 **後負荷によるPV loopの変化**

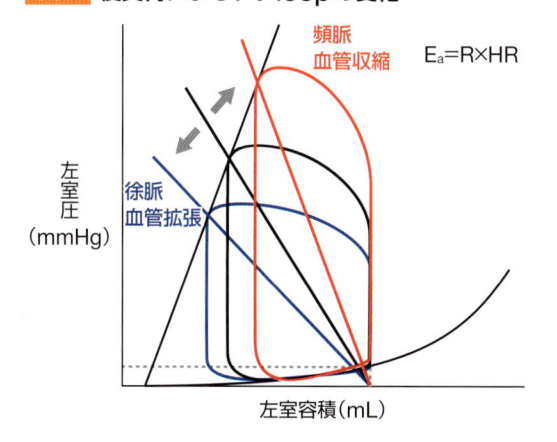

後負荷の増大（頻脈や血管収縮）によりSVは減少し，
後負荷の低下（徐脈や血管拡張）によりSVは増加する。

図5 **静脈還流曲線と循環平衡理論（定常状態）**

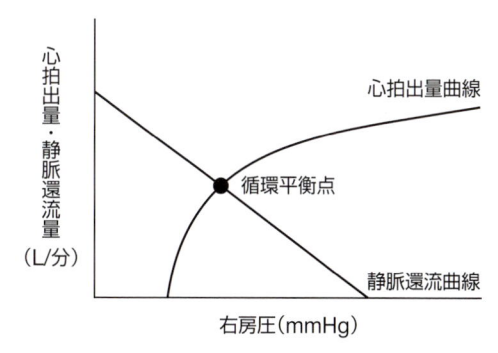

よい心臓は前負荷依存，悪い心臓は後負荷依存

　心臓特性に後負荷の概念が加わることで初めてPV loopを描くことができます（**図6a**）。E_{es}が大きければ前負荷でしっかりSVが変化しますが，E_{es}が小さければ前負荷でSVがあまり変化しないこと，E_{es}が大きければ後負荷でSVは大きく変化しませんが，E_{es}が小さければ後負荷でSVが大きく変化すること，つまりは「よい心臓は前負荷依存，悪い心臓は後負荷依存」（**図6b，c**）が理解できたあなたは，ここまでのお話の理解は十分です。

図6　よい心臓は前負荷依存，悪い心臓は後負荷依存

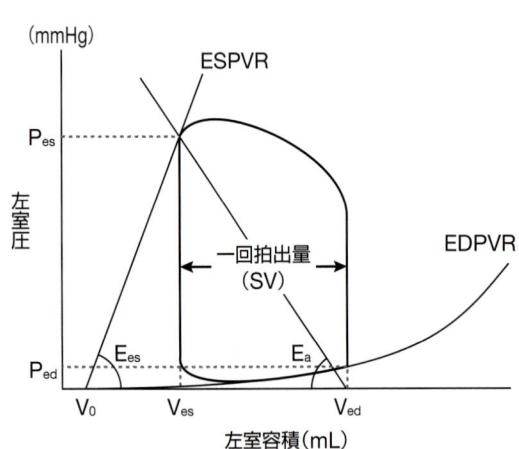

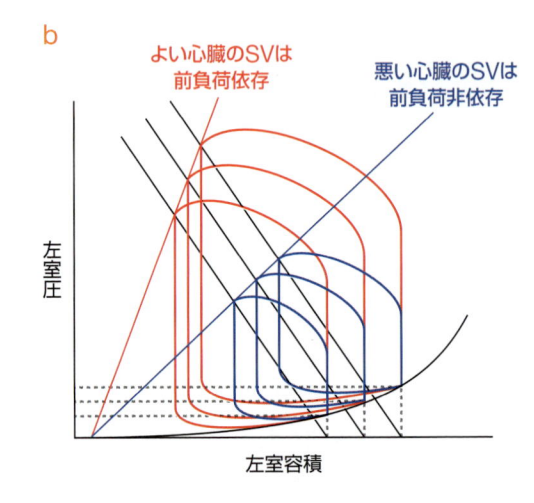

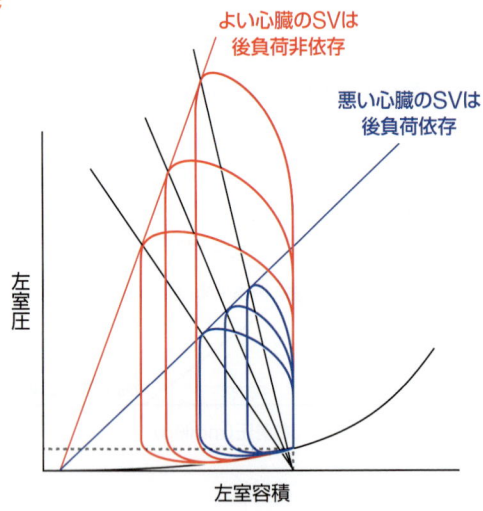

a：左室のPV loop
b：よい心臓は前負荷の増加でSVが増加するが，悪い心臓では前負荷の増加によるSVの変化は小さい。
c：後負荷増大によりSVは低下するが，悪い心臓のほうがその影響を大きく受ける。

心筋の酸素消費

　心筋は生理的には好気的条件下で大量に酸素を消費してアデノシン三リン酸（ATP）を産生し，機械的収縮を維持しています。心筋酸素消費量（MVO₂）は基礎代謝，興奮収縮連関，総機械的エネルギー（PVA）で規定されています（**図7a**）[5]。**ESPVR，EDPVRおよび拍出収縮期圧容積軌跡（PV loopの収縮期軌跡）で囲まれる収縮期圧容積面積がPVAであり，MVO₂とPVAは比例関係にあります**[3]。PVAのうち，loopで囲まれた面積は一心周期での拍出血液に与えた外的仕事量を表す一回仕事量（SW）で，loop外の面積は心臓の弾性が外部に対して行う力学的仕事量を表すポテンシャルエネルギー（PE）です（**図7b**）[6]。心筋酸素消費の観点からみて効率よく動く心臓とは，PVA中のSWが大きく，SVが保たれた心臓です。PVAは主に

図7 心筋の酸素消費

a

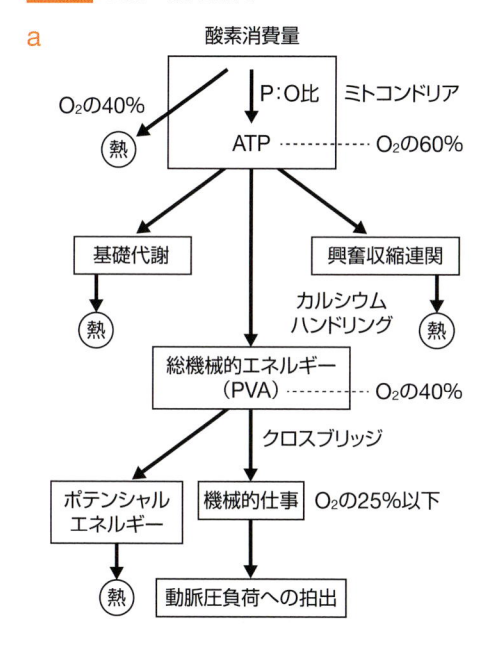

a：心臓におけるエネルギーの流れ。酸素消費量からATP産生を経て（主としてミトコンドリア内で産生される），PVA，さらに機械的仕事に至る過程で，効率は通常25％以下になる。それ以外はすべて熱に変換される。

b：ESPVR，EDPVRおよび拍出収縮期圧容積軌跡で囲まれる領域が収縮期圧容積面積（PVA）で心室の酸素消費量と線形関係である。そのうちloopが囲む領域を外的仕事量（SW），loop外の面積は内的仕事量（PE）とよばれる。

b

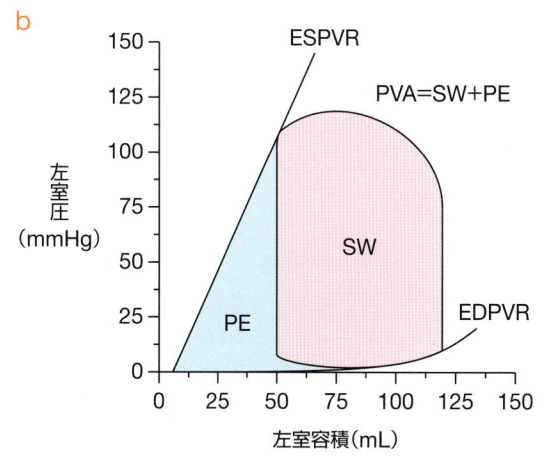

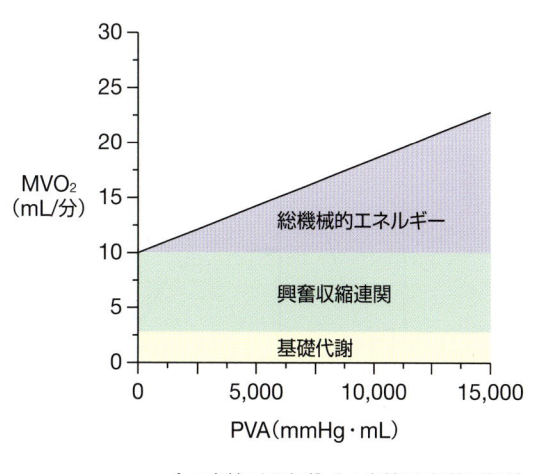

（a：文献5より転載，b：文献6を参考に作成）

E_{es}，E_a，前負荷で決まり，PVA内のSWはE_{es}とE_aの傾きの比率で決定します。佐川らは酸素消費中のSWが最大になるE_{es}とE_aのバランスについて検討しており，E_{es}とE_aの比率が約2：1のときに酸素消費中のSWが最大になることを報告しました[7]。

ところで，**図6a**より$SV = E_{es}/(E_{es} + E_a) \times (EDV - V0)$と表せることから$E_{es}/(E_{es} + E_a)$が実効的なEFを表していることがわかります。これに前述の$E_{es}：E_a = 2：1$をあてはめると$EF = 2/3 \approx 66\%$となり，これが酸素消費においてSWが最大化された際の左室駆出率（LVEF）となります。健常成人のLVEFの正常値は男性$64 \pm 5\%$，女性$66 \pm 5\%$で，つまり，正常心は酸素消費におけるSWが最大化できるEFで効率よく動いているということになります。

心エコー検査とのつながり

　心エコー検査はベッドサイドで繰り返し行うことができ，実臨床において比較的容易に用いることができる検査ツールです。心エコー指標をはじめとする日常診療で比較的得られやすいデータを用い，圧容積関係，循環平衡理論などの基礎的なフレームワークの考えから，適切な治療を患者に提供できるようになります。

　心エコーから得られる収縮能の指標として，LVEF，左室壁運動スコア指数（WMSI），global longitudinal strain（GLS），収縮期僧帽弁輪最大移動速度（S'），収縮期僧帽弁輪移動距離（MAPSE）や左室圧増加率（dp/dt）が挙げられます。拡張能の指標として，左房容積係数（LAVI），E/A，減速時間（DcT），e'，E/e'，三尖弁逆流最大速度（TRV），肺動脈収縮圧（PASP），左房ストレイン，GLS，運動負荷エコーなどが挙げられます。いずれも負荷依存性がある点に注意しながら複数指標から総合的に判断する必要があります。LVEDV，左室収縮末期容積（LVESV）も心エコーで測定可能で，前述のとおりP_{es}はPmean（平均動脈圧：mean AP）と近似できます。P_{ed}はLVEDP≈肺動脈楔入圧（PAWP）と近似すれば，肺動脈弁逆流拡張末期圧較差や推定右房圧などからLVEDPも推定できるので，これら指標を用いて推定PV loopを描くこともできます（**図8**）。

図8　臨床情報，心エコー検査から推定できる心機能指標

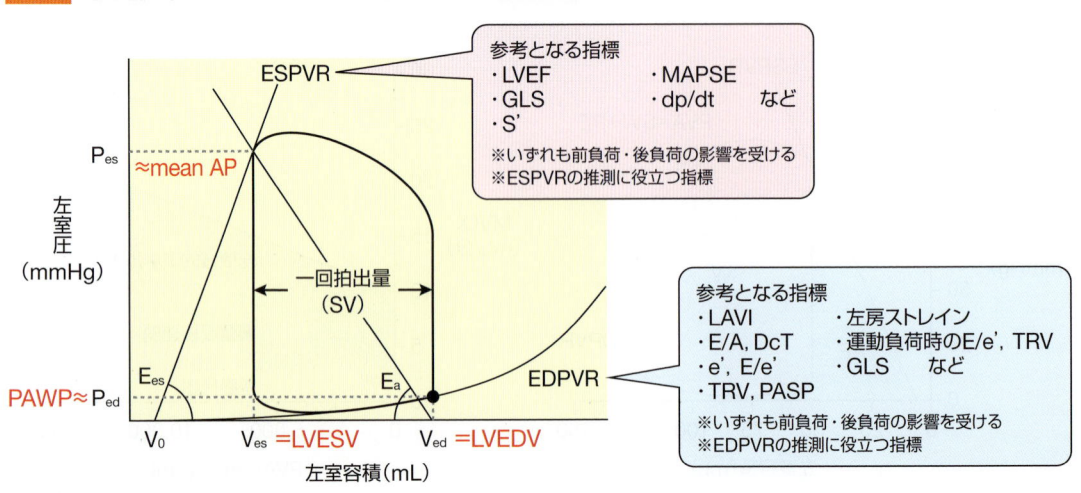

文献

1) Suga H, Sagawa K : Instantaneous pressure-volume relationships and their ratio in the excised, supported canine left ventricle. Circ Res 35(1) : 117-126, 1974.
2) Sagawa K : Analysis of the ventricular pumping capacity as a function of input and output pressure loads. In Physical Bases of Circulatory Transport : Regulation and Exchange, Reeve EB and Guyton AC(Eds), Saunders, Philadelphia, 1967, p141-149.
3) Suga H : Total mechanical energy of a ventricle model and cardiac oxygen consumption. Am J Physiol 236(3) : H498-H505, 1979.
4) Sunagawa K : Left ventricular interaction with arterial load studied in isolated canine ventricle. Am J Physiol 245(5) : H773-H780, 1983.
5) 菅 弘之, 高木 都, 後藤葉一, 砂川賢二 編著：心臓力学とエナジェティクス. コロナ社, 東京, 2000.
6) Uriel N, Sayer G, Annamalai S, et al : Mechanical Unloading in Heart Failure. J Am Coll Cardiol 72(5): 569-580, 2018.
7) Burkhoff D, Sagawa K : Ventricular efficiency predicted by an analytical model. Am J Physiol 250(6) : 1021-1027, 1986.

02 循環動態の基礎

佐藤　啓

POINT

● 心拍出量曲線に加え，静脈還流曲線の成り立ちを理解する。
● 循環動作点（心拍出量と前負荷）がどのように定義されるのか，循環平衡理論で理解する。
● 急性心不全の病態とその治療戦略を，循環平衡理論を用いて可視化する。

　「心機能の基礎」（p2）では，心室の圧と容積の関係を描いた心室圧容積関係（PV loop）を用いることで，各心血管要素（心収縮能，拡張能，前負荷，後負荷，心仕事量，心筋酸素消費量など）を視覚的にとらえることができ，病態の把握に役立つことを解説しました。ここで注意が必要なのが，各心血管要素のなかで前負荷は単独では決定できず，さまざまな心血管要素のバランスの結果であるということです。また，心血管要素のなかで静脈還流を理解しておかないと前負荷までたどり着くことができません。

　本項では，PV loopを描くうえで必須となる**“前負荷”がどのように定義されるのかを，静脈還流を含む循環平衡理論を用いて解説します**。また，急性心不全の病態やその悪化，治療効果を循環平衡で可視化し，整理していきます。

PV loopから心拍出量曲線を描こう

　本題の“前負荷”の前に，PV loopと心拍出量曲線の関係について考えてみましょう。PV loopでは“与えられた前負荷”に対して一回拍出量（SV）が定義されます。この前負荷の程度を変えることで，複数のPV loopを描くことができます（**図1a**）。次に，PV loopの圧と容積の軸を入れ替えて，縦軸に容積（SV）を，横軸に圧をとります。ここで縦軸を，SVに心拍数（一定と仮定）をかけた心拍出量におき換えます。その結果，縦軸を心拍出量，横軸を圧（左室拡張末期圧または左房圧）とした曲線を描くことができ，これがかの有名なフランク・スターリング曲線とほぼ同義の心拍出量曲線になるわけです（**図1b**）。前項の説明であったように，左室の前負荷は左室拡張末期圧容積で定義されるため，**心拍出量曲線とは“与えられた前負荷に対する心拍出量を示している”**と理解できます。それでは，“与えられた前負荷”とはどのように定義されるのでしょうか？

図1 PV loopから心拍出量曲線を描く

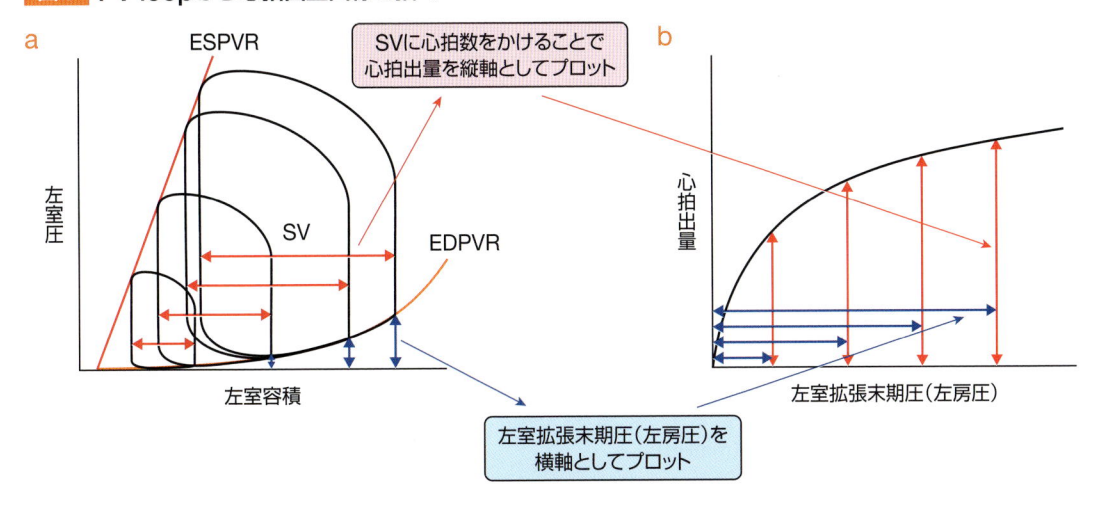

まずPV loop（a）のSVに心拍数をかけた心拍出量を，心拍出量曲線（b）の縦軸に記す。
次にPV loopの左室拡張末期圧は左房圧に近似できるため，心拍出量曲線（b）の横軸に左室拡張末期圧（左房圧）をとる。
その結果，心拍出量曲線を描くことができる。
ESPVR：収縮末期圧容積関係，EDPVR：拡張末期圧容積関係

循環平衡

　　アーサー・ガイトンは，心臓から出ていく血液量（心拍出量）と，心臓に戻ってくる血液量（静脈還流量）は原則同じであることを見出し，それぞれが平衡に達したところで循環の動作点が決まることを提唱しました（p5参照）。つまり，**心拍出量曲線と静脈還流曲線（後述）の交点により，その時点での心拍出量および前負荷（心室拡張末期圧または心房圧）が規定されることを明らかにしました**。この考え方の枠組みを循環平衡といいます。PV loopの右下の点である"与えられた前負荷"を決定するためには，この循環平衡の理解が必須であり，これなしではPV loopを描くことはできません。それでは，静脈還流曲線と循環平衡をイメージでとらえてみましょう。

静脈還流曲線

　　血液は圧の高いところから低いところへ流れます。静脈で考えると，戻り先である右房の圧が低ければより多くの血液が流入できますが，右房の圧が高ければ血液が戻りにくくなります。この特性を，縦軸に静脈還流量，横軸に右房圧としてプロットした曲線が静脈還流曲線となります[1]（図2）。静脈還流曲線の高さを規定する血液量のことを負荷血液量といいます。一方，静脈還流曲線の高さに寄与しない血液量を無負荷血液量といい，肝臓や脾臓，消化管などの臓器にプールされている血液量にあたります。カテコラミン刺激に伴う静脈収縮により，無負荷血液量は負荷血液量に移行し，静脈還流量を増加させます。

　　右房圧がある点まで上昇すると，静脈還流量がゼロとなります。その圧のことを平均体血管充満圧（P_{sf}）といいます。静脈還流量（VR）は以下の方程式で算出されます。

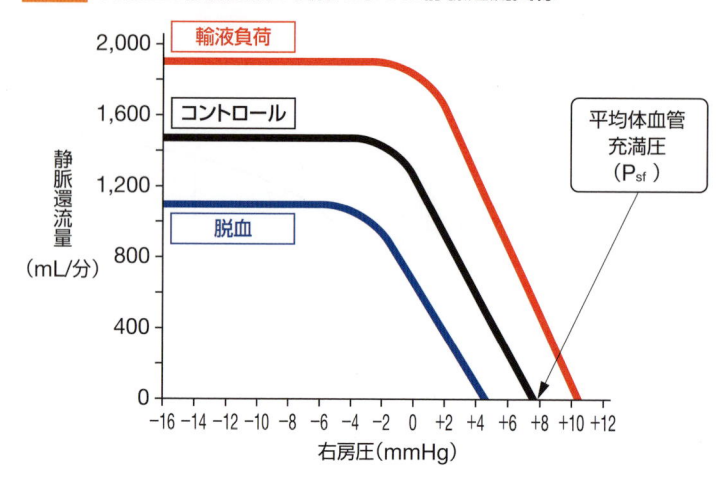

図2 右房圧と静脈還流の関係を示した静脈還流曲線

右房圧が上がるほど静脈還流量が減少し,最終的にはゼロとなる。そのときの圧を平均体血管充満圧（Psf）とよぶ。
- ——：コントロール。
- ——：脱血により静脈還流曲線は下方へシフトする。
- ——：輸液負荷により静脈還流曲線が上方へシフトする。

（文献1を参考に作成）

$$VR = \frac{P_{sf} - P_{RA}}{R_{VR}}$$

（P_{RA}：右房圧，R_{VR}：静脈還流抵抗）

この式からもわかるとおり，静脈還流量を増やすためには分子である$P_{sf} - P_{RA}$（右房圧）を増加させるか，分母である静脈還流抵抗（R_{VR}）を減らす必要があります。分子を増加させるには輸液負荷などによりP_{sf}（またはP_{sf}に寄与する負荷血液量）を上昇させるか，P_{RA}を下げる必要があることが理解できます。ちなみに「負荷血液量」，「無負荷血液量」は，英語ではそれぞれ"stressed blood volume"，"unstressed blood volume"と表現されます。

急性心不全を循環平衡で考える

前述のように循環動態の動作点は，心臓から出ていく血液量（心拍出量曲線）と心臓に戻ってくる血液量（静脈還流曲線）が釣り合ったところ（交点）としてとらえることができ，その結果として前負荷の値が得られます（図3）。輸液をすることで静脈還流曲線が上方へシフトし，心拍出量曲線との交点は右上方にシフトします。その結果，前負荷が増加し，PV loopが右上にシフトします（図4）。

続いて，急性心不全（例：心筋梗塞を契機とした左室駆出率の低下した心不全）で前負荷がどのように変化するか考えてみましょう。心機能が低下することで心拍出量曲線の傾きが低下し，静脈還流曲線との交点は右下方にシフトします。その結果，前負荷が増加し，PV loopが右にシフトします（図5）。このように循環平衡理論を用いると，心機能が低下することで前負荷が増加することを視覚的にとらえることができます。

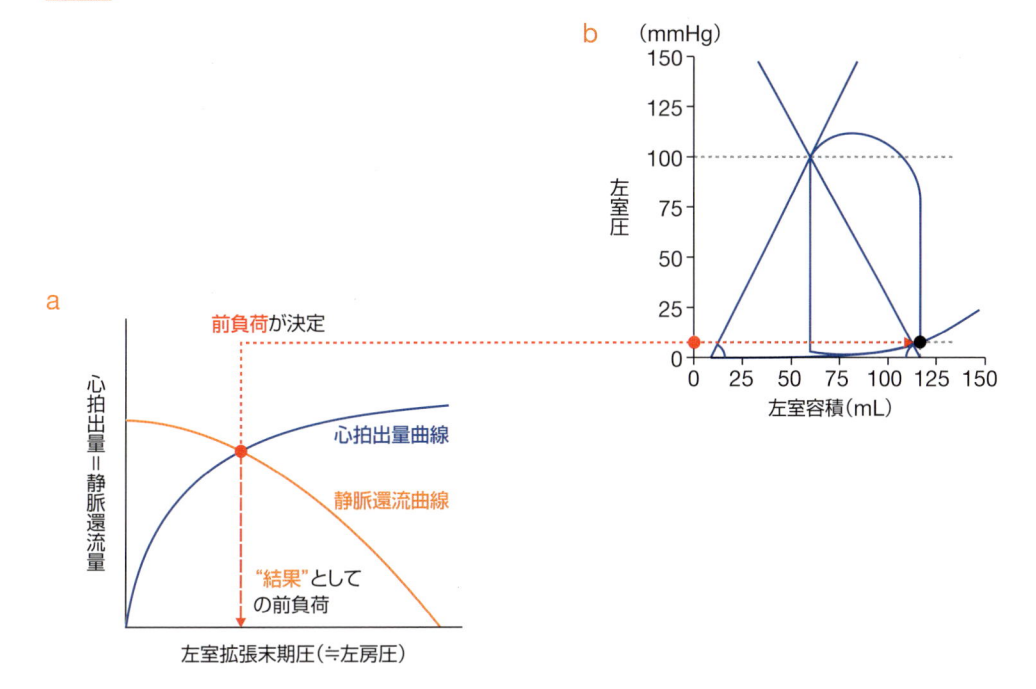

図3 心拍出量曲線と静脈還流曲線

a：心拍出量曲線（青線）と静脈還流曲線（オレンジ線），この二曲線の交点がその時点での循環動態の動作点であり，二曲線の関係の結果として前負荷が規定される。
b：規定された前負荷を基に，PV loopの右下の点"与えられた前負荷"（●）を決定することができる。

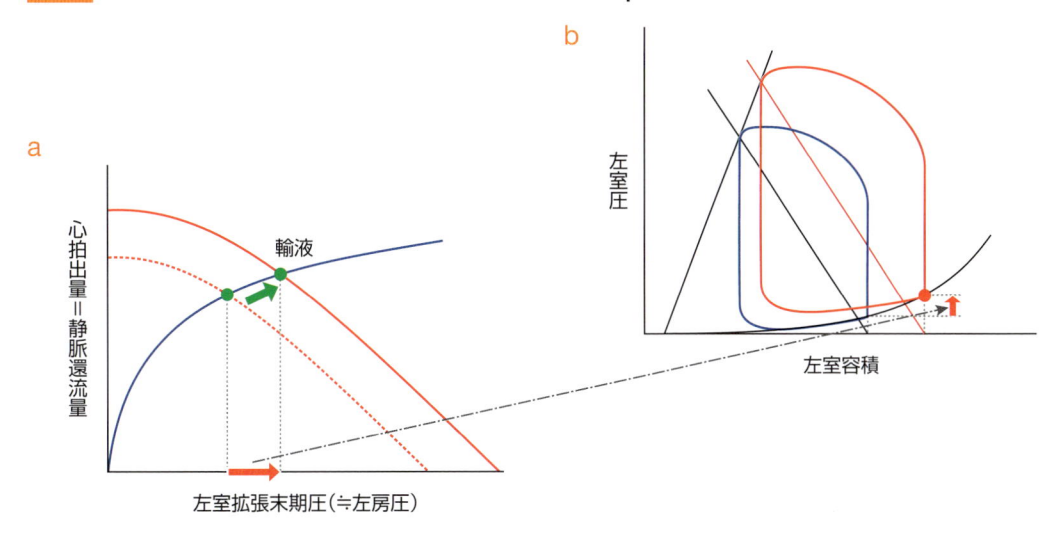

図4 輸液負荷による循環平衡の変化とそれに伴うPV loopの変化

a：輸液負荷により，静脈還流曲線が赤破線から赤実線へシフトする。その結果，心拍出量曲線（青線）と新たな交点を形成し，左室拡張末期圧（≒左房圧）が右方へシフトする（●）。
b：増加した分の左室拡張末期圧が加わり，PV loopの新たな右下の点（前負荷：●）が決まる。

図5 心機能低下による循環平衡の変化とそれに伴う PV loop の変化

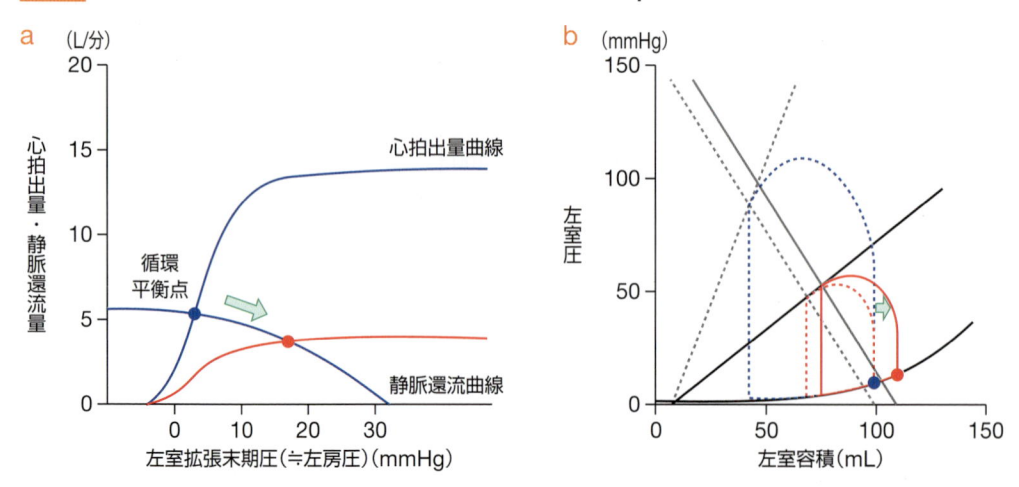

a：心機能低下により，心拍出量曲線が青線から赤線へシフトする。その結果，静脈還流曲線（黒線）との交点が右下方へシフトし（⇨），前負荷が増加することがわかる。
b：増加した前負荷はPV loopの右方シフト（⇨）として反映される。

循環平衡を用いた治療戦略の可視化

　循環平衡で臨床を考えるといわれると難しく感じる人もいるかもしれませんが，急性心不全の病態をForrester分類で把握することは一般的ではないでしょうか？　Forrester分類はもともと心筋梗塞急性期の重症度分類であり，心係数（CI）を縦軸に，肺動脈楔入圧（PAWP）を横軸にとります[2]。この分類の"軸"からわかるとおり，Forrester分類は循環平衡の縦軸および横軸と同じです。つまり，**Forrester分類は循環平衡理論における動作点をプロットしたものであり，その動作点は，心拍出量曲線と静脈還流曲線によってできているのです**。それでは，急性心不全の病態とそれに応じた治療戦略を，循環平衡理論に基づいて可視化してみたいと思います。

　Forrester分類サブセットⅣからⅠへ向けての治療をイメージしてみましょう（図6）。まずはCI増加目的に強心薬を使用してみます。結果，心機能曲線が上昇するため，新たな平衡点はサブセットⅡへ移動します。静脈還流量を減らす目的に利尿薬を使用することで新たな平衡点はサブセットⅠへ移動します。心機能曲線は心収縮能（E_{es}），体血管抵抗，心拍数，心臓の硬さなどと関連するため，動作点を左上にもっていくためには，心機能曲線を上昇させる薬剤や大動脈内バルーンパンピング（IABP）/Impellaなどの機械的循環補助（MCS）の使用が検討されます。静脈還流曲線は負荷血液量が関与するため，輸液や利尿薬，カテコラミンによる血管収縮などが影響します。実際の薬剤はやや複雑で，ホスホジエステラーゼ（PDE）3阻害薬のように強心作用とともに血管拡張作用を有することもありますし，硝酸薬のように利尿薬とは異なる機序で静脈還流曲線を低下させることもあります。患者や病態によって，薬剤応答性が異なる点も臨床では重要となってきます。しかし，**循環平衡理論上で心不全患者を考えることで，現状と治療のゴールを可視化**できます。各種薬剤やMCSが循環動態に与える影響については別項で説明しますが（p61，72参照），最後にV-A ECMOの循環平衡上の効果をコラムで説明します。

図6 急性心筋梗塞のForrester分類（a）とその上に描かれた循環平衡図（b）

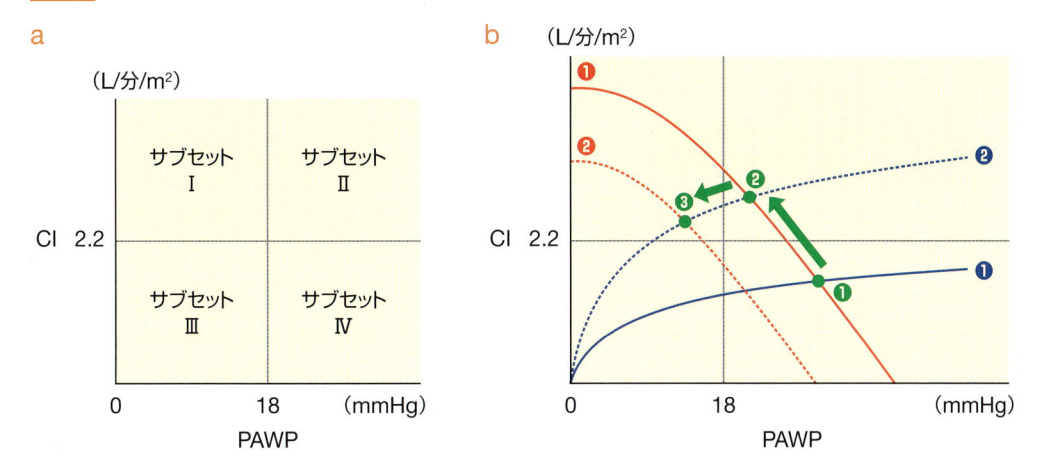

急性心筋梗塞サブセットⅣからⅠへ治療する際のイメージ例。まずCIを上げるべく，強心薬を使用すると，心拍出量曲線が❶から❷へ上昇し，平衡点は❶から❷へ移動する（サブセットⅡ）。続いて静脈還流量を減少させるべく利尿薬を使用すると静脈還流曲線の❶から❷へ変化し，新たな平衡点は❷から❸へ移動する。こうしてサブセットⅣからⅠへのゴールを達成できる。　　　　　（文献2を基に作成）

コラム

シミュレーションで学ぶ体外膜型人工肺（ECMO）の循環平衡

　循環平衡とPV loopを理論基盤とし，肺循環・体循環システムを組み込むことで，V-A ECMO介入前後の循環動態の予測がある程度可能となります。ここでは，V-A ECMOサポート下の循環動態を，シミュレータを用いてシミュレーションした例を紹介します。

　V-A ECMO介入前後の循環動態指標は，以下のように介入前の数値とV-A ECMO流量を設定するだけで，瞬時に算出されます。まず，V-A ECMO導入前の動態指標を入力します（例：平均血圧60mmHg，平均肺動脈圧30mmHg，平均左房圧18mmHg，平均右房圧8mmHg，左室心拍出量2.5L/分）。次に，V-A ECMOの流量を2.0L/分に設定します。すると，V-A ECMO導入後に予測される循環動態指標（例：平均血圧83mmHg，平均肺動脈圧46mmHg，平均左房圧29mmHg，平均右房圧5mmHg，左室心拍出量1.5L/分）が算出されます（図7a）。

　次に，V-A ECMOの介入が循環動態に与える影響を，シミュレータがどのように予測するのかみてみましょう。このシミュレータでは，循環平衡およびPV loopを右心系と左心系にそれぞれ分けて表示してくれます（図7b）。V-A ECMOは肺循環に還ってくる血液をバイパスして体循環へ灌流するため，肺循環の静脈還流平面は低下し，体循環の静脈還流平面は上昇します。また，左心にとっては後負荷となるため，自己心の心拍出量曲線は低下しますが，V-A ECMO灌流を合わせた総灌流曲線（自己心＋ECMO）は上昇します。右心には直接的に作用しませんが，右心拍出とV-A ECMO流量を合わせた総灌流（肺循環流量とは異なる）曲線は上昇します。これら右心系と左心系を合わせた心拍出量および静脈還流量を表す概念として，統合心拍出量曲線および静脈還流平面があり（砂川モデル）[3]，それぞれの交点が新たな循環動作点として表示されます（図7c）。ただし，V-A ECMOで脱血された血液のどの程度が体循環の静脈還流量として上乗せされるのか，また体循環における左室の心拍出量がV-A ECMOによって上乗せされた後負荷にどの程度影響されるかは，それぞれ右心機能および左心機能によって変わり得ることに注意が必要です。

　このようにシミュレーションを用いることで，V-A ECMO導入後の高度な左室前負荷の増大（左室拡張末期圧の高度上昇）が推定され，左室減負荷（例：Impella）の必要性が事前に予測されます。近年では，V-A ECMOにImpellaを導入した場合（通称ECPELLA）の循環動態予測も，圧波形などを再現する別のモデルを用いることによってシミュレーションできることが報告されています[4]。

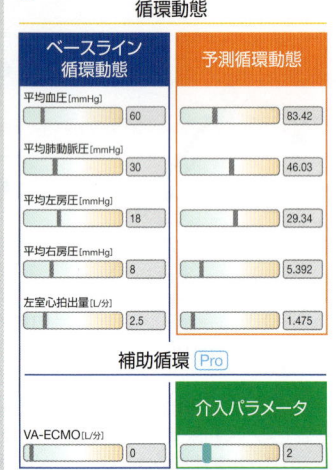

図7 V-A ECMO導入前後の循環動態シミュレーション

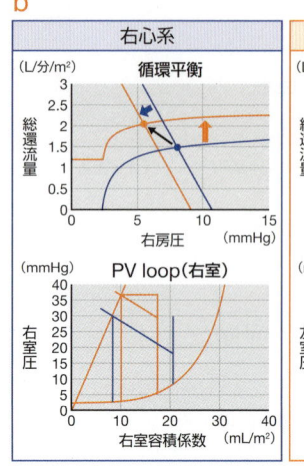

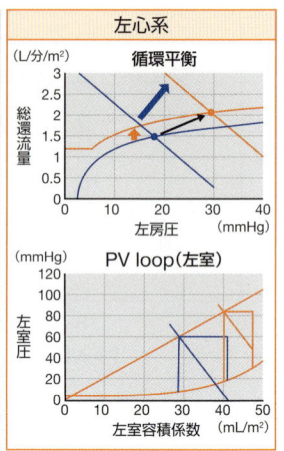

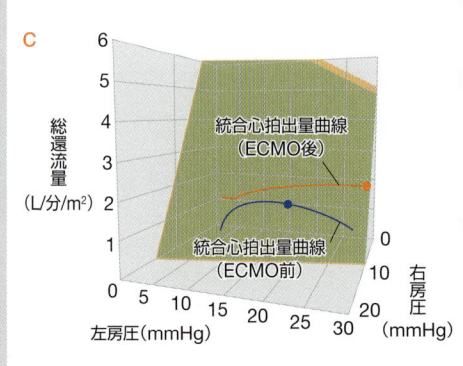

a：V-A ECMO導入前の循環動態指標を入力する。ECMO流量を2.0L/分に設定すると，自動的にECMO導入後の循環動態指標が表示される。

b：同時に右心系，左心系それぞれの循環平衡とPV loopの変化予想図（青線：導入前，オレンジ線：導入後）も提示される。黒矢印：循環動作点の変化，青矢印：静脈還流曲線の変化，オレンジ矢印：心拍出量曲線の変化

c：三次元循環平衡（肺・体循環）。右心系と左心系を統合した統合心拍出量曲線と静脈還流平面の交点（白点）が新たな循環動作点として表示され，V-A ECMOが循環動態に与える影響を視覚的にとらえることができる。

！ここが重要

循環動態の基礎を用いて病態とその治療戦略を可視化する

- ・PV loopにおける"与えられた前負荷"を規定するためには，循環平衡理論が必要となる。
- ・循環平衡理論に基づき，前負荷は心拍出量曲線と静脈還流曲線の交点として規定される。
- ・PV loopと循環平衡の2つが揃って初めて循環の動作点を理解できる。
- ・PV loopと循環平衡を用いて，心不全の病態や治療効果を視覚的にとらえることができる。
- ・PV loopと循環平衡を用いて，MCS下の複雑な循環動態をシミュレーションすることができる。

文献

1) Guyton AC, Lindsey AW, Abernathy B, Richardson T : Venous return at various right atrial pressures and the normal venous return curve. Am J Physiol 189(3) : 609-615, 1957.
2) 日本循環器学会：急性冠症候群ガイドライン（2018年改訂版）. https://www.j-circ.or.jp/cms/wp-content/uploads/2018/11/JCS2018_kimura.pdf
3) Sunagawa K, Sagawa K, Maughan WL : Ventricular interaction with the loading system. Ann Biomed Eng 12(2) : 163-189, 1984.
4) Matsushita H, Saku K, Nishikawa T, et al : The impact of ECPELLA on haemodynamics and global oxygen delivery: a comprehensive simulation of biventricular failure. Intensive Care Med Exp 12(1) : 13, 2024.

03 微小循環の基礎

對馬峻太・丸橋孝昭

POINT

- 細動静脈・毛細血管領域は微小循環とよばれ，末梢組織や細胞への酸素の受け渡しが行われる。
- 平均血圧が維持されているにもかかわらず臓器障害が増悪する場合は，微小循環障害を考慮する。
- 細胞内代謝は組織内でのエネルギー産生であり，重症病態におけるミトコンドリアの破壊や機能不全により障害される。
- グリコカリックスや血管内皮障害と心不全の関連が注目されている。
- 微小循環障害のモニタリングや治療はいまだ確立されていない。

微小循環とは？

　血液は，左心系→大動脈→動脈→細動脈→毛細血管→細静脈→静脈→大静脈→右心系→肺循環の順に全身を巡っています。この血液の流れは「**広域循環または大循環（macrocirculation，マクロ循環）**」とよばれ，呼吸によって体内に取り入れた酸素を全身へ供給することが目的です。

　一方，末梢組織や細胞では供給された酸素を受け取り臓器機能や生命を維持するために，必要なエネルギーを産生します。末梢組織や細胞への酸素の受け渡しは，細動静脈〜毛細血管領域で主に拡散により行われます。光学顕微鏡を用いて観察することが可能な100μm以下の微細な循環系であり，広域循環（macrocirculation，マクロ循環）と対比して，「**微小循環（microcirculation，ミクロ循環）**」とよばれています（**図1**）。さらに，酸素が細胞内に取り込まれてからミトコンドリアで行われるエネルギー（アデノシン三リン酸：ATP）産生である「細胞内代謝」も広義の微小循環に含むことがあります。

　皆さんは，重症心原性ショック患者の管理において，強心薬や昇圧薬などを使用して平均血圧が維持できているにもかかわらず，血清乳酸値が上昇したり，多臓器障害が進行してしまうなどの経験はありませんか？　この原因の1つに微小循環障害がかかわっている可能性があり，急性心不全の管理においても注意する必要があります。

図1 広域循環（マクロ循環）と微小循環（ミクロ循環）

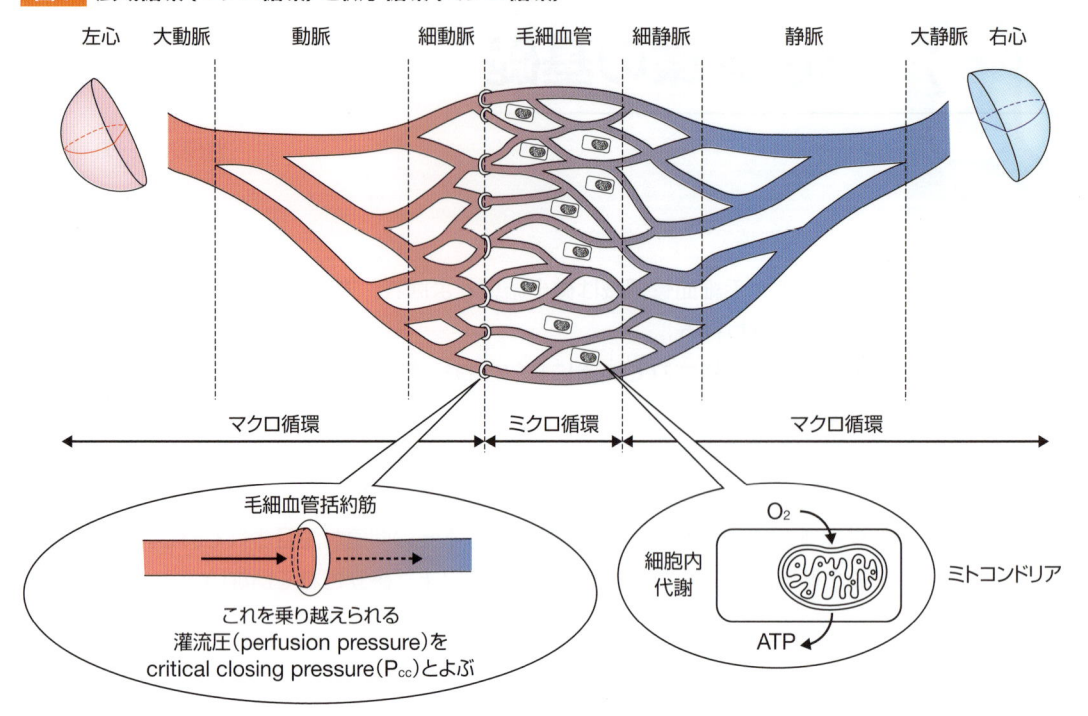

微小循環にかかわる因子

　末梢組織や微小循環に到達する酸素や血流はそれぞれ酸素運搬（DO_2）と組織灌流（perfusion）により規定され，

$$DO_2＝心拍出量×（1.34×ヘモグロビン濃度×SaO_2＋0.003×PaO_2）×10$$

（SaO_2：動脈血酸素飽和度，PaO_2：動脈血酸素分圧）

$$灌流圧（perfusion\ pressure）＝平均血圧－中心静脈圧－臓器にかかる圧$$

で表されます（例外的に，冠灌流圧は拡張期血圧－中心静脈圧となります）。臓器にかかる圧とは，例えば脳灌流であれば頭蓋内圧，腹部灌流では腹腔内圧にあたります。

　それぞれの式をみると，広域循環（マクロ循環）動態に大きく影響されることがわかります。つまり，**微小循環管理の前提条件として広域循環（マクロ循環）管理が大切であるという認識が必要です。**

　その前提を理解したうえで，微小循環についてもさまざまな要因から影響を受けます。細動脈は内膜・中膜・外膜の3層構造からなり，交感神経刺激により平滑筋が収縮します。一方，毛細血管は拡散によって組織・細胞との物質交換を行うため1層の内皮細胞のみからなるものの，細動脈から毛細血管に入る前に存在する毛細血管括約筋が同様の役割を果たします。それらの働きや，そのほかいくつかの病態によって，毛細血管の密度や血流量が変化します。

1 毛細血管の密度

　毛細血管はそのすべてに赤血球が流れているわけではなく，虚脱しているものも多数あります。運動や発熱などにより酸素需要が増大したときには，虚脱していた毛細血管が開き，組織周囲の毛細血管密度が上昇し，酸素の拡散効率がアップします。逆に過度の昇圧薬（血管収縮薬）投与は毛細血管の虚脱を引き起こし，血圧は上昇したものの毛細血管は収縮・虚脱しているという状況になり，細胞内代謝が行えなくなります。

　また，敗血症や白血病などの重篤病態で起こる血栓形成傾向は播種性血管内凝固症候群（DIC）とよばれ，形成された血栓が毛細血管を物理的に閉塞させるため，その領域の毛細血管密度は低下し，微小循環障害の原因となります。

2 毛細血管の血流量

　毛細血管を細長い筒と仮定し，「ハーゲン・ポアズイユの法則」を用いて以下のように表すことができます。

$$\text{毛細血管の血流量} = \pi r^4 \times \Delta P / 8 \eta L$$

（r：毛細血管径，ΔP：毛細血管前後の圧較差，η：血液粘稠度，L：毛細血管長）

　血流量は毛細血管径の4乗と圧較差に比例し，血液粘稠度と毛細血管長に反比例します。このうち，毛細血管長は急激に変化することはないので，血管径と圧較差，粘稠度が影響すると考えてよいです。血管径と圧較差は，自律神経系や前述した血管収縮薬などの薬剤によって変化します。

　血液粘稠度はさらにいくつかの影響を受けます。まず，血球成分が挙げられますが，血球成分は赤血球が圧倒的に多いため，ほぼヘマトクリット（Ht）値によって規定されます。Ht＜50％であればほとんど血流に影響はないと考えられています。

　次に，赤血球の変形能があります。通常，赤血球長径（8 μm）は毛細血管径（5 μm）より大きいですが，赤血球は細胞核がないおかげで楕円形に変形して器用に毛細血管を通過します。しかし，重症の病態ではこの変形能が低下し，血流量に影響します。

　また，この血液の流れは血管壁との間に摩擦力を生み出しますが，血管内皮を裏打ちする「グリコカリックス」が摩擦力の緩和に役立っています。グリコカリックスはほかにもさまざまな機能をもっていることがわかってきており，微小循環を考えるうえで非常に重要です（p20「ここが重要」参照）。

3 ミトコンドリア機能

　たとえ十分な毛細血管血流があり末梢組織・細胞内に酸素が取り込まれても，取り込んだ酸素をうまくエネルギーに変換できなければ意味がありません。重症の病態ではミトコンドリアの破壊と再生不全が生じるとされており，敗血症においては敗血症性心筋症の発症にも関与している可能性が指摘されています。

グリコカリックスの構造と機能

　グリコカリックスは血管内皮細胞の内側を覆う糖タンパク複合体であり，プロテオグリカンやグリコプロテインと，それらに絡み付くヒアルロン酸で構成されます（図2）。

　近年，このグリコカリックスが血管透過性の制御，抗血栓作用の維持，血球との摩擦緩和，血管収縮・拡張物質産生の制御など，さまざまな機能から微小循環に大きくかかわっている可能性が注目されています。グリコカリックスはきわめて脆弱であり，さまざまな要因（敗血症・外傷・虚血再灌流障害などの急性炎症，糖尿病・高血圧・動脈硬化などの慢性疾患）により容易に脱落することが知られています。グリコカリックス脱落と血管内皮障害・DICの関連も盛んに研究されています。

グリコカリックスと冠微小循環・心不全

　冠微小循環は冠循環の90%以上を占めているとされ，心臓においても微小循環障害がかかわっていると考えられる病気がいくつかあります。例えば，冠動脈狭窄のない狭心症・心筋梗塞（INOCA/MINOCA）は冠攣縮性狭心症の一亜型とする考えもありますが，冠微小循環障害の一側面であるという意見もあります[1]。また生活習慣病との関連が示唆されている左室駆出率の保たれた心不全（HFpEF）は糖尿病や動脈硬化などの慢性炎症を背景としたグリコカリックス脱落による冠微小循環障害の結果である可能性があります[2]。

　さらに心房性ナトリウム利尿ペプチド（ANP）は，心房圧上昇に反応して心筋細胞から合成・分泌されるナトリウム利尿や血管拡張作用をもつホルモンですが，近年の研究でグリコカリックス脱落の原因となることが示唆されています。心臓が体液過剰を察知すると，グリコカリックスを脱落させ，血管透過性を惹起し間質に水分を逃がしているのではないか，とする興味深い研究[3]があります。体液過剰自体がグリコカリックス脱落のリスクであるため，一概にはいえませんが，いずれにせよ心疾患とグリコカリックスの関連は今後の大きなトピックスの1つです。

図2　グリコカリックスの構造

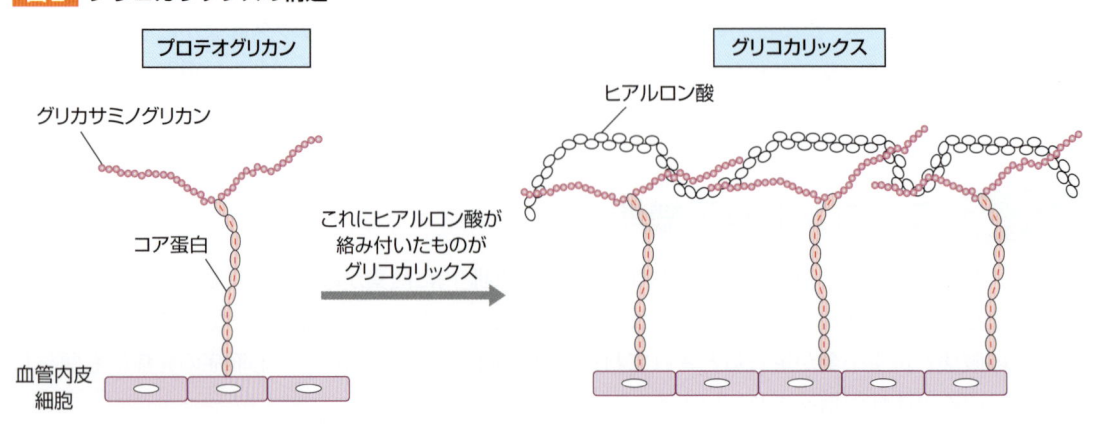

プロテオグリカン　　　　　　　　　グリコカリックス

グリカサミノグリカン

ヒアルロン酸

コア蛋白

これにヒアルロン酸が
絡み付いたものが
グリコカリックス

血管内皮
細胞

微小循環のモニタリングと治療

1 モニタリング

　微小循環のモニタリングには，実際の毛細血管血流を直接観察する「直接評価法」と，臨床的に得られる所見や検査データから推測する「間接評価法」があります。

a) 直接評価法

　携帯型顕微鏡（HVMs）を用いた直接評価法では，舌下や指先など上皮が薄く，アクセスしやすい部位を顕微鏡（のようなもの）で観察し，実際の毛細血管密度，毛細血管血流量をリアルタイムに評価することができます[4]。また同じような手法で，血管内における赤血球灌流幅を解析することでグリコカリックスの厚みを測定できる機器もあります。

　しかし，これらは主に研究目的に使用されるのみであり，2024年12月時点で臨床において医療機器としてベッドサイドで利用できる製品は残念ながらありません。

b) 間接評価法

　間接評価法にはいくつかの方法があります。ただし，これらはあくまで「微小循環障害がある」ことを示唆するだけであり，前述した微小循環にかかわるさまざまな因子のどこに異常があるのかまでは判断することはできません。

皮膚所見

　臨床で確認できる最も簡便なものです。毛細血管再充満時間（CRT）の延長や網状皮斑（リベドまたはmottling skin）は微小循環障害を反映するとされています。非侵襲的に，繰り返し評価できる点がメリットです。CRTは心原性ショックにおける機械的循環補助の必要性や予後との関連が報告されています。網状皮斑は紫色の網目状のチアノーゼ模様を呈する所見で，膝周囲から発生することが多いとされています。Mottling score[5]は網状皮斑の広がりによるスコアリングで，敗血症患者では予後や臓器不全と相関します（図3）。

酸素需給バランスの指標

　混合静脈血酸素飽和度（SvO_2）や組織酸素飽和度（StO_2）は体内の酸素需給バランスを反映します。StO_2測定は近赤外線分光法（NIRS）とよばれ，近年は体外循環時の脳血流や下肢血流のモニタリングとして用いられています。これらは，低値，高値いずれの場合でも微小循環障害を反映している可能性があります。

微小循環障害を引き起こす病態に関する指標・バイオマーカー

　微小循環障害の発生にはDICやグリコカリックス障害が関与しているため，これらを適切に診断・評価することも重要です。DICの診断には急性期DIC診断基準が簡便で使いやすく，4点以上でDICと診断します（表1）[6]。また，血清シンデカン-1はグリコカリックス脱落を反映するバイオマーカーとして用いられています。

図3 網状皮斑（a）とMottling score（b）

a
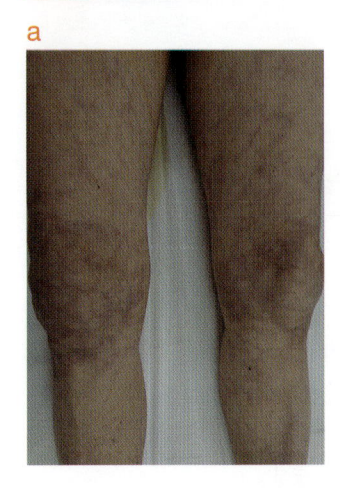

b
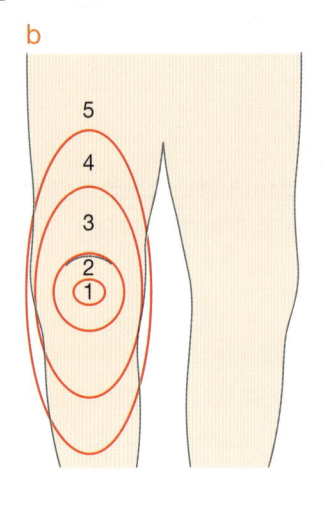

スコア	網状皮斑の範囲
0	なし
1	膝中心の小さな皮斑（硬貨サイズ）
2	膝頭の上端を越えない
3	大腿中央を越えない
4	股関節を越えない
5	股関節を越える

（b：文献5を参考に作成）

表1 急性期DIC診断基準

	SIRS	血小板（mm³）	PT比	FDP（μg/mL）
0	0〜2	≧12万 <秒 ≧%	<1.2	<10
1	≧3	≧8万，<12万 あるいは24時間以内に30%以上の減少	≧1.2 ≧秒 <%	≧10，<25
2	—	—	—	—
3	—	<8万 あるいは24時間以内に50%以上の減少	—	≧25

SIRS	項目
1	体温>38℃または<36℃
2	心拍数>90/分
3	呼吸数>20/分 またはPaCO₂<32mmHg
4	白血球数>12,000/μLまたは<4,000/μLまたは幼若球数>10%

（文献6を参考に作成）

2 微小循環障害の治療

　微小循環の改善には，DO_2やperfusionの観点から，広域循環（マクロ循環）動態を最適化することが大前提となります。すなわち，平均血圧≧65mmHgを維持すること，血管収縮薬の過剰投与を避けること，などです。

　そのうえでDIC診断基準を満たす場合には，アンチトロンビンⅢ製剤やリコンビナントトロンボモジュリンなどのDIC治療薬が適応となりますが，心原性ショックや急性心不全に対するエビデンスは十分ではありません。また，過剰輸液，高血糖，高ナトリウム血症を避ける，血清アルブミン濃度を保つ，抗凝固療法（アンチトロンビンⅢ製剤や直接経口抗凝固薬）などによるグリコカリックスの保護効果や，ビタミン類補充，ユビキチンによるミトコンドリア機能障害に対する有効性についての報告がありますが，いずれも基礎研究の域に留まっており，臨床に直結する確立した治療法がないのが現状です。

　循環生理学に基づく広域循環（マクロ循環）管理の理論と実践は，ほぼ完成形に到達しているといっても過言ではありません。しかし，実臨床においてはそれだけでは救命し得ない症例があることも事実です。急性心不全，特に心原性ショックにおける今後のさらなる治療成績の向上には，こうした微小循環を意識した管理も重要となります。

文献

1) Sorop O, van de Wouw J, Chandler S, et al : Experimental animal models of coronary microvascular dysfunction. Cardiovasc Res 116(4) : 756-770, 2020.
2) Jia G, Whaley-Connell A, Sowers JR : Diabetic cardiomyopathy : a hyperglycaemia-and insulin-resistance-induced heart disease. Diabetologia 61(1) : 21-28, 2018.
3) Damén T, Saadati S, Forssell-Aronsson E, et al : Effects of different mean arterial pressure targets on plasma volume, ANP and glycocalyx-A randomized trial. Acta Anaesthesiol Scand 65(2) : 220-227, 2021.
4) Dilken O, Ergin B, Ince C : Assessment of sublingual microcirculation in critically ill patients: consensus and debate. Ann Transl Med 8(12) : 793, 2020.
5) Ait-Oufella H, Lemoinne S, Boelle PY, et al : Mottling score predicts survival in septic shock. Intensive Care Med 37(5) : 801-807, 2011.
6) 日本救急医学会 DIC 委員会：急性期DIC診断基準で診断された敗血症性DICに対するアンチトロンビンの効果. 日救急医会誌 24：105-115, 2013.

04 左心不全の循環動態

森田英剛

POINT

● 左心不全の血行動態は，心室圧容積関係（PV loop）と循環平衡理論を行き来して理解する。

● 収縮性や拡張性の変化，弁機能異常といった心不全の病態を PV loop に記述し，視覚的にとらえる。

● 心拍出量や大動脈圧の低下が誘導する全身の代償的反応も含めることで，より詳細に循環動態を理解できる。

左心不全とは

　心不全とは，なんらかの心臓機能障害すなわち心臓に器質的および/あるいは機能的異常が生じて心ポンプ機能の代償機転が破綻した結果，呼吸困難・倦怠感や浮腫が出現し，それに伴い運動耐用能が低下する臨床症候群です。心室圧容積関係（PV loop）の視点からいえば，心臓の仕事を示す総機械的エネルギー（PVA）（p7参照）に対して一回拍出量（SV）が確保できず，結果として，全身の酸素要求量を満たすことができない病態ともいえます。

　左心不全はこのうち，左心ポンプ機能の低下・破綻が生じた病態です。虚血や心筋症による収縮性の低下だけではなく，拡張性の低下や弁膜症でも生じます。また時間軸も重要で，急性心筋梗塞のような急性に生じる心不全と長期間の経過を経てリモデリングが進行したような心不全では，心力学的・循環動態的側面も大きく異なります。

　本項では代表的な左心不全における循環動態について，PV loop と循環平衡のフレームワークを用いて解説します。

急性左心不全の病態と循環動態

　急性心筋梗塞（AMI）を含む急性の心筋虚血は，急性心不全の代表的な原因疾患です。ある程度広範な左冠動脈の閉塞を生じたAMIでは，左室の収縮不全を生じSVが低下します。SVの低下は血圧を低下させるとともに，ポンプ機能低下による血液うっ滞を起こし，左室拡張末期圧（LVEDP）が上昇し，肺うっ血が誘発されます。この状態をPV loopで考えます。**収縮不全によって収縮末期圧容積関係（ESPVR）の傾き（収縮末期エラスタンスE_{es}：p3参照）は低下します**（**図1a**）。循環平衡における心拍出量曲線の傾きが小さくなるため，静脈還流曲線との交点である循環平衡点は右下に移動します（**図1b**）。ここから左心機能が低下すると，心拍出量が低下し，左房圧が上昇することがわかります。LVEDPが上昇することから，PV

図1 収縮性低下を伴う急性左心不全の血行動態

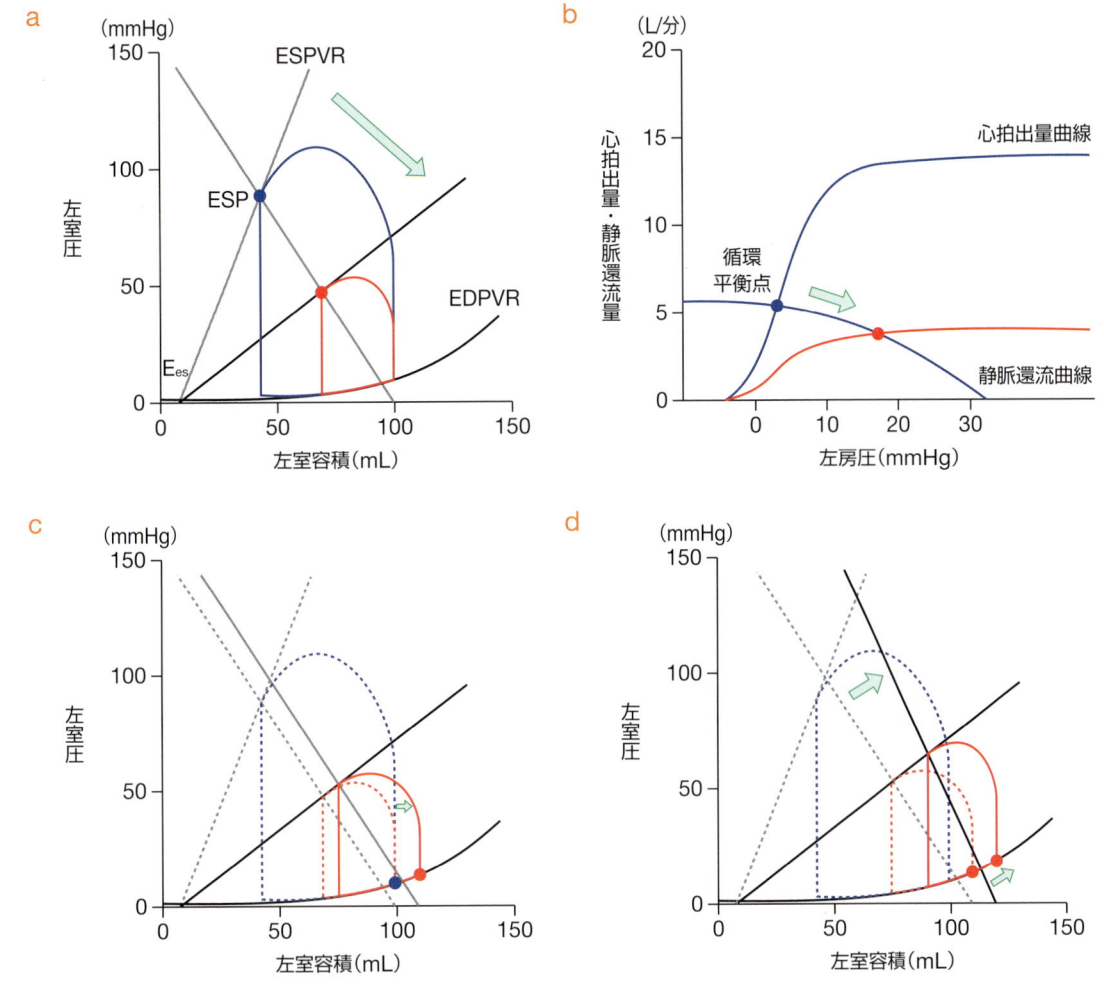

a：E_{es}の低下（⇨）によりPV loopは右に小さくなる。●，●は収縮末期圧（ESP）を表す。
b：E_{es}の低下は心拍出量曲線の傾きを小さくするため（⇨），循環平衡点は右下に移動する（●→●）。
c：循環平衡点の移動による左房圧上昇は拡張末期容積（EDV）（●→●）の増加となり（⇨），さらにloopは右に移動する。
d：生体の代償機構による血管抵抗の上昇はE_aの増加となり（⇨），負荷血液量の増加はEDVの増加となる。SVは減少し，拡張末期圧（EDP）（●）が上昇する。

loopでは，左室拡張末期容積（LVEDV）が増加したループを描くことになります。後負荷が不変と仮定すると，**図1c**の実線のPV loopが想定されます。

収縮性の低下とともに重要なポイントは，AMIのような急に発症する病態による急性心不全では，左室拡張能を示す拡張末期圧容積関係（EDPVR：p4参照）が正常もしくは急峻化しており，結果としてLVEDP，左房圧が上昇しやすいことです。虚血によって早期から悪化することも報告されています[1]。

生体内においては，上記のような急性の変化が起こった際に，それを代償する機構が働きます。心拍出量や血圧の低下は，神経体液性因子（交感神経系およびレニン・アンジオテンシン系）の過剰な活性化を誘導し，血管抵抗の上昇や静脈側での無負荷血液量から負荷血液量への移動（central volume shift）が生じることで，PV loopはさらに右に移動し，ショックおよび肺うっ血を悪化させます[2]（**図1d**）。

救急外来において，起座呼吸を伴い血圧が高く，肺うっ血を主病態とする急性心不全をよく目にします。これはafterloadの増加した心不全です。収縮性は維持されていても，拡張性が低下し，血圧も高値で著明な肺うっ血を呈するこの病態の血行動態を描写してみましょう。拡張不全は，**図2a**のようにEDPVRの非線形の曲線の傾きが急峻になります。同じ拡張末期容積（EDV＝前負荷）に対する拡張末期圧（EDP＝左房圧）が高い状態です。同じEDP（左房圧）に対してSVが少ないことがわかります。すなわち，循環平衡においてこのSVの減少は心拍出量曲線を低下させます（**図2b**）。ここで興奮やストレスが生じた場合，主には交感神経が賦活化されることで動脈側の血管抵抗が上昇し，静脈側のcentral volume shift（負荷血液量の上昇）が生じます。前者は実効動脈エラスタンス（E_a）の傾きが急峻になり心拍出量を減少させ（収縮性が非常によい場合は大きく低下しない場合もあります），後者は静脈還流曲線を上にもち上げ左房圧およびEDPを上昇させます（**図2b，c**）[2]。PV loopにおいてもこのような状態は血圧が高く，SVが小さく，そしてEDPが著明に上昇する状態として描出されます。

図2 拡張性低下を伴う急性左心不全の血行動態

a

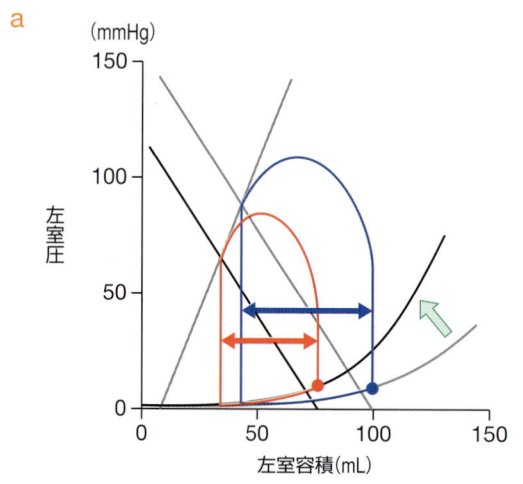

b

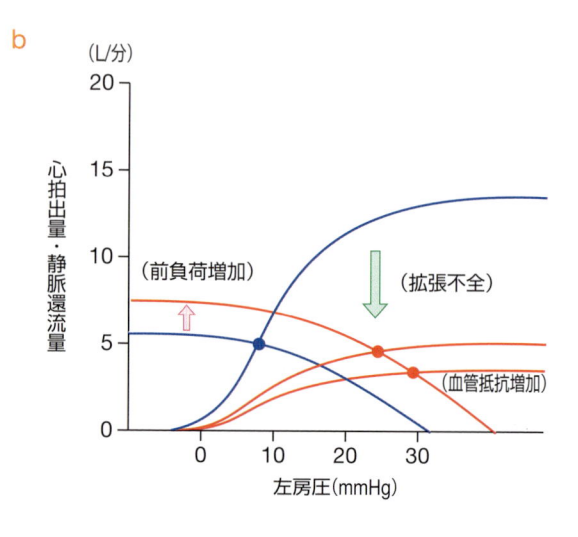

c

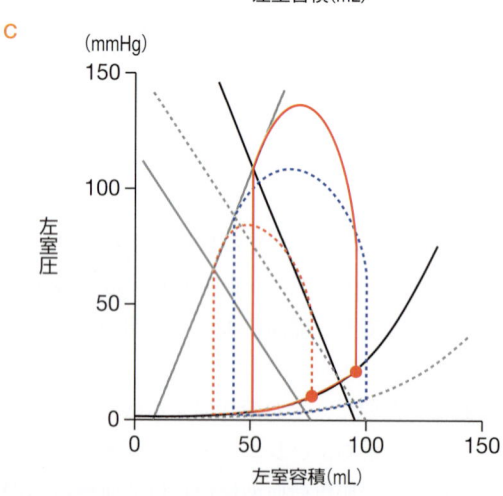

a：拡張性が低下した（⇨）状態では同じEDPに対してEDVが減少し（●→●），SVが低下する。

b：拡張性の低下は心拍出量曲線の傾きを低下させ（⇨），前負荷の増加は静脈還流曲線を上に移動させる（⇨）ため，循環平衡点は右に移動し（●→●），左房圧は上昇する。血管抵抗の上昇も心拍出量曲線をさらに低下させる。

c：血管抵抗の上昇や前負荷の増加により血圧が高く，肺うっ血が著明な急性心不全の状態。左室容積に対してEDP（●）が著明に上昇する。

‥‥‥‥：ベースライン
‥‥‥‥：拡張性低下
──────：前負荷・後負荷がさらに上昇した状態

各要素に応じてPV loopと循環平衡を行き来する

　心不全の循環動態を考える場合は，心血管要素（収縮性や拡張性，後負荷）や静脈還流だけではなく，心不全に対する代償的反応（神経体液性因子の賦活化や心臓リモデリング）も含める必要があります。代償的反応が心血管要素や静脈還流をどのように変化させるかを，PV loopと循環平衡理論を行ったり来たりして考えることが重要です。

コラム

急性心不全と負荷血液量

　心停止かつ血液がまったくない状態を考えてみます。ここに血液を入れていくと虚脱していた血管が徐々に血液で満たされますが，ある程度満たされるまでは血管内に圧は生じません。ある閾値を超えると血管内に圧が生じ，これ以降は血液量が増えれば圧は高くなります。この閾値までの血液量を無負荷血液量（unstressed blood volume：UBV），閾値を超えた血液量を負荷血液量（stressed blood volume：SBV）とよびます（図3a）。全血液量（total blood volume：TBV）はUBVとSBVの和です。ここであるTBVでの血管内圧をmean circulatory filling pressure（MCFP）とよびます。例えば輸液で血液量が増えるとMCFPは上昇し，出血すると低下します。このときSBVが増減していることがわかります。MCFPは流量がゼロ（心停止）の状態の圧なので，静脈還流曲線のX切片にあたる心房圧です（図3b）。MCFPの増減，すなわちSBVの増減が静脈還流曲線の上下のシフトに大きく関係しています。

　TBVの70%は静脈系に存在し，なかでも内臓静脈系（肝，脾，腸など）に多くがUBVとしてプールされています。これらの静脈は自律神経支配を多く受けており，交感神経活性や血管収縮薬によって収縮することでUBVを減少させ，SBVを増加させます[3]。このときMCFP-TBV関係は左方向にシフトすることが知られていて，SBV，MCFPの上昇に大きく関係しています[4]（図3c）。Shoukasらは交感神経の賦活化によって，約12mL/kgのTVBが変化することを報告しています[5]。体重60kgに換算すると720mLの血液量が交感神経によって一気に増減することを意味しており，神経体液性因子の賦活化が関与する急性心不全において，いかにSBV，TBVの調節が心不全治療のターゲットとして重要かがわかります。

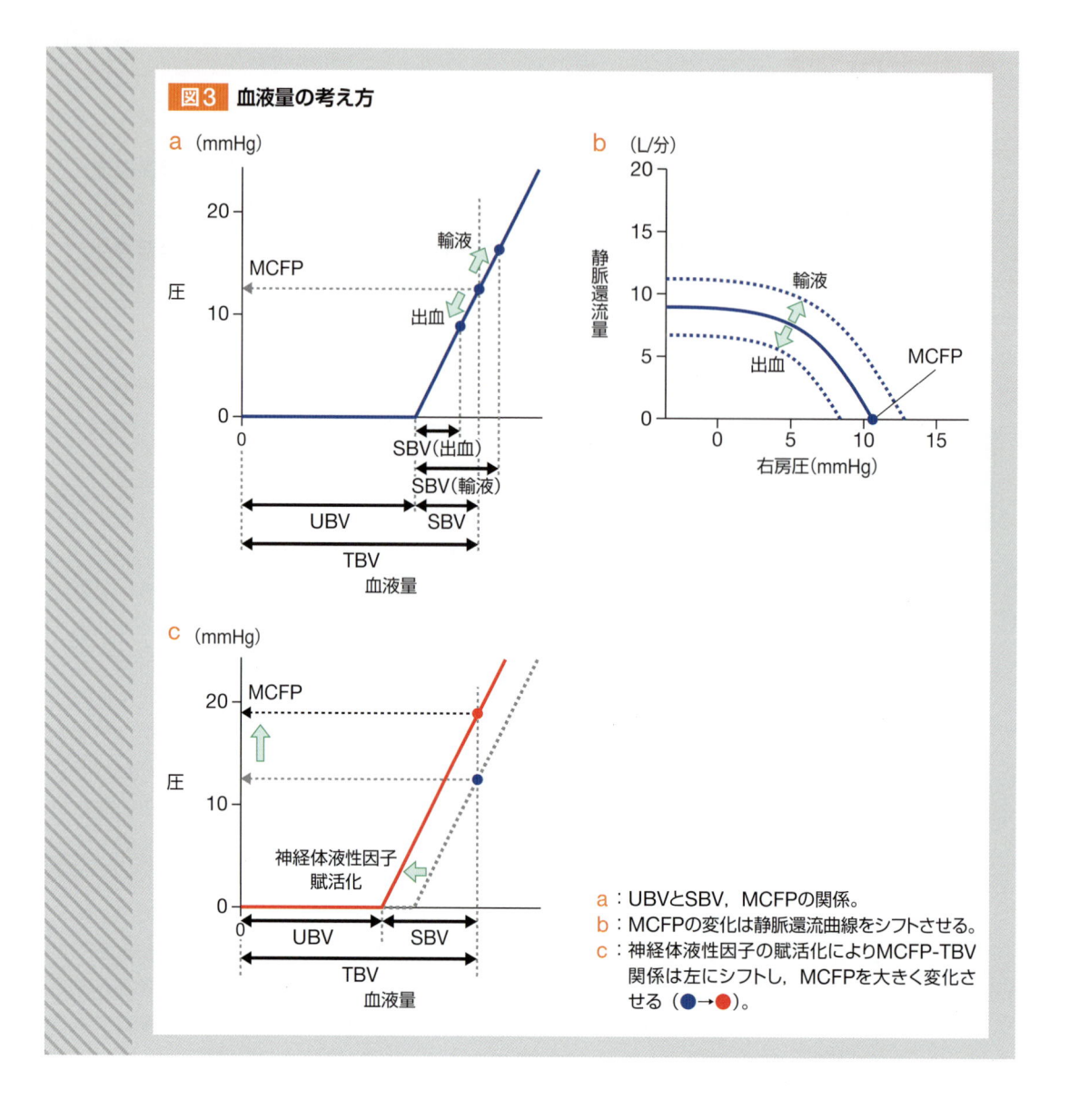

図3 血液量の考え方

a：UBVとSBV, MCFPの関係。
b：MCFPの変化は静脈還流曲線をシフトさせる。
c：神経体液性因子の賦活化によりMCFP-TBV関係は左にシフトし, MCFPを大きく変化させる（●→●）。

慢性心不全の病態と循環動態

　慢性心不全は, 長期的な心機能低下と心負荷によってなんらかのポンプ失調症状を生じた状態です。典型的には, 収縮性が低下し, 心拍出量の低下や静脈圧が上昇することで低血圧や易疲労感を生じます。また, 長期的な前負荷の増加に対して左室が著明に拡大します。これは, EDPVRの右方シフトとしてPV loop上に表され（図4a）, 特に高度な心収縮能低下が併存する状況では, SVを維持するために重要な代償メカニズムです。しかしながら「悪い心臓は後負荷依存」であることから, なんらかの後負荷上昇因子が加わると, 心拍出量を極端に減少させ, 心不全増悪をきたす場合がしばしば起こります（図4b）。

図4 慢性心不全の血行動態

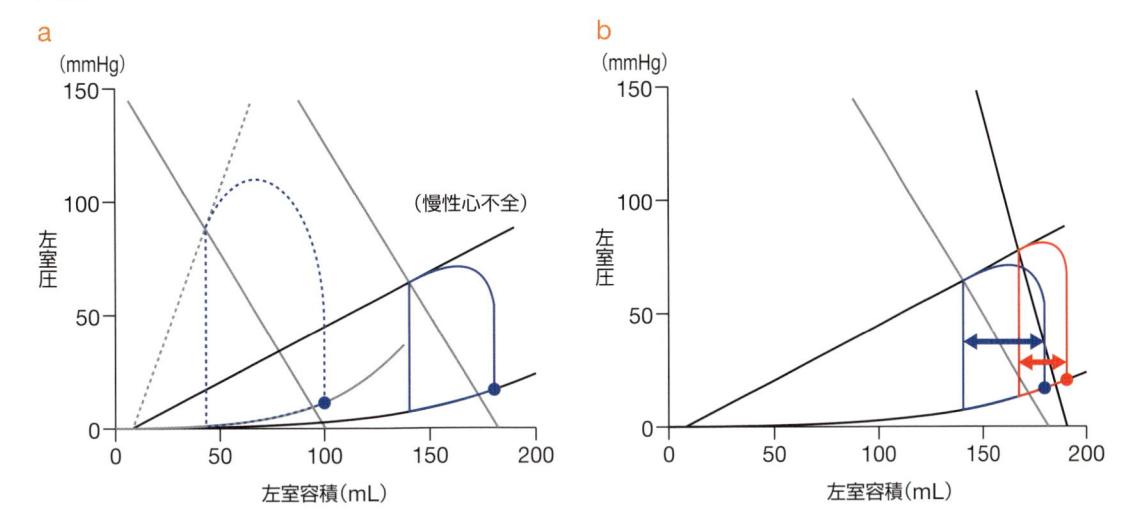

a：心機能低下によりESPVRは倒れるが，左室が拡大を伴うためEDVの増加した状態でもEDP（●）の上昇は軽度に抑えられている。

b：慢性心不全において，後負荷の上昇はSVを極端に減少させる。SVの減少は循環平衡点を右に移動させ，EDVが増加しEDPが上昇する（●→●）。

左心不全を生じる弁膜症

1 大動脈弁狭窄症（AS）

　ASは，後述する僧帽弁閉鎖不全症（MR）と併せて有病率の高い弁膜症です。ASは大動脈弁口面積が減少し，駆出期の左室圧と大動脈圧に圧較差が生じます（図5a）。左室の血行動態において，収縮性が保たれている状態では縦に引き伸ばされたloopを描きますが，SVは維持されます（図5b）。しかしPVAは明らかに大きく，不適切に心臓仕事量（心筋酸素消費量）が増加した状態です。大動脈圧に対して心筋酸素消費量が大きいため，運動などの心拍出量の需要増加によって狭心症状が生じます。また高い左室圧が慢性的に続くことは，左室壁応力への代償から左室の中心性肥厚を生じ，左室のEDPVRが急峻となり，拡張障害が顕在化します。長期にわたる圧負荷によって生じたEDPVRの急峻化はEDPを上昇させます。この時点では収縮性は上昇している場合もあります（図5c）。さらに収縮性の低下が加わればPVAは小さくなりますが，SVは小さくなり，大動脈圧は低下し，血行動態は容易に悪化してしまいます（図5d，e）。

2 僧帽弁閉鎖不全症（MR）

　MRでは，低圧な左房への後方拍出を伴うため，血行動態はやや複雑です。左室全体の駆出量から後方拍出が差し引かれ，大動脈方向への前方拍出は少なくなるため，心機能曲線は下方にシフトします（図6a）。循環平衡点は右下へ移動していることから，EDVは増加します（図6b）。左室の拍出は一部が低圧の左房へ拍出されるため，後負荷であるEaはみかけ上低下し

29

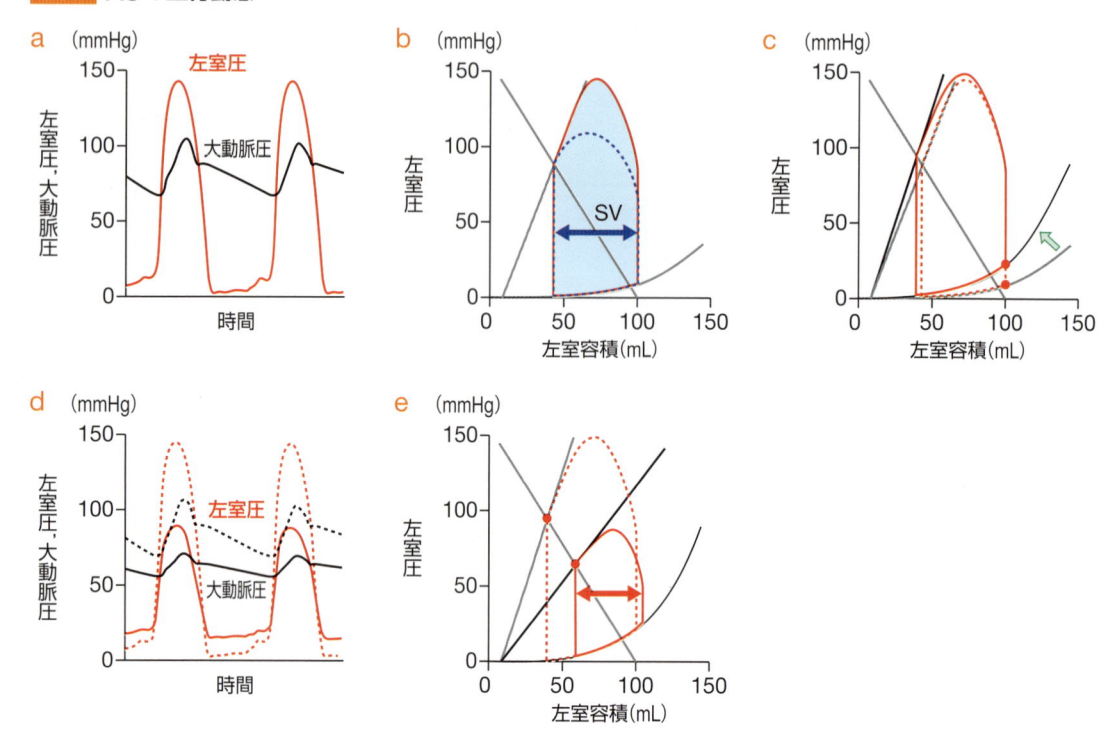

図5 ASの血行動態

a：大動脈弁口面積の減少は左室圧と大動脈圧に圧較差を生じる。

b：左室収縮期圧の上昇によりPV loopは縦方向に増大するが，SV（⟷）は変化しない。SVに対して不適切にPV loopが大きくなった状態。

c：ASの長期化による左室壁肥厚はコンプライアンスを低下させ，EDPVRを急峻化させる（⇨）。EDP（●）は上昇する。

d，e：収縮性が低下するとSVが減少し，EDVおよびEDPも増加する。圧較差は小さくなるが，大動脈圧は低下し（●）血行動態は増悪する（ESP〔●〕の低下は平均動脈圧の低下に等しい）。

ます（みかけE_a）。MRの特徴として，低圧な左房に向かう後方拍出は，収縮期の大動脈弁開放前から大動脈弁閉鎖後の弛緩早期まで続くため，等容収縮や等容拡張がみられずに，全体的にはPV loopの横幅が増加した三角形に似たloopを呈します（**図6b**）。急性MRの場合，左房容量やコンプライアンスは正常であるため，後方拍出が左房圧の上昇を引き起こし，顕著な肺うっ血に至る場合があります。一方で慢性MRでは，左房拡大および左房コンプライアンスの上昇から左房圧の上昇は軽減されますが，その分前方拍出が低下し，低心拍出症状が生じやすいことが特徴です。MRは代表的な容量負荷疾患であり，左室のEDPVRが右にシフトします。前述した慢性心不全と同様に，EDPVRのシフトはSVを維持する代償反応です。慢性的なMRによる左室容量負荷は徐々に左室収縮能を低下させます[6]。MRにおいて，収縮能が低下し始めるとSVが低下し，心不全として全身への影響が出現します。**図6c**は収縮能が低下したMRであり，ESVの増加がみられることがESPVRの低下を示唆するために，駆出率（EF）とともに手術適応の基準ともなっています。

図6 MRの血行動態

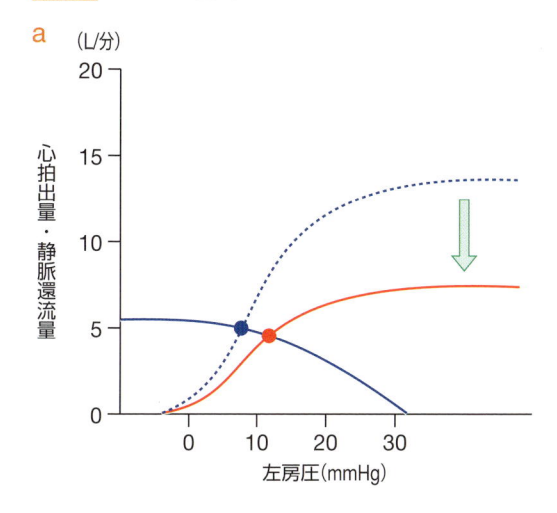

a

（L/分）

心拍出量・静脈還流量

左房圧（mmHg）

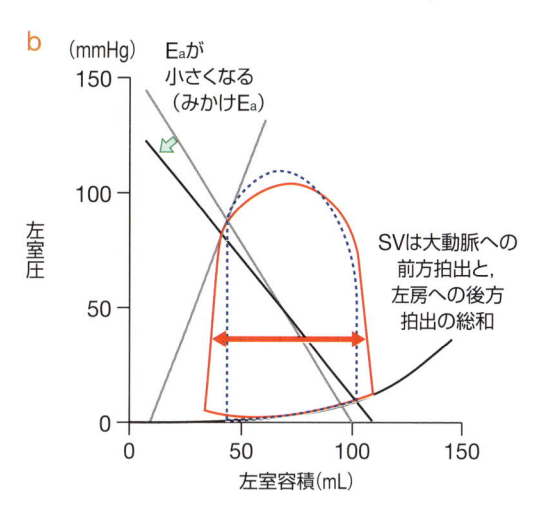

b

（mmHg）

Eaが小さくなる（みかけEa）

左室圧

SVは大動脈への前方拍出と，左房への後方拍出の総和

左室容積（mL）

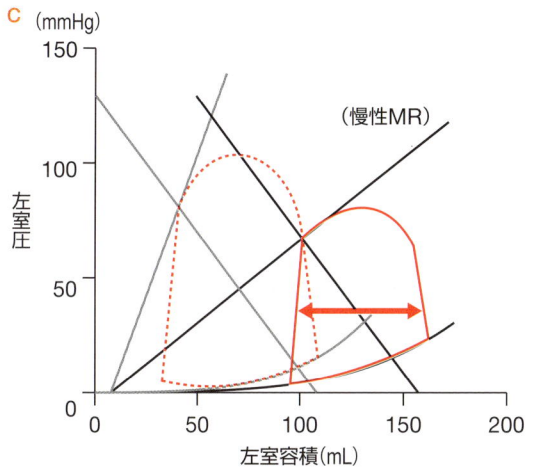

c

（mmHg）

左室圧

（慢性MR）

左室容積（mL）

a：心拍出量から逆流する後方拍出が差し引かれるため前方拍出は低下し，心拍出量曲線の傾きが低下する（⇨）（循環平衡点は右下に移動する：● → ●）。

b：循環平衡点の移動はEDVを増加させる。低圧の後方拍出によるみかけの後負荷（みかけEa）の低下を伴う（⇨）。後方拍出は収縮期大動脈弁開放前から大動脈弁閉鎖後の弛緩早期まで続き，等容収縮や等容拡張がみられず特徴的なloopを描く。

c：MRの長期化は左房コンプライアンスの上昇と遠心性肥大によりEDPVRは緩やかとなる。みかけのSVは維持されるが，徐々に収縮性（ESPVR）が低下し，PV loopは右下にシフトする。

コラム

左心不全とcardiac power output（CPO）

　血行動態の指標の1つにCPOがあります。CPOは心臓がポンプとして機能し，単位時間あたりに循環に与えるエネルギー量の指標です。このエネルギーは心臓の外的仕事量であり，1心拍あたりの外的仕事量（SW）はPV loopに囲まれた面積にあたります。PV loopを長方形に近似し，縦が平均動脈圧（MAP），横がSVとしてSWを求めることができ，これに心拍数をかけると1分間あたりの心室外的仕事量となります（SW＝MAP×SV×HR）。SV×HR＝心拍出量（CO）であるため，CPO（W）＝（MAP×CO）/451で計算されます（**図7**）。ここで分母にある定数の451は正常安静時として仮定された状態（血圧120/80mmHg，右房圧3mmHg，心拍出量5L/分）から算出された値です。この状態が1Wに相当することから，CPOは451で除され，その単位はWとなります[7]。

　CPOは心原性ショックの予後に強く相関し，CPO＜0.6では死亡率はより高まることが報告されています[8]。また，Impellaの離脱時予後指標としてもCPOは生存予測に強く関連し，CPO 0.6はそのカットオフ値として有用です[9]。

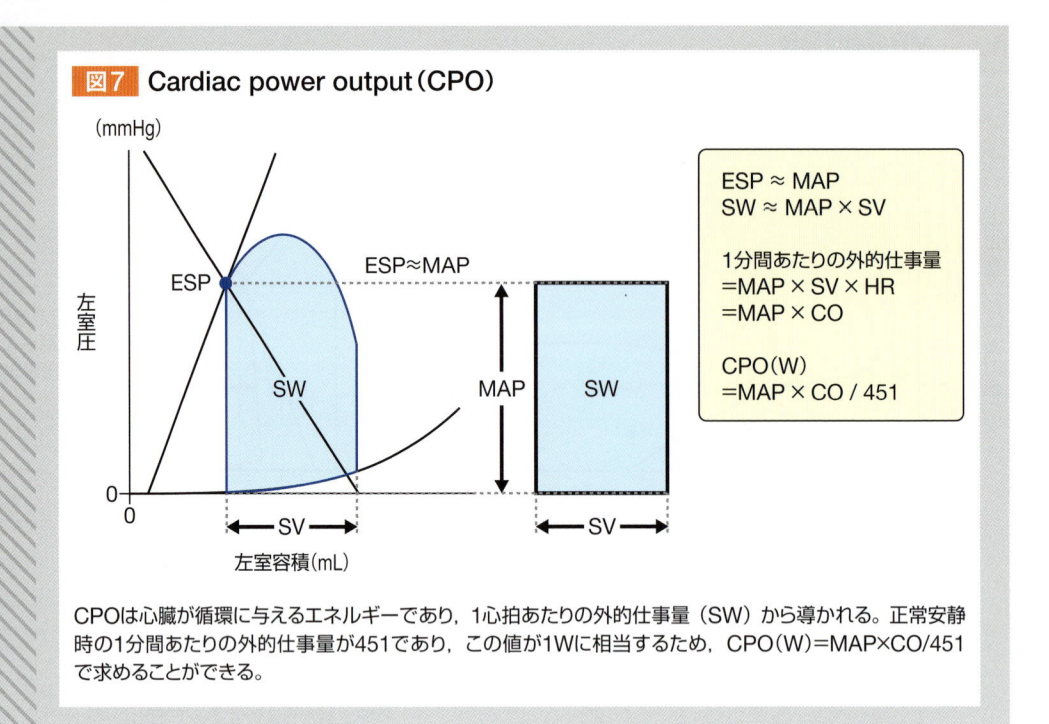

図7 Cardiac power output（CPO）

(mmHg)

左室圧

ESP

ESP≈MAP

SW

MAP

SW

0

0

SV

SV

左室容積(mL)

ESP ≈ MAP
SW ≈ MAP × SV

1分間あたりの外的仕事量
=MAP × SV × HR
=MAP × CO

CPO(W)
=MAP × CO / 451

CPOは心臓が循環に与えるエネルギーであり，1心拍あたりの外的仕事量（SW）から導かれる。正常安静時の1分間あたりの外的仕事量が451であり，この値が1Wに相当するため，CPO(W)=MAP×CO/451で求めることができる。

文献

1) Sasayama S, Nonogi H, Fujita M, et al : Analysis of asynchronous wall motion by regional pressure-length loops in patients with coronary artery disease. J Am Coll Cardiol 4 : 259-267, 1984.

2) Fallick C, Sobotka PA, Dunlap ME : Sympathetically mediated changes in capacitance: redistribution of the venous reservoir as a cause of decompensation. Circ Heart Fail 4 : 669-675, 2011.

3) Smiseth OA, Mjøs OD : A reproducible and stable model of acute ischaemic left ventricular failure in dogs. Clin Physiol 2 : 225-239, 1982.

4) Rothe CF : Physiology of venous return. An unappreciated boost to the heart. Arch Intern Med 146 : 977-982, 1986.

5) Shoukas AA, Brunner MC : Epinephrine and the carotid sinus baroreceptor reflex. Influence on capacitive and resistive properties of the total systemic vascular bed of the dog. Circ Res 47 : 249-257, 1980.

6) Corporan D, Onohara D, Amedi A, et al : Hemodynamic and transcriptomic studies suggest early left ventricular dysfunction in a preclinical model of severe mitral regurgitation. J Thorac Cardiovasc Surg 161 : 961-976. e22, 2021.

7) Tan LB : Cardiac pumping capability and prognosis in heart failure. Lancet 2 : 1360-1363, 1986.

8) Fincke R, Hochman JS, Lowe AM, et al : Cardiac power is the strongest hemodynamic correlate of mortality in cardiogenic shock: a report from the SHOCK trial registry. J Am Coll Cardiol 44 : 340-348, 2004.

9) Ikeda Y, Ishii S, Maemura K, et al : Hemodynamic assessment and risk classification for successful weaning of Impella in patients with cardiogenic shock. Artif Organs 46 : 1358-1368, 2022.

05 右心不全の循環動態

福満雅史

POINT

- 運動や病的状態では，全身循環を維持するため右室の働きが重要となる。
- 正常な右室‐肺循環は低圧であるが，病的状態に陥ると左室では生じ得ないほど大きな後負荷がかかり，心臓仕事量の増加が引き起こされる。
- 右室機能の評価には，解剖・生理学的特徴とそれぞれの検査モダリティの特徴を踏まえた複合的な評価が必要である。

右心不全の病態と循環動態

1 循環動態の維持における右室の重要性

　循環系は，右室と左室の2つの連続したポンプで構成されています。右室は肺循環をとおして血液を左室系に送り出し，それを受け取った左室は全身の臓器や筋肉に十分な血液を供給するための圧を生み出します。シャントがない状態では，右室から拍出される血液量と左室から拍出される血液量は同じです。もし右室が心拍出量として2L/分しかポンプできないのであれば，たとえ左室が最大限働いていたとしても心拍出量は2L/分に制限されてしまいます。そのため右室は，左室と同様にさまざまな生理学的状況でそのポンプ量を増やし，身体の代謝要求に応える必要があります。

　一方で循環生理の歴史を振り返ってみると，右心系についての研究は左心系よりも大きく遅れをとっていました。その背景には，複雑先天性心疾患において，右室をバイパスするFontan循環の成立により，右室の働きがなくても人間は生存できると示され，長年にわたって右室は正常な循環動態の維持に重要でないという認識が存在していたことなどがあります。左心不全では肺うっ血により症状が急激に進行し死に瀕するのに対し，右心不全症状は浮腫や腹部膨満感などの症状が比較的緩やかに出現し，臨床所見が目立ちにくいことも一因であったといえます。しかしながら，その後の基礎的理解が進むにつれ，安静な状態では右室の仕事量は最小限に留まるものの，**右室への負荷が増加した際にはそのポンプ機能を高めなければ循環不全に陥る**ことが明らかとなりました。そのため，病的な状態に限らず，運動などの生理的に仕事量が増加する状況では，循環保持のための右室の働きはきわめて重要となってきます[1]。

　臨床においても，右心機能の重要性に気付かされるケースは数多くあります。例えば，右心不全をきたす代表的な疾患として肺高血圧症や先天性心疾患が挙げられますが，肺高血圧症では薬物治療により肺血管抵抗の低下が得られても，右心機能の低下が遷延する症例は予後が悪く[2]，また先天性心疾患では心内修復術後の右心機能はQOLや生命予後と関連することなどが報告されています。そのほかにも，拡張型心筋症などの左心不全が主病態となる疾患におい

ても右心機能が重要な予後規定因子であることが報告されています。重症左心不全患者に左心補助人工心臓（LVAD）植込み/挿入後に右心不全が顕在化して、「右心から左心に血液が回らなくなる」ことで治療に難渋するケースもあります。

本項では、このような右室の構造・生理機能について整理し、右心不全をきたす主な病態や右心機能の評価法について概説します。

2 右室の構造と生理機能

右室は解剖学的、生理学的に左室とは大きな違いがあります（**表1**）。右室は、左室よりも10〜15％ほど大きく、自由壁は2〜5mmと薄く、心筋重量は左室の1/6〜1/3ほどであるのが特徴です。左室が楕円状の形をとるのに対して、右室の形は複雑で三角形型に左室を覆い、短軸断面では三日月状を呈しています。右室は3つの部分から構成され、①三尖弁から血液が流入してくる流入部、②心尖部、③肺動脈への流出部である漏斗部で成り立っています。この特徴的な形態が、左室と比べて右室の容量評価を難しくしています。また収縮様式も異なり、左室の収縮がねじれや回転運動による複雑な収縮様式を示すのに対して、右室では長軸方向の収縮が主体となっています。

表1 正常な左室と右室の違い

	左室	右室
解剖的特徴		
形態	円形：回転楕円形	三日月型：三角錐
心室壁厚	7〜12mm	＜5mm
心筋の特徴	密な肉柱形成	粗い肉柱状の壁
ポンプ機能	ねじれ：放射状の壁厚増大と収縮	長軸方向による短縮：蠕動様運動
カテーテルでみた血行動態		
心房圧（平均），mmHg	2〜12	1〜5
心室圧（peak），mmHg	90〜140	15〜30
動脈圧（平均），mmHg	70〜105	9〜19
体血管抵抗，dyne・秒/cm^5	700〜1,600	20〜130
一回拍出量	同じ	同じ

右室の役割は静脈還流を受け取り、肺動脈に送ることです。右室-肺循環は低圧で規定されるので、心臓の圧容積関係でみると右室収縮能（右室収縮末期容積関係の傾き：収縮末期エラスタンス E_{es}）は低い値で1回あたりの心拍出量を維持することができます（**図1**）。左室と比べると、右室の E_{es} は1/4程度で、一回仕事量は左室の1/3〜1/4程度と推定されています。しかしながら肺高血圧症などの病的状態に陥ると、後負荷は正常の4〜5倍に上昇し得るので、一回拍出量（SV）を維持するために E_{es} も4〜5倍に増大する必要があります。これは体循環で考えると平均動脈圧がおよそ400mmHgにまで増大するような状況ですが、このような大きな増大は体循環では生じ得ず、肺高血圧症下の右室は異常なほどの後負荷増大にさらされているといえます。

また右室と左室は同じ心膜で包まれているので、中隔を介して互いに影響し合い、心室間相互作用（ventricular interdependence）をもつことも特徴の1つです。右室が拡大したり、後

図1 左室と右室の心室圧容積関係（PV loop）の違い

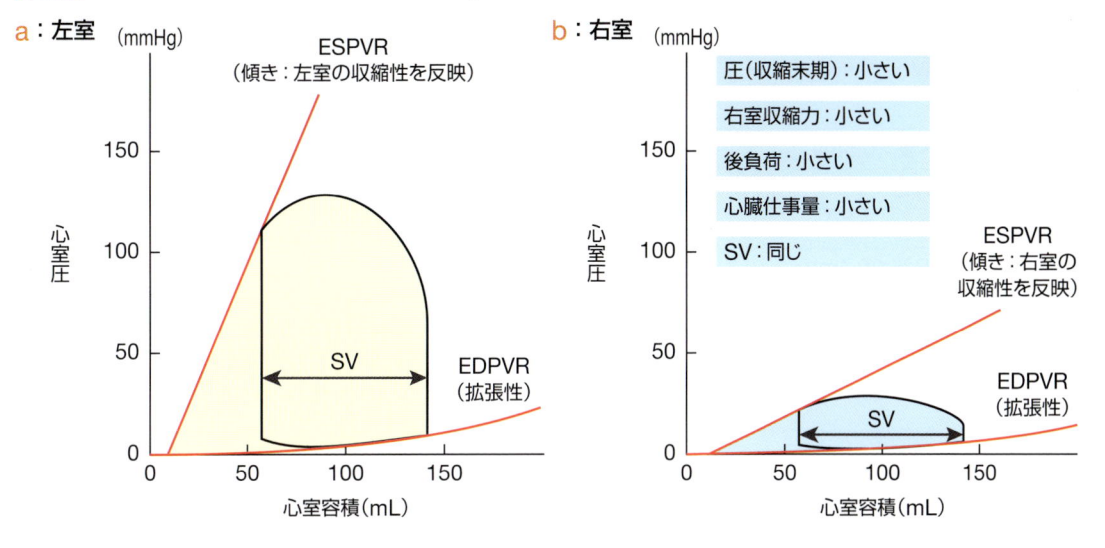

ESPVR：収縮末期圧容積関係，EDPVR：拡張末期圧容積関係

負荷が増大したりすると，中隔が偏移し，心外膜による左室の圧迫をきたします。これにより，左室の形態が変化し，前負荷・後負荷や右室の収縮性が低下する可能性があります。

3 右心不全の原因疾患

　心不全の定義で考えると，右心不全は「右室の構造的，もしくは機能的障害により右室前方への血液の拍出や充満が障害される臨床症候群」と定義されます[3]。その原因は大きく4つに分類されます。

① 圧負荷が起点となる疾患（肺高血圧症，急性肺血栓塞栓症，右室流出路狭窄など）

② 容量負荷が起点となる疾患（三尖弁閉鎖不全症，肺動脈弁閉鎖不全症，心房中隔欠損症など）

③ 心筋障害そのものが起点となる疾患（心筋症，右室梗塞，不整脈原性右室心筋症〔ARVC〕など）

④ 心膜疾患による拡張障害（収縮性心膜炎など）

　複雑先天性心疾患では，上記の要因が混在することが多く，注意が必要です。右心不全が進行すると，予後が急激に悪化し，心腎症候群，蛋白漏出症候群，カヘキシアなど多臓器不全が引き起こされます。

右心不全の検査と循環動態

1 心電図検査

　心電図検査は心不全診療の基本の1つです。右心不全を疑う心電図変化として，右室肥大の所見があります（**表2**）。**表2**に示すような所見が右室肥大の心電図所見として知られていますが[4]，いずれも感度は低いため，これらの所見がないからといって右室肥大を否定することは

表2 代表的な右室肥大の心電図所見

	感度(%)	特異度(%)
V_1：R波≧0.7mV	＜10	—
V_1：QR	＜10	—
V_1：R/S＞1でR波＞0.5mV	25	89
V_5あるいはV_6：R/S＜1	＜10	—
V_5あるいはV_6：S≧0.7mV	17	93
V_5あるいはV_6：R波≦0.4mV V_1：S波≦0.2mV	＜10	—
右軸偏位（90°以上）	14	99
S_1Q_3パターン	11	93
肺性P	11	97

（文献4を参考に作成）

できません。また疾患ごとに特徴的な心電図所見があり，例えば肺高血圧症では87%にaV_R，V_1，V_2誘導におけるR波の増高，ならびにI，aV_L，V_3〜V_6誘導における深いS波がみられます。

　右室心筋そのものが障害される疾患に，右室梗塞があります。右室梗塞は，下壁梗塞に合併することが多く，臨床上問題となる右室梗塞の合併率は10〜15%程度といわれています。低心拍出となるため，早期の診断を要しますが，心電図上V_4R誘導などの右側胸部誘導でST上昇（0.1mV以上）を呈します。心エコー検査における右室の無収縮や奇異性収縮，右室拡大などの所見と併せて診断されます[5]。

　ARVCも右室心筋の障害を呈する疾患の1つですが，右室優位の心拡大と心機能低下，右室起源の重症心室不整脈を基本病態とし，病理所見にて右室心筋の脂肪性変化と線維化を認めます。心電図所見として，V_1〜V_3誘導のイプシロン波やQRS波の延長（＞110ミリ秒）をきたすことが特徴です。右室由来の不整脈（心室期外収縮や心室頻拍）を認めることもあり，ARVCの診断に重要な所見です。

2 心エコー検査

　心電図と同じく非侵襲的検査の1つで，右心不全のスクリーニング，重症度評価・予後予測，そして経過観察に欠かせません。右室を含めた心臓の形態的，構造的，機能的変化を非侵襲的に，かつベッドサイドで簡便に評価できることが特徴です。一般的に右心疾患の存在を疑う所見としては，右室・右房拡大，三尖弁閉鎖不全症，肺高血圧症などがあります。

　表3はアメリカ心エコー図学会で提示されている右心機能のエコー指標ですが[6]，右室評価の最大の難しさはその複雑な構造にあります。楕円形で近似できる左室と違い，**正常右室は三日月状の形を呈しており，通常の断層エコーで正確な容量評価が困難です**。距離による内径評価や駆出率（EF）の代替法として，右室面積変化率（RVFAC）が用いられてきました。右室の拡張末期面積と収縮末期面積から右室内腔面積の変化率を測定し，RVFAC＜35%で右室機能低下と判断されますが，描出断面の影響を受けるので，検者によるばらつきが出やすいのが注意点です。また心エコーにおける「収縮機能」の指標として，三尖弁輪収縮期移動距離

表3 心エコーにおける右心機能の指標

エコー指標	異常値
チャンバーサイズ	
右室基部の内径	＞42mm
右房径（最大）	＞53mm
右房径（最小）	＞44mm
心エコーにおける収縮機能	
TAPSE	＜16mm
パルスドプラ最大流速	＜100mm/秒
RVFAC	＜35%
心エコーにおける拡張機能	
E/A	＜0.8あるいは＞2.1
E/E'	＞6
減速時間	＜120ミリ秒

（文献6を参考に作成）

（TAPSE）が簡便な指標として利用されています。TAPSE＜16mmで右室機能低下と判断されますが，角度依存であるため，ビーム方向と移動方向を平行に合わせる必要があります。また，そもそも右室収縮能だけでなく負荷にも依存する指標であることに注意が必要です。そのほかに肺高血圧症の有無を評価する指標として，三尖弁逆流速度があります。2.8〜2.9m/秒を超えるとき，右室最大収縮圧は36mmHg〜と推定され，肺高血圧症の合併を疑います。また右房圧の上昇は前負荷の増大であり，右心不全を疑う所見の1つですが，右房圧は下大静脈（IVC）径と呼吸性変動から推定されます。IVC径21mmを区切りとして50％以上の呼吸性変動の有無と合わせて評価されます。IVC径21mm以下で50％以上の呼吸性変動があれば，右房圧は3mmHgと正常内（0〜5mmHg）と推測されます。一方でIVC径が21mmを超え，呼吸性変動が50％未満であれば，右房圧は15mmHg（10〜20mmHg）と上昇していることが予測されます。

　一般的に心エコーの欠点として，検査の質が検者や患者に影響されやすいことが挙げられます。右心不全をきたす肺高血圧症患者においては，肺気腫の合併により良好な画像を得ることが難しいこともしばしばあります。また角度依存の指標も多く，計測値だけが「一人歩き」することのないよう，計測前の画像を確認することも重要です。

3 心臓MRI検査

　心臓MRIは，心機能，心筋血流，心筋バイアビリティ，あるいは冠動脈の形態など多くの情報を非侵襲的に調べることができる診断法です。そのなかでも右室容積やEFの計測において心臓MRIはゴールドスタンダードとなっています。右室はその複雑な形態から，modified Simpson法などによる心室容積測定やそれに基づいたEFを適応することが難しく，心臓MRIによって各時相の心内外膜面をトレースすることで容積やEFの評価が行われます。ARVCの診断基準には，シネMRIによる局所的な右室壁運動消失または奇異性運動，または右室の同期不全が提示されており，これらに加えて，①右室駆出率（RVEF）≦40％，②右室拡張末期容

積（RVEDV）/体表面積（BSA）≧110mL/m²（男性），100mL/m²（女性）とされています。

　また診断のみならず，予後の判定にも有用とされています。心臓MRIによる右心機能の重要性は，肺高血圧症領域を中心に知見蓄積が行われ，肺動脈性肺高血圧症（PAH）では肺血管抵抗よりも心臓MRIによるRVEFが予後に影響することが示されました[2]。欧州心臓病学会/欧州呼吸器学会の肺高血圧症診療ガイドラインでは，1年死亡の高リスクにPAHにおけるRVEF＜37％が提示されており，治療前・治療介入後の3〜6カ月で画像評価モダリティとして心エコーとともに心臓MRIが勧められています。また拡張型心筋症においても，心臓MRIでRVEF≦45％の症例は死亡もしくは心移植の予測因子であることが報告されています[7]。

4　血行動態

　血行動態は右心カテーテル検査で評価することができますが，実臨床ではE_{es}や拡張末期エラスタンス（E_{ed}）などの純粋な右室収縮能や拡張能を評価することは難しく，いくつかの代替指標をもってその機能を推定します。右房圧（RAP）や，それを肺動脈楔入圧（PAWP）で補正したRAP/PAWPは右室前負荷を反映する指標です。

　近年，重症心不全や心原性ショック患者を中心に，肺動脈拍動性指数（PAPi）が注目され，日本循環器学会ガイドラインで右心機能の指標として提示されています[8]。

$$PAPi = \frac{肺動脈収縮期圧 - 肺動脈拡張期圧}{右房圧（あるいは中心静脈圧）}$$

で簡単に求めることができ，数値が大きくなると右室拍出の拍動性を反映し，「右室機能が増大した」と推定される指標です（**図2**）[9]。ただし，この指標の解釈には注意が必要です。**肺動脈の脈圧（収縮期圧－拡張期圧）はSVで決まりますが，それだけでなく，肺動脈コンプライアンスの影響も受けます。**

$$肺動脈の脈圧 = \frac{右室からのSV}{肺動脈コンプライアンス}$$

図2　PAPiの計算と疾患ごとのカットオフの違い

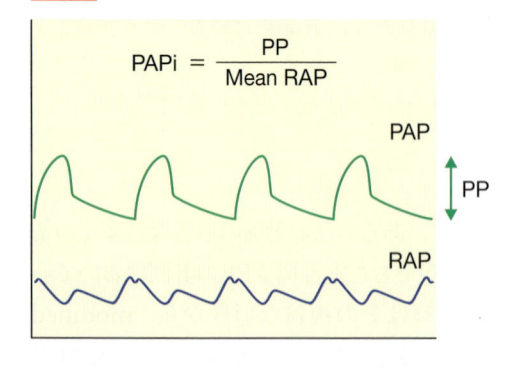
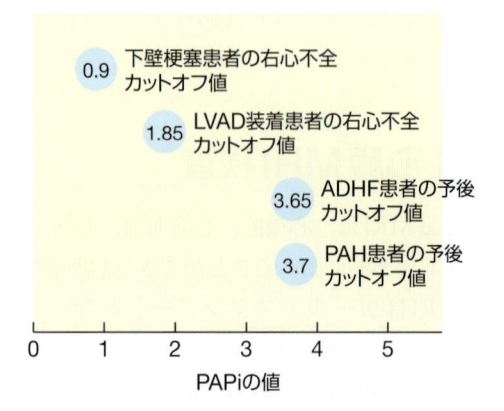

PP：脈圧，PAP：肺動脈圧，ADHF：急性非代償性心不全

（文献9を参考に作成）

したがって肺動脈コンプライアンスが小さくなると，脈圧も大きくなり，PAPiが高く計算されます。そのため，患者背景によってそのカットオフ値の報告に大きなばらつきがあります。下壁梗塞患者の右心不全予測のカットオフ値は0.9（感度100％，特異度88.9％），LVAD装着患者の右心不全予測のカットオフ値は1.85（感度94％，特異度81％），急性非代償性心不全（ADHF）の予後予測のカットオフ値は3.65（感度83％，特異度31％），PAHの予後予測のカットオフ値は3.7とされています（図2）[9]。肺動脈コンプライアンスの影響を受けるのでPAPiが高くても右心機能が保たれているかどうか確定できませんが，例えば0.9以下などPAPiが異常に低い場合は，肺動脈コンプライアンスにかかわらず右室からの心拍出が十分でない可能性があります。日本循環器学会ガイドラインでも明記されているように，あくまで複合的に評価すべき指標です[8]。上記に示した心電図・心エコー・心臓MRIや，そのほかの血行動態を踏まえながら判断する必要があります。

！ここが重要

右心機能の評価：左心との相違とその臨床的意義

　右室は，左室と比較してこれまで注目されることが少なかった臓器です。右心機能は形態の複雑さから評価することが困難とされていましたが，心臓MRIなどの登場により定量評価が可能となり，心不全，先天性心疾患，肺高血圧症といったさまざまな病態で右心機能が注目を集めています。右心機能の正しい理解には，左心-体循環と右心-肺循環の解剖学的・機能的な違いを理解することが重要です。

文献

1) de Man FS, Gerche AL : A focus on the greatness of the lesser circulation : spotlight issue on the right ventricle. Cardiovasc Res 113 (12) : 1421-1422, 2017.
2) van de Veerdonk MC, Kind T, Marcus JT, et al : Progressive right ventricular dysfunction in patients with pulmonary arterial hypertension responding to therapy. J Ame Coll Cardiol 58(24) : 2511-2519, 2011.
3) Konstam MA, Kiernan MS, Bernstein D, et al : Evaluation and Management of Right-Sided Heart Failure. A Scientific Statement From the American Heart Association. Circulation 137(20) : e578-e622, 2018.
4) Murphy ML, Thenabadu PN, de Soyzax N, et al : Reevaluation of electrocardiographic criteria for left, right and combined cardiac ventricular hypertrophy. Am J Cardiol 53(8) : 1140-1147, 1984.
5) 日本循環器学会：急性冠症候群ガイドライン（2018年改訂版）.
https://www.j-circ.or.jp/cms/wp-content/uploads/2018/11/JCS2018_kimura.pdf
6) Rudski LG, Lai WW, Afilalo J, et al : Guidelines for the Echocardiographic Assessment of the Right Heart in Adults: A Report from the American Society of Echocardiography Endorsed by the European Association of Echocardiography, a registered branch of the European Society of Cardiology, and the Canadian Society of Echocardiography. J Am Soc Echocardiogr 23(7) : 685-713, 2010.
7) Gulati A, Ismail TF, Jabbour A, et al : The Prevalence and Prognostic Significance of Right Ventricular Systolic Dysfunction in Nonischemic Dilated Cardiomyopathy. Circulation 128(15) : 1623-1633, 2013.
8) 日本循環器学会/日本心臓血管外科学会/日本心臓病学会/日本心血管インターベンション学会：2023年JCS/JSCVS/JCC/CVITガイドラインフォーカスアップデート版　PCPS/ECMO/循環補助用心内留置型ポンプカテーテルの適応・操作.
https://www.j-circ.or.jp/cms/wp-content/uploads/2023/03/JCS2023_nishimura.pdf
9) Lim HS, Gustafsson F : Pulmonary artery pulsatility index: physiological basis and clinical application. Eur J Heart Fail 22(1) : 32-38, 2020.

06 循環動態モニタリング

鎌田和宏

POINT
- 肺動脈楔入圧と心係数から心不全の病態分類（Forrester 分類）が可能となり，循環動態の理解および治療介入法の決定に役立つ。
- 右心カテーテル検査で得られる特徴的な心内圧波形から心疾患の予測が可能である。
- 脈圧は一回拍出量と血管コンプライアンス（動脈硬化の程度）に規定される。

　右心カテーテル検査の歴史を遡ると，一番初めに血管を介してヒトの心臓までカテーテル（当時は尿管カテーテル）を挿入したのは，1929年のヴェルナー・フォルスマンといわれています。その後カテーテルは改良され，1970年にジェレミー・スワンとウィリアム・ガンツによって血流に乗って対象部位までもち込みやすいように先端にバルーンの付いたカテーテルが開発されました。これが現在使用されているスワン‐ガンツカテーテルの起源になります。

　1970年代以前は弁膜症をはじめとした構造的心疾患の診断のために右心カテーテル検査が不可欠でしたが，心エコーの発達により侵襲的な右心カテーテル検査が見直されることになりました。2005年に報告されたESCAPE試験では約400例の重症心不全症例を，臨床評価にしたがって治療した群と侵襲的肺動脈圧モニタリングに基づいて治療した群に分け，退院後6カ月の生存率や再入院率を比較しましたが，侵襲的肺動脈圧モニタリングの優越性は証明されませんでした[1]。わが国の「急性・慢性心不全診療ガイドライン」（日本循環器学会/日本心不全学会）において，侵襲的肺動脈圧モニタリングは「急性呼吸窮迫症候群（ARDS）や循環不全を呈する患者で，臨床的評価が不十分なとき」にクラスⅠ，「心不全症状が持続，または血行動態が不安定な急性心不全患者」の場合はクラスⅡaで推奨されていますが，「利尿薬や血管拡張薬に対し良好に反応する正常血圧の有症候性急性心不全患者」に対してはクラスⅢの位置付けとなっており，**心不全患者全例に対して適応となっているわけではない**ことに注意する必要があります[2]。

　重症心不全に対する治療の際に，機械的循環補助（MCS）が必要な場合があります。経皮的心肺補助装置（PCPS），体外式膜型人工肺（ECMO）に加えて，最近では循環補助用心内留置型ポンプカテーテルであるImpellaを使用する場面が増えてきました。このMCSを用いた心不全治療において，スワン‐ガンツカテーテルを用いた血行動態評価は患者の死亡率の予測因子であることが報告されており，MCSからの離脱の判断指標にもなります[3]。

心不全の病態評価

　心拍出量曲線と静脈還流曲線を同一平面上で描写した「循環平衡」に基づいて循環動態を把

握することは重要ですが，臨床の場でこれらの曲線を描くことはできず，「定点」で評価するしかありません。心不全の病態を評価する代表的な分類として，Nohria-Stevenson分類とForrester分類が挙げられます。

1　Nohria-Stevenson分類

　心不全治療において最も重要なのは身体所見です。うっ血所見（起座呼吸，頸静脈圧の上昇，浮腫など）と低灌流所見（四肢冷感，低ナトリウム血症，腎機能増悪など）に基づいて病態を評価したNohria-Stevenson分類（図1）は心不全患者のリスクプロファイルとして有効です。

　Profile A：うっ血や低灌流所見がない，Profile B：うっ血はあるが低灌流所見がない，Profile C：うっ血および低灌流所見を認める，Profile L：低灌流所見はあるがうっ血はない，の4つに分類されます。このうちProfile BとCにおいて，死亡リスクが高い症例や早急な心臓移植を要した症例が多かったことが報告されています[4]。

2　Forrester分類

　現在，心エコーの測定精度は向上しているものの，やはり心原性ショックをはじめとした重症心不全においては侵襲的な右心カテーテル検査や肺動脈圧モニタリング下での治療介入が有効な場面を少なからず経験します。客観的な指標として肺動脈楔入圧（PAWP）と心係数（CI）を用いて心不全病態を区分したForrester分類（図2）は病態把握に有効です[5]。もともとは急性心筋梗塞の循環動態を評価するために作成されました。

- Ⅰ型（正常）：PAWP＜18mmHgかつCI≧2.2L/分/m²
- Ⅱ型：PAWP≧18mmHgかつCI≧2.2L/分/m²
- Ⅲ型：PAWP＜18mmHかつCI＜2.2L/分/m²
- Ⅳ型：PAWP≧18mmHgかつCI＜2.2L/分/m²

図1　Nohria-Stevenson分類

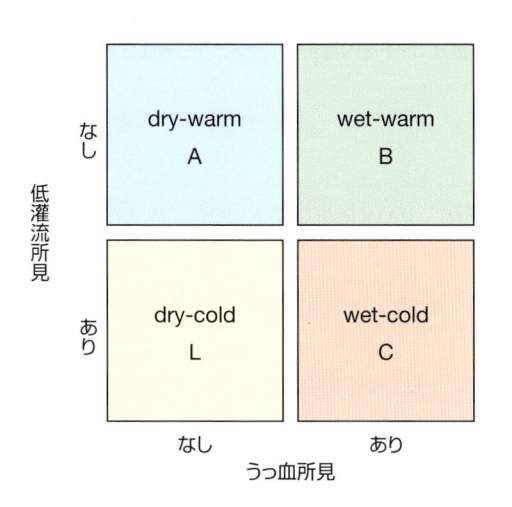

うっ血所見，低灌流所見の有無から4つのプロファイルに分類する。

図2　Forrester分類

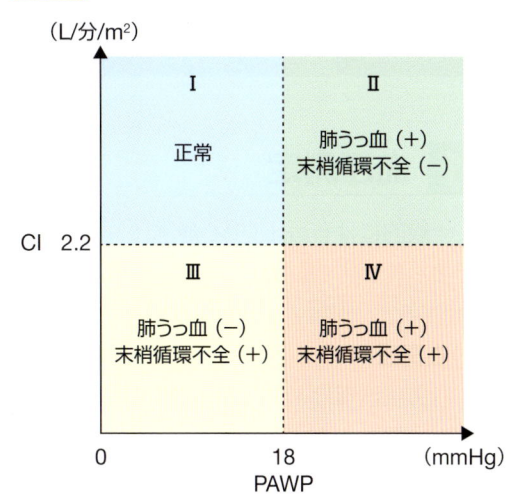

PAWPとCIの値から4つの型に分類する。

に分類します。

　PAWP ≧ 18mmHgでは肺うっ血をきたしていると考え，利尿薬や血管拡張薬の使用を検討し，CI ＜ 2.2L/分/m^2では末梢循環不全をきたしていると考え，強心薬やMCSの使用を検討します。

スワン-ガンツカテーテル

　右心カテーテル検査や侵襲的肺動脈圧モニタリングの際に使用するのがスワン-ガンツカテーテルです（**図3**）。スワン-ガンツカテーテルはバルーンを拡張するための送気用ルーメンと，カテーテル先端および先端から30cmの位置にある開口部につながる2本のルーメン，さらにサーミスタ接続コードを内包しているルーメンから構成されます。主に内頸静脈や大腿静脈，肘静脈にシースを留置し，スワン-ガンツカテーテルを挿入します。バルーンを1.5mLの空気で膨らませて，上（下）大静脈・右房・右室を介して肺動脈まで進めます（**図4a**）。**スワン-ガンツカテーテルの役割は，主に心内圧測定，採血（血液ガス分析），心拍出量測定です。**

図3 代表的なスワン-ガンツカテーテル（エドワーズライフサイエンス社）

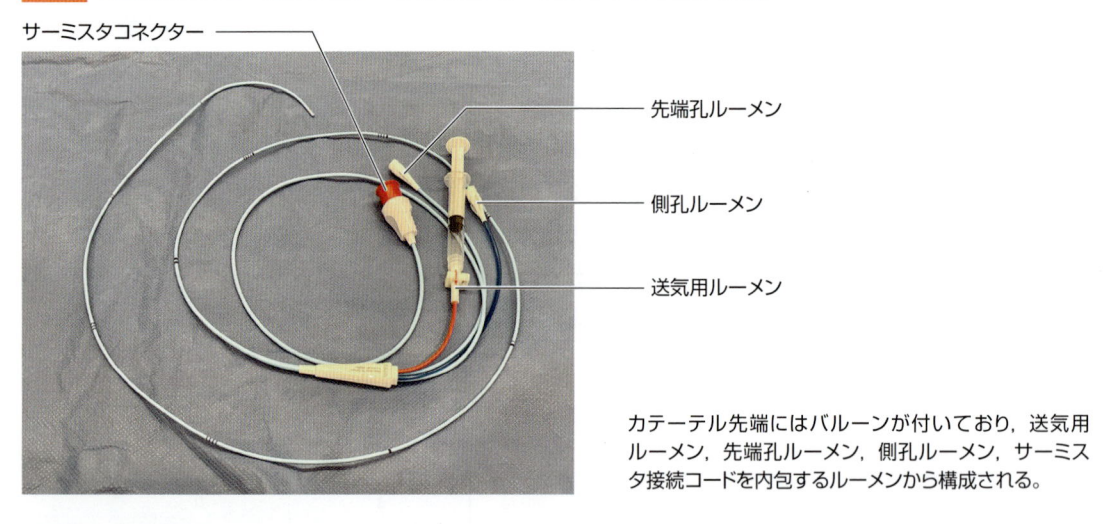

サーミスタコネクター

先端孔ルーメン

側孔ルーメン

送気用ルーメン

カテーテル先端にはバルーンが付いており，送気用ルーメン，先端孔ルーメン，側孔ルーメン，サーミスタ接続コードを内包するルーメンから構成される。

1　血圧測定

　一般的には右房圧（中心静脈圧），右室圧，肺動脈圧，PAWPを測定します。代表的な圧波形を示します（**図4b**）。

a）右房圧

　右房圧波形はa波（心房収縮による右房圧の上昇），c波（三尖弁の右房への膨隆による右房圧の上昇），x谷（心房弛緩と心室収縮により生じる房室接合部の下方運動による右房圧の低下），v波（心房の受動的静脈性充満による右房圧の上昇），y谷（三尖弁の開放による右房圧の低下）の5相から構成されます。右房圧は右心系の前負荷の指標となり，正常な右房圧は0〜10mmHgです。後述するように，心房細動ではa波は観察されません。

図4 実際の右心カテーテル検査（Ｘ線透視像と心内圧波形）

a：右内頸静脈から上大静脈-右房-右室を介して右肺
　 動脈に楔入させたスワン-ガンツカテーテル

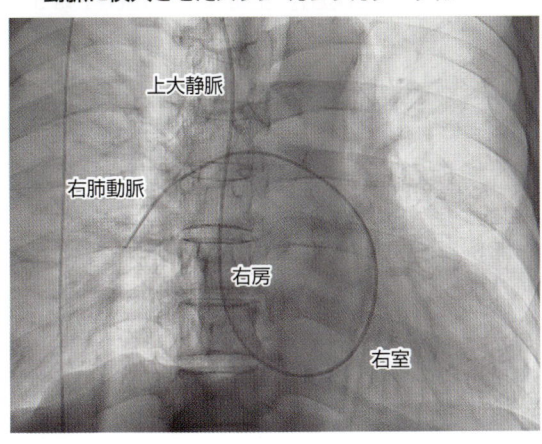

b：スワン-ガンツカテーテルを用いて得られた
　 心内圧波形

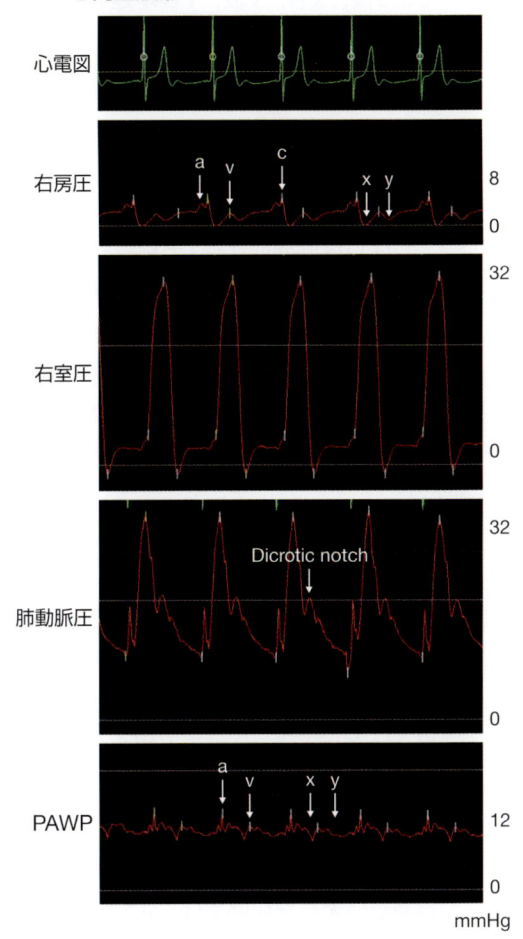

b）右室圧

　正常心では収縮期に急峻な傾きを有し，拡張期圧はほぼ平坦で0mmHgに近付きます。心電図R波の前に拡張末期圧が観察できます。正常な右室収縮期圧は15〜30mmHg，拡張期圧は2〜8mmHgです。

c）肺動脈圧

　肺動脈圧波形は収縮期に急峻に上昇した後，肺動脈弁閉鎖に伴うdicrotic notchを認めます。このdicrotic notchは心電図T波に続いて観察されます。正常心では，肺動脈収縮末期圧と右室収縮末期圧にほぼ差はみられません。正常な肺動脈収縮期圧は14〜28mmHg，拡張期圧は5〜16mmHg，平均肺動脈圧は10〜20mmHgです。

d）PAWP

　スワン-ガンツカテーテルのバルーンを肺動脈に楔入（wedge）させることで得られる圧です。PAWPもa波，x谷，v波，y谷から構成され，左房圧を反映し，左心系の前負荷，つま

り肺うっ血の指標となります。ただし肺動脈以遠の血管を介した圧記録になるため，左房圧と比べると位相のずれが生じます。心電図波形との位置関係をみると，右房圧に比べてPAWPではa波，x谷，v波，y谷が遅れていることがわかります（図4b）。正常な平均PAWPは5～12mmHgです。

！ここが重要

左心性心疾患に伴う肺高血圧症診断のための指標

しばしば肺高血圧症（平均肺動脈圧≧25mmHg）を呈する心不全症例を経験しますが，肺動脈性肺高血圧症との鑑別のためにPAWPの上昇（＞15mmHg）を用います。なかにはpost-capillaryとpre-capillaryの要素が混合している症例もあり（combined pre-and postcapillary pulmonary hypertension：CpcPH），post-capillaryな肺高血圧症との鑑別のために，拡張期圧較差（肺動脈拡張期圧－平均肺動脈楔入圧）が7mmHg以上という指標を用います。

e）異常圧波形

アーチファクト

三尖弁閉鎖や右室収縮に伴うカテーテルの動きにより，カテーテル内の流体が加速し，圧波形が影響を受けることがあります。収縮期初期（心電図R波直後）にspikyな波形を伴い，この場合はより正確な圧波形が得られるようにカテーテル位置を変更します（図5a）。

心房細動

心房収縮がみられなくなるため，右房圧や中心静脈圧からa波が消失します。拡張末期心房容積が増大した症例では，正常洞調律と比較してc波がより顕著となります（図5b）。

脚ブロック

正常心では，左室等容性収縮時間がより長いため，肺動脈圧の圧上昇は大動脈圧に先行しますが，その差はわずかです。左脚ブロックでは左室収縮がより遅延するため，肺動脈圧と大動脈圧の圧上昇に顕著な時間差が生じます。一方，右脚ブロックではその逆で，大動脈圧の上昇が肺動脈圧の上昇に先行します（図5c）。

三尖弁疾患

三尖弁閉鎖不全症では血流が右室から右房に向かって逆流するため，右房圧や中心静脈圧において収縮早期にv波の増高がみられます。このv波はc波と融合し，x谷が消失します（図5d）。

僧帽弁疾患

僧帽弁閉鎖不全症では三尖弁閉鎖不全症と同様に，肺動脈圧やPAWPにおいてv波が増高し，c波と融合します。その結果，x谷が消失します（図5e）。ただしv波の増高が必ずしも重症度を反映しているわけではなく，慢性僧帽弁閉鎖不全症の約3割ではこの変化がみられない

図5 代表的な異常心内圧波形

a：アーチファクト

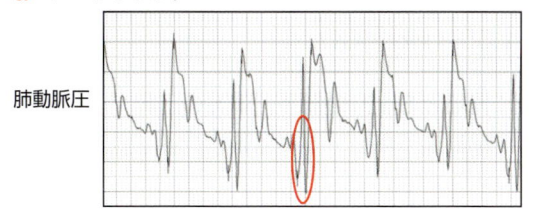

肺動脈圧

b：心房細動

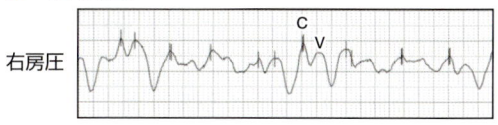

右房圧

c：脚ブロック

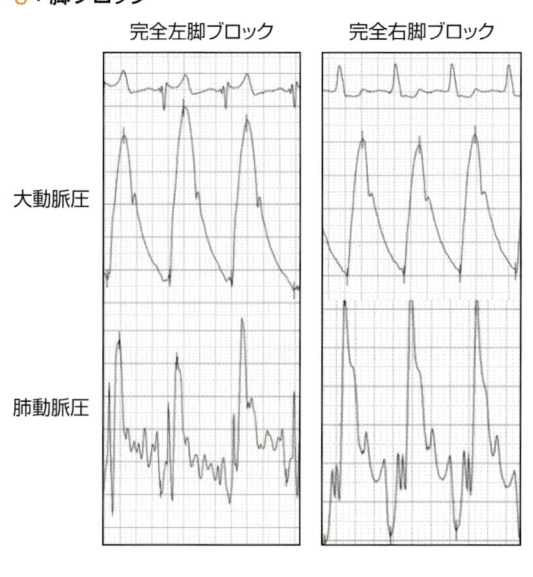

完全左脚ブロック　　完全右脚ブロック

大動脈圧

肺動脈圧

d：三尖弁閉鎖不全症

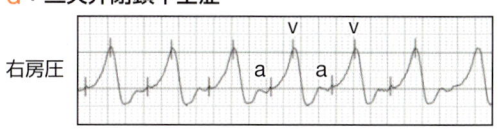

右房圧

e：僧帽弁閉鎖不全症

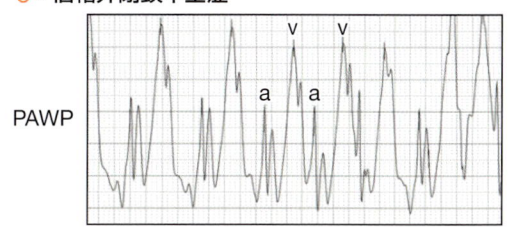

PAWP

f：僧帽弁狭窄症

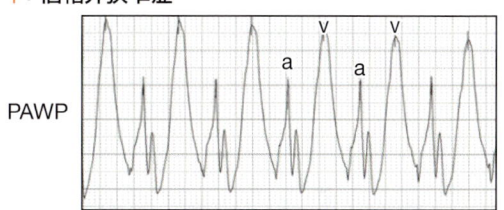

PAWP

ことが知られています。僧帽弁狭窄症ではa波が顕著となります（**図5f**）。

収縮性心膜炎・右室梗塞

中心静脈圧波形において，a波とv波の増高，急峻なx谷およびy谷の降下がみられます。

心タンポナーデ

心膜腔への液体貯留により心臓が圧排され，中心静脈圧が上昇します。また心臓拡張期容積，一回拍出量，心拍出量が減少します。収縮性心膜炎と同様，a波とv波の増高，急峻なx谷の降下がみられます。一方で心タンポナーデでは，右室の拡張障害により，y谷は消失します。

2 採血

心内圧を測定した後，混合静脈血として肺動脈血，また動脈血の採血を行います。混合静脈血は全身を循環してきた静脈血であり，混合静脈血酸素飽和度（SvO_2）は酸素の需給バランスをみた指標で，動脈血酸素飽和度（SaO_2），酸素消費量（VO_2），心拍出量（CO）を用いて次の

式で表すことができます。

$$SvO_2 = SaO_2 - \frac{VO_2}{1.36 \times Hb \times CO} \quad \cdots\cdots ①$$

SvO_2の正常値は75％前後ですが，**循環不全に陥るとSaO_2の低下，VO_2の上昇，心拍出量の低下を反映してSvO_2は低下します**。ただし，動静脈シャントがある場合は正しく評価できないため注意が必要です。

3 心拍出量測定

心拍出量の測定方法として指示薬希釈法やFick法があります。特に指示薬希釈法について実際に臨床で使用しているのは熱希釈法がほとんどです。

a）熱希釈法

スワン-ガンツカテーテルを肺動脈まで進めた後，右房に位置している開口部（カテーテル先端から30cmの開口部）のルーメンから冷水を急速投与します。すると，カテーテル先端に備わったサーミスタが冷水の温度変化を感知し，抵抗変化を介して電圧変化が生じます。この電圧変化の時間経過から心拍出量に関連する温度曲線が描出され，心拍出量が時間-温度曲線下の面積に反比例する原理を用いて心拍出量が算出されます（図6）。ただし，**熱希釈法で正確に心拍出量が測定できないケースがあり，代表的なものとして，低心拍出状態，重症三尖弁閉鎖不全症，心内シャント疾患，不整脈などが挙げられます**。このようなケースでは，次に述べるFick法を用いた心拍出量の測定が有効です。

図6 熱希釈法から得られた時間-温度曲線

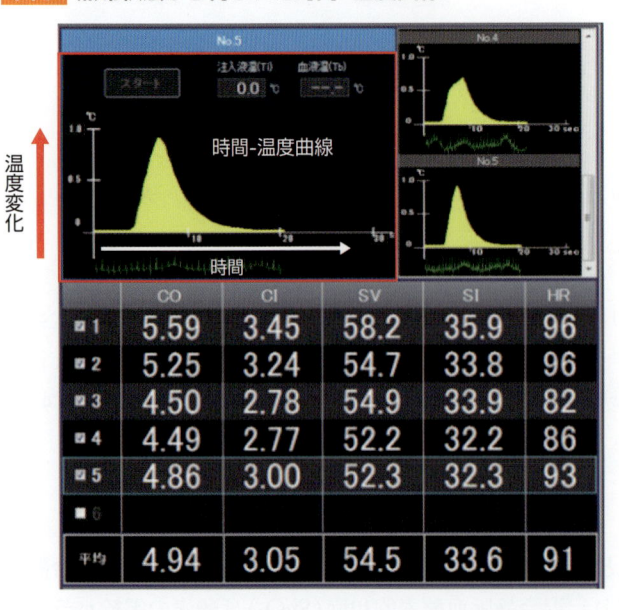

b）Fick法

　Fick法では上記①の式から心拍出量を求めます。体血流量と肺血流量が等しいという前提のもと，VO_2を動静脈酸素飽和度較差（$SaO_2 - SvO_2$）で除することで心拍出量を算出します。直接的なVO_2は測定が煩雑なことから，性別・年齢・心拍数・体表面積から予測する間接Fick法がしばしば使用されます。

　心拍出量を体表面積で除したものがCIになり，正常値は2.6〜4.2L/分/m^2です。
　同じ心拍出量でも体格が異なれば，需要に見合った心拍出量が供給されているかどうかはわかりません。このため，CIを用いて評価することが必要となります。

4　血管抵抗の算出

　スワン-ガンツカテーテルを用いてここまでの測定ができれば，体血管抵抗（SVR）や肺血管抵抗（PVR）を求めることができます。オームの法則「電圧＝電流×抵抗」を循環動態にもあてはめることができ，「血圧＝心拍出量×血管抵抗」の式から算出します。
　SVRは次の式で求められます。

$$SVR = \frac{平均大動脈圧 - 平均右房圧}{心拍出量}$$

　この式で心拍出量の代わりにCIを用いると，体血管抵抗係数（SVRI）を求めることができます。SVRの正常値は$1,170 \pm 270$dynes・秒/cm^5，SVRIの正常値は$2,130 \pm 450$dynes・秒/cm^5です。一般的に心不全や心原性ショック，また循環血液量減少性ショックではSVRIが上昇していることが多いですが，敗血症性ショックではSVRIは低下しており，病態の鑑別に役立ちます。
　PVRについても同様に次の式で求められます。

$$PVR = \frac{平均肺動脈圧 - 平均肺動脈楔入圧}{心拍出量}$$

　特にPVRについてはWood単位を用いて表現することが多いですが，これは上記の式で求められた値を80で除したものになります。3Wood単位以上が肺高血圧症と定義されています。

！ここが重要

循環動態把握のポイント

　心臓のポンプ機能（CI），肺うっ血の程度（PAWP）の2本の軸を中心に循環動態を考えていきます。この際にしばしばForrester分類を用いた病態評価を行いますが，定点のみで理解するのではなく，あくまでも循環平衡に基づいて心拍出量曲線と静脈還流曲線をイメージし，動的な変化を予測することが重要です。

症例検討

　ここまでスワン-ガンツカテーテルを用いた循環動態パラメータの測定について述べてきましたが，具体的な症例をとおして検討してみましょう。

症例：20歳代，女性．重症大動脈弁閉鎖不全症

　主訴：労作時息切れ，動悸。

　バイタルサイン：心拍数100/分台の洞性頻脈を呈し，血圧は91/43mmHgと低下，経皮的動脈血酸素飽和度（SpO_2）は98%（室内気）と保たれていました。

　胸部X線：心胸郭比63%と心拡大あり，肺うっ血および両側胸水貯留を認めました（図7a）。

　心エコー：左室拡張末期径（LVDd）76.5mmとLVDdの拡大およびValsalva拡大を認め，左室駆出率（LVEF）13.6%と著明な低下を認めました。高度の大動脈弁逆流もみられ，精査を進めると大動脈炎症候群の診断に至りました（図7b）。

　右心カテーテル検査：平均右房圧13mmHgと高く（図8a），平均肺動脈圧37mmHgと肺高血圧症の所見があり（図8b），平均PAWPも27mmHgと高値でした（図8c）。SaO_2は99%と保たれているものの，SvO_2は35.7%と著明に低下していました。熱希釈法で求めた心拍出量は8.05L/分，CIは4.94L/分/m^2だった一方，Fick法では心拍出量2.38L/分，CI 1.46L/分/m^2と低下していて，熱希釈法とFick法で乖離がみられました（図8d）。臨床所見や心エコー所見からFick法の計測値が妥当と思われました。このように低心拍出状態では，熱希釈法で過大評価されることがあるため注意が必要です。Forrester分類ではIV群に該当し，重症心不全でした。Fick法の計測値を基に血管抵抗のパラメータを求めると，SVRI 3,068dynes・秒/cm^5，PVR 4.2Wood単位とSVRおよびPVRはいずれも高値でした。心拍出量が著明に低下しているため，血管抵抗を上げて血圧を維持していることがわかります。本症例では平均肺動脈圧37mmHg，PVR 4.2Wood単位のため肺高血圧症といえますが，拡張期圧較差（肺動脈拡張期圧－平均肺動脈楔入圧）が3mmHgのため，post-capillaryな肺高血圧症といえます。

図7 入院時胸部X線像（a），経胸壁心エコー像（b）

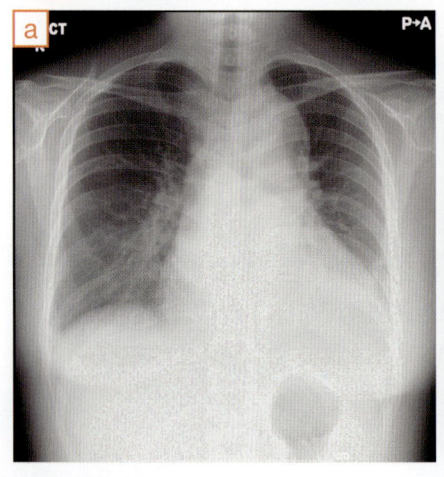
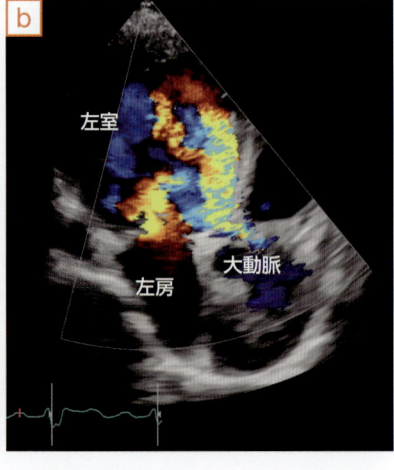

左室　大動脈　左房

a：心胸郭比63%，肺うっ血，両側胸水貯留を認めた。
b：高度大動脈弁逆流を認めた。

図8 重症大動脈弁閉鎖不全症における心内圧と心拍出量測定値

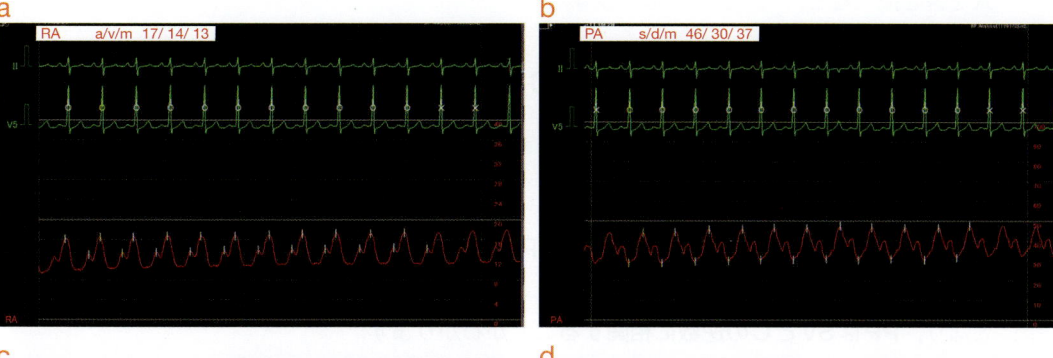

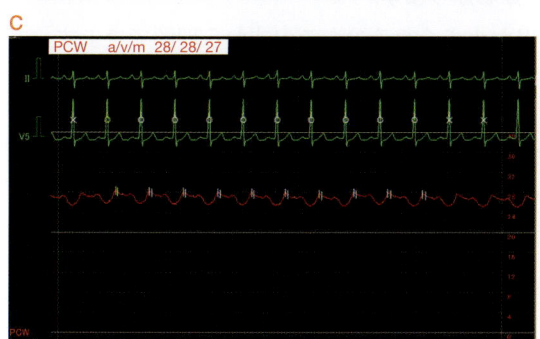

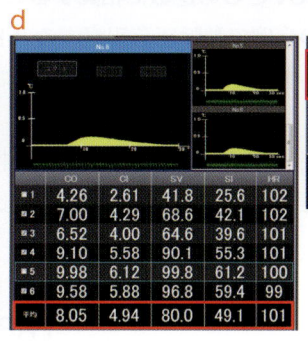

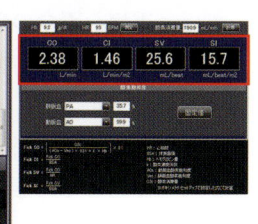

a：右房圧。右房圧の上昇を認め，血管内ボリュームが過剰であることがわかる。
b：肺動脈圧。平均肺動脈圧 37mmHgと上昇しており，cの所見と合わせて左心系由来のpost-capillaryな肺高血圧症と判断された。
c：PAWP。平均PAWPは27mmHgと上昇しており，肺うっ血が示唆される。
d：熱希釈法（左）とFick法（右）で得られた心拍出量に乖離がみられる。

　これらの循環動態パラメータを参考に，心臓のポンプ機能低下に対してはドブタミンとミルリノンを併用，またうっ血に対しては利尿薬を使用し，心不全コントロールを行った後に，大動脈弁基部置換術を施行しました。

動脈圧波形解析

　循環動態の理解，また心不全管理において，動脈圧波形も重要なポイントとなってきます。動脈圧波形は収縮期と拡張期に分けることができますが，それぞれ規定因子は異なります。収縮期血圧は左室が駆出している際の最大血圧であり，主に心拍出量の影響を受けます。一方で拡張期血圧は駆出された血液の一部が伸展した血管の内腔に蓄えられ，弾性反動によって作られた血圧になります。このため，大動脈コンプライアンスや末梢血管抵抗といった血管の要素の影響を受けます。さらに脈圧は動脈のコンプライアンスに関係します。血管内の圧力変化（ΔP）に対する血管容積の増加（ΔV），すなわち血管コンプライアンス（C）は次の式で表すことができます。

$$C = \frac{\Delta V}{\Delta P}$$

このΔVは一回拍出量（SV）に，またΔPは脈圧（PP）に近似することができるため，上記の式を書き換えると，次のようになります。

$$C = \frac{SV}{PP}$$

PPについて解くと，

$$PP = \frac{SV}{C} \qquad \cdots\cdots ②$$

となり，**PPはSVとCの逆数に相関する**ことがわかります。

重症心不全の症例で動脈圧を観察するとPPが小さくなるのもこの式から理解できます。また，高齢者は動脈硬化によりCが低下することが多いですが，この場合は②の式からPPは増加します。

右心機能評価の際にしばしば肺動脈拍動性指数（PAPi）を用いますが，これは②の式を応用したものであることがわかります。PAPiは肺動脈のPPと右房圧（RAP）を用いて次の式で求められます。

$$PAPi = \frac{PP}{RAP} \qquad \cdots\cdots ③$$

一方で，PPは肺動脈コンプライアンス（PAC）を用いて次の式で表すことができます。

$$PP = \frac{SV}{PAC} \qquad \cdots\cdots ④$$

③と④の式から，

$$PAPi = \frac{SV}{PAC \times RAP}$$

と表すことができ，PAPiはSVを反映した指標であることがわかります。

そのほかにPPは測定する動脈圧の位置の影響も受けます。動脈圧波形は前進波と，末梢まで伝播した反射波を合成した波形になります。このため，中心動脈圧よりも橈骨動脈など末梢で記録した動脈圧のほうがPPは増加します（**図9**）。

ICUでの連続的循環動態モニタリング

ICUで循環動態をモニタリングする際に，いままでは肺動脈にスワン-ガンツカテーテルを留置するのが一般的でした。しかし最近では，末梢動脈圧ラインにフロートラックセンサーを接続し動脈圧面積から心拍出量を計算したり，動脈圧の揺らぎからSV変化量を計算できる機器を使用するなどの機会が増えています（**図10**）。さらにオキシメトリーCVカテーテルを用いて中心静脈血酸素飽和度（$ScvO_2$）と中心静脈圧も測定でき，以前よりも低侵襲な管理が可能となっています。

図9 動脈圧波形は前進波と反射波の合成であり，中枢側に近付くほど時相のずれが生じることから脈圧が小さくなる

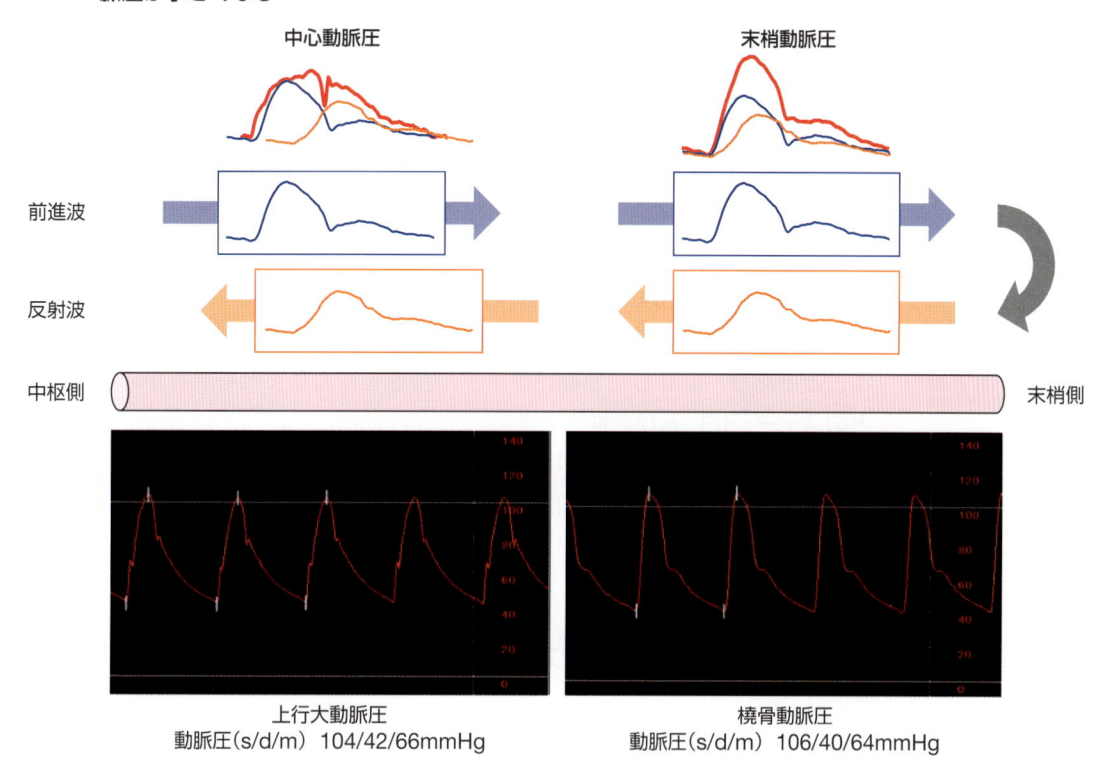

中心動脈圧

末梢動脈圧

前進波

反射波

中枢側　　　　　　　　　　　　　　　　　　　　　　　　　末梢側

上行大動脈圧
動脈圧(s/d/m)　104/42/66mmHg

橈骨動脈圧
動脈圧(s/d/m)　106/40/64mmHg

図10 当院で使用している連続的循環動態モニタリング機器（Vigileo，エドワーズライフサイエンス社）

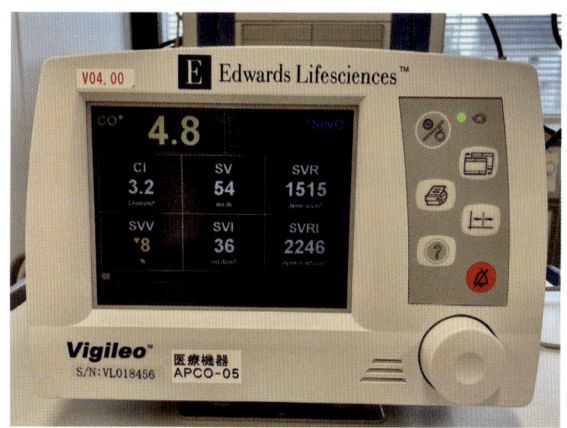

文献

1) Binanay C, Califf RM, Hasselblad V, et al : Evaluation study of congestive heart failure and pulmonary artery catheterization effectiveness : the ESCAPE trial. JAMA 294 : 1625-1633, 2005.
2) 日本循環器学会/日本心不全学会：急性・慢性心不全診療ガイドライン（2017年改訂版）.
http://www.j-circ.or.jp/cms/wp-content/uploads/2017/06/JCS2017_tsutsui_h.pdf
3) Basir MB, Kapur NK, Patel K, et al : Improved outcomes associated with the use of shock protocols : updates from the National Cardiogenic Shock Initiative. Catheter Cardiovasc Interv 93 : 1173-1183, 2019.
4) Nohria A, Tsang SW, Fang JC, et al : Clinical assessment identifies hemodynamic profiles that predict outcomes in patients admitted with heart failure. J Am Coll Cardiol 41 : 1797-1804, 2003.
5) Forrester JS, Diamond G, Chatterjee K, et al : Medical therapy of acute myocardial infarction by application of hemodynamic subsets（second of two parts）. N Engl J Med 295 : 1404-1413, 1976.

07 心エコーによる循環評価

湧川　林・楠瀬賢也

POINT

● 直接的に心内の圧力を測定するのではなく，ドプラ心エコー検査を含む間接的な指標を用いた方法で心内圧を推定する。

● 心エコーで血行動態を評価するということは心房，心室の圧の上昇を推測することであり，必ずしも右心カテーテル検査を行わなくとも患者が心不全のどのステージにいるかを推測できる。

● 心エコーは侵襲性が低く，ベッドサイドで施行可能であるため，心不全加療中の患者へ繰り返し行うことによって治療経過を確認することができる。

心エコーで圧をどう読み解くか？

　ドプラ心エコー検査は，心臓内の血流の速度を測定し，それを用いて圧力勾配を推定します。**「心不全」を診断するには心臓内の圧の上昇を示すことが最も重要である**ため，ドプラ心エコーは直接的ではないものの心内の圧上昇を示すため中心的な役割を担い，その理解は非常に重要です。

1 左室流入血流速波形（TMF）

　左房-左室間で計測されるTMFは，洞調律下では拡張早期に左室の拡張により左房から吸引される血流を示すE波と，E波で左室に流入しきれなかった血流を心房の収縮で左室内に送り込むA波の二峰性を呈します（**図1, 2**）。E波とA波の最高血流速の比（E/A）とE波の減速時間（DcT）により，①正常型，②弛緩障害型（relaxation abnormality），③偽正常型（pseudo normal），④拘束型（restrictive）の4つのパターンに分類されます（**図3**）。

　左室が軟らかく拡張能の維持された健常者では正常型を示し，拡張早期に左房から左室へ十分な量の血液の流入が速やかに起こるため，E波は高くなります。一方，左室に送り込めなかった左房内の血液も少ないため，左房収縮による血液の流入はわずかとなり，A波は低くなります。

　加齢により左室のしなやかさが失われてくると弛緩障害が生じ，その結果E波は低下します。E波の後でも左房内に多くの血液が残り，左房の収縮で大量の血液を左室に送り込む必要があるためA波は増高し，E/A＜1の状態を示し，これを弛緩障害型（relaxation abnormality）とよびます。E/A値は心疾患がなくとも年齢を重ねるとともに低下するため必ずしも病的とはいえず，60歳以上の弛緩障害型は年齢相応の生理的な型とされています。この段階では心不全をきたすような顕著な左房圧の上昇はありません。

　拡張障害が進行すると慢性的に左室拡張末期圧（LVEDP）が高値となり，左房内に多量の血

図1 左室・左房の拡張期動態

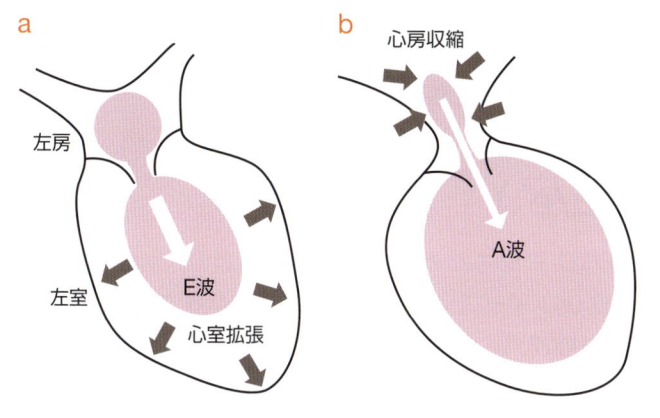

a：拡張早期に左房から左室に血流が引き込まれることで生じるE波
b：心房収縮に伴い左室に押し込まれるイメージのA波

図2 TMF

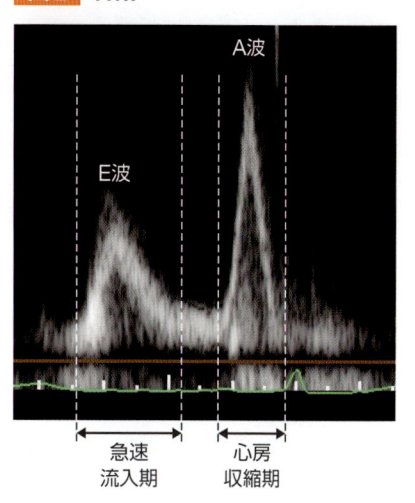

図3 心内圧上昇に伴う心エコー指標の変化

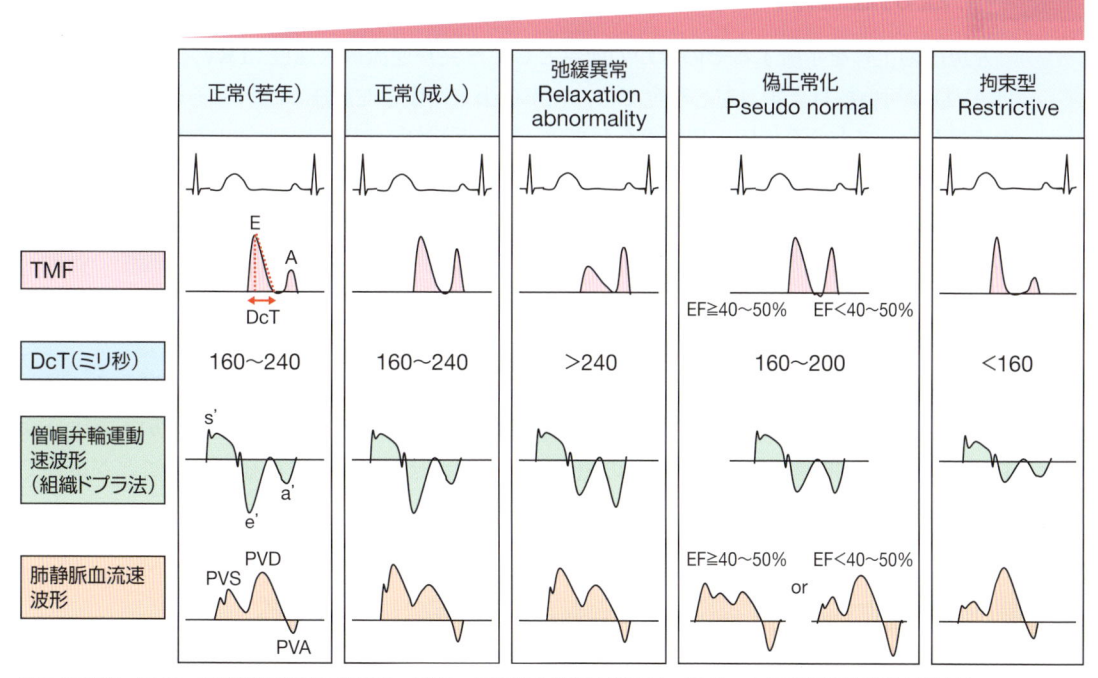

左房圧の上昇

	正常（若年）	正常（成人）	弛緩異常 Relaxation abnormality	偽正常化 Pseudo normal	拘束型 Restrictive
TMF	E / A / DcT			EF≧40〜50%　EF<40〜50%	
DcT（ミリ秒）	160〜240	160〜240	>240	160〜200	<160
僧帽弁輪運動速波形（組織ドプラ法）	s' / e' / a'				
肺静脈血流速波形	PVS / PVD / PVA			EF≧40〜50%　or　EF<40〜50%	

EF：駆出率，PVS：収縮期肺静脈血流速波，PVD：拡張期肺静脈血流速波，PVA：心房収縮期肺静脈血流速波

（文献1を参考に作成）

液が残存し左房内の圧も増高するため，拡張早期に左房から左室へ急速に血流が流れ込みE波は高くなりますが，左室も血液を受け止めるしなやかさがないため流入は急速に途絶え，E波は尖鋭化しDcTは短縮します（DcT160〜200ミリ秒）。左室圧の上昇に伴い左房も十分な血液を左室に送り込めずA波は低下しE/A＞1となった状態を偽正常型（pseudo normal）とし，左房圧の上昇を疑う所見です。

さらに拡張障害の進行，左室拡張末期圧の上昇をきたすとE/A＞2，DcT＜160ミリ秒となり，高度の拡張機能の低下と拡張末期圧の上昇を意味する拘束型（restrictive）となります。なお，心房細動では心房収縮がないためA波は存在しない点と，洞調律でも頻脈の際にはE波とA波が癒合（summation）し，E/Aが不明なこともあります。

2 僧帽弁輪運動速波形（E/e'）

TMFの正常型と偽正常型は波形が類似しているためTMFのみでは両者の区別がつかないことがあり，その際は僧帽弁輪後退速度（e'：イープライム）の値も参考になります。e'は組織ドプラ法を用いて記録した僧帽弁輪運動速波形のなかで拡張早期にみられる波形です。E波が左室の拡張機能の低下と左室拡張末期圧の上昇の2つの項目で影響を受けることに対して，e'は拡張機能の影響のみを受けるとされており，e'は正常型から拘束型まで単調に減少します[1]。E波の値をe'の値で除したE/e'（イーオーバーイープライム）が高値であることは左室充満圧の上昇を示唆し，E/e'＞14は左室充満圧が上昇している可能性が高いです。

3 左房圧上昇を示唆するそのほかの所見（TRV，LAVI）

左房圧の上昇を示唆するそのほかの所見として三尖弁逆流最大速度（TRV），左房容積係数（LAVI）が用いられます。左心不全では，左室拡張末期圧と左房圧が上昇する結果，肺の毛細血管網を介して右心系の圧上昇をきたします。右心系の圧上昇は肺高血圧の有無を示唆する所見で，通常肺に基礎疾患を有しない患者における肺高血圧は左房圧の上昇を示唆している可能性が高く，重要です。ドプラ心エコーを用いて右房-右室間のTRVを測定し，TRV＞2.8m/秒は肺高血圧の合併を疑う所見となります[2]。またLAVIは，心尖部四腔像と二腔像の収縮末期に合わせて左房内腔をトレースして求めた左房容積を体表面積で補正した数値であり，LAVI＞34mL/m^2は左房拡大を示唆する所見です。

このように，さまざまな心エコーの所見を総合的に判断し，左房圧の上昇を判断することが可能となります。心エコーで循環動態の評価を行う場合，「AだからBである」といったような1：1で対応する指標が乏しく，複数の項目を組み合わせて総合的に評価を行うことが重要です（図4）[3]。

4 心エコーで心不全の治療経過を追いかける

LAVI，E/A，E/e'，TRVは心不全の改善に伴いダイナミックに変化し，心不全の治療がうまくいっているかを判断する材料となります。心エコーが非侵襲的であることと，ベッドサイドでも比較的簡便に施行できるメリットを活かして，入院経過で繰り返し心エコーを行うように心がけましょう（図5）。

図4 左室充満圧・拡張能推定のアルゴリズム

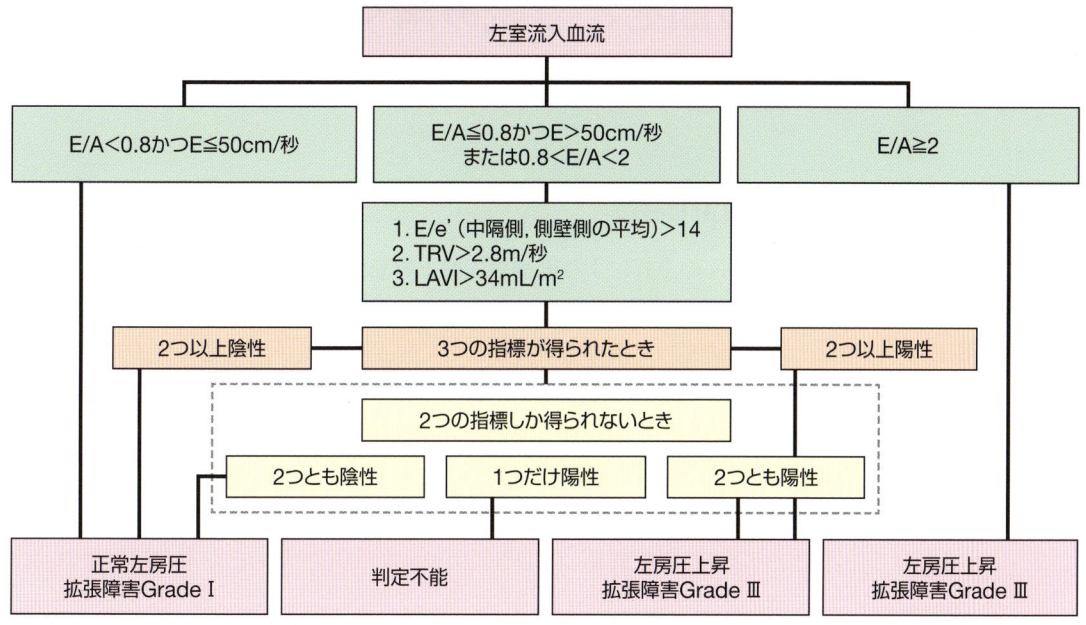

```
                        左室流入血流
        ┌──────────────────┼──────────────────┐
  E/A<0.8かつE≦50cm/秒    E/A≦0.8かつE>50cm/秒      E/A≧2
                         または0.8<E/A<2
                              │
                    1. E/e'（中隔側, 側壁側の平均）>14
                    2. TRV>2.8m/秒
                    3. LAVI>34mL/m²
                              │
      2つ以上陰性 ──── 3つの指標が得られたとき ──── 2つ以上陽性
                    2つの指標しか得られないとき
           2つとも陰性    1つだけ陽性    2つとも陽性
   正常左房圧        判定不能        左房圧上昇        左房圧上昇
   拡張障害GradeⅠ                  拡張障害GradeⅢ     拡張障害GradeⅢ
```

（文献3を参考に作成）

図5 心不全治療前後の変化

a：治療前　　　　　　　　b：治療後

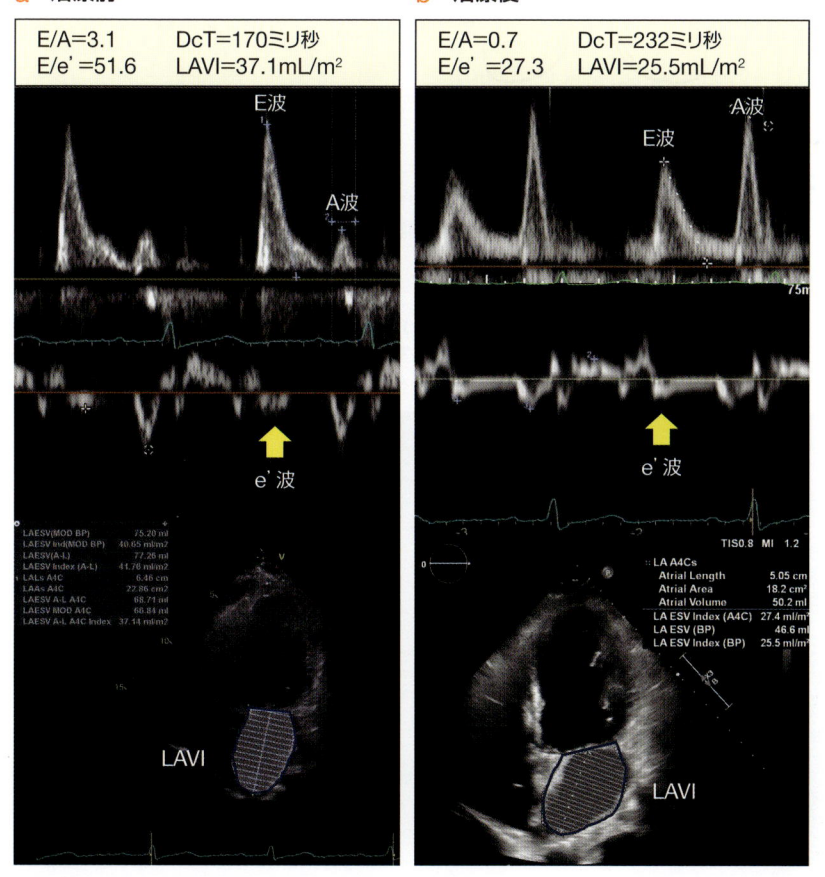

a：治療前
E/A=3.1　　DcT=170ミリ秒
E/e'=51.6　LAVI=37.1mL/m²

b：治療後
E/A=0.7　　DcT=232ミリ秒
E/e'=27.3　LAVI=25.5mL/m²

心エコーでうっ血をどう読み解くか？

うっ血は，①肺うっ血と②体うっ血に大きく分けられます。

1 肺うっ血（左心不全）

肺うっ血は左室圧，左房圧の上昇により肺静脈圧が上昇し，肺毛細血管から血液中の水分が間質へ漏出し肺水腫をきたすことで生じます。労作時息切れ，起座呼吸などが主な自覚症状です（図6）。左房圧の上昇は前述した指標を用いることで推定しますが，左室のサイズや壁運動の低下も左心不全のエコー所見として重要です。肺うっ血が生じる際，左室内の多量の血液により左室容積の増大や左室内圧の上昇を伴うため，左室拡張末期容積（LVEDV）とLVEDPがいずれも上昇します。通常，「拡張末期容積が大きいほど一回拍出量が増大する」というフランク・スターリングの法則にしたがえば，LVEDPが上昇して左室内が大きく広がり拡張末期に心筋細胞を伸ばせば伸ばすほど収縮期の心筋細胞が縮む力が増すため，左室の拍出量や収縮

図6 肺うっ血をきたす障害部位

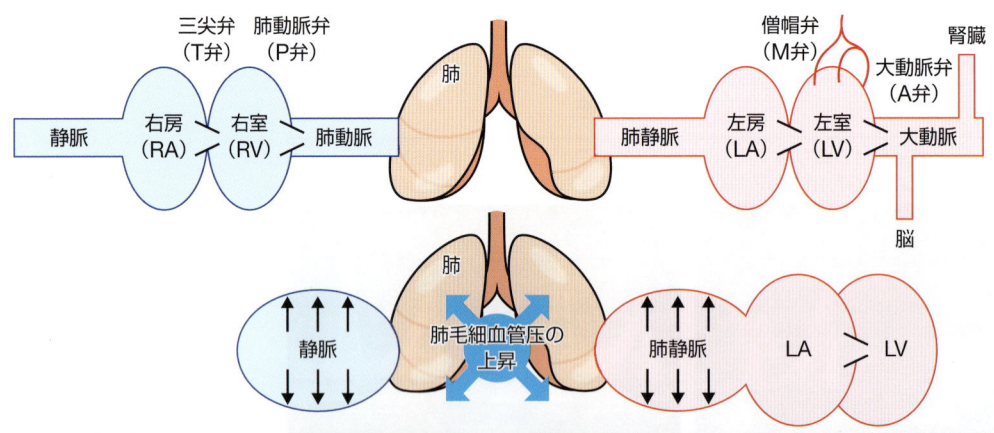

心不全の主病態である肺うっ血（肺毛細血管圧の上昇）は，肺静脈圧の上昇を介して左室（LV）および左房（LA）の負荷増大をもたらす。この過程は，右心系においても肺動脈圧の上昇を引き起こし，右室（RV）および右房（RA）の拡大，さらには静脈系のうっ滞を引き起こす。

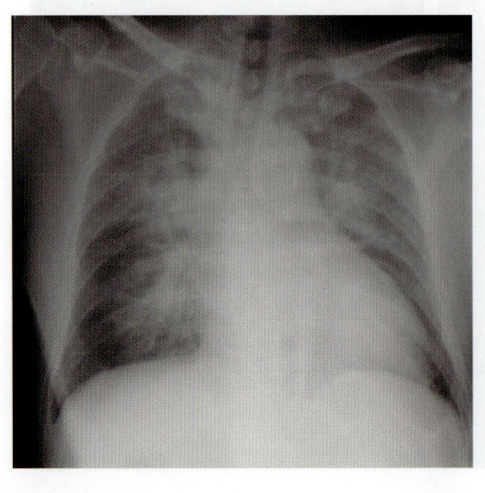

肺毛細血管圧の上昇と胸腔内への水分漏出で肺水腫，胸水が生じる。

能は上昇するはずです。ところがLVEDPの過度な上昇によりLVEDVが上昇しすぎると心筋細胞が伸びきってしまい縮まなくなるため，ある一定のLVEDVを超えると左室の収縮能は低下します。このように，肺うっ血（左心不全）を評価する際に，左心系の圧の推定，サイズ，収縮能が重要な評価項目となります。

a）Forrester分類を意識したうっ血の評価

右心カテーテル検査を用いて心不全の血行動態を分類する方法として，古くからForrester分類が用いられています。これは前提として急性心筋梗塞における急性心不全の病型分類であることに注意は必要ですが，臓器灌流と肺うっ血を客観的な指標で評価するという点では急性心筋梗塞以外の場合においても重要な指標です。ただし，すべての心不全患者に侵襲的な右心カテーテル検査を行うことは非現実的であり，推奨されていません。

わが国で行われた多施設前向き試験であるPREDICT試験では，心エコーの結果を用いて非侵襲的に心不全患者をForrester分類の4つの群に分けることで入院後の短期予後予測に有用であることを報告しています[4]。Forrester分類において縦軸は，右心カテーテル検査で熱希釈法，Fick法を行い算出された心係数（CI，L/分/m^2）を用いますが，心エコー心尖部長軸像における左室流出路速度時間積分値（LVOT-VTI）で求めた心拍出量からCIを算出することで代用（カットオフ値2.2）し，横軸の肺動脈楔入圧（PAWP）は前述したE/e'で代用（カットオフ値15）することで4つの群に分類可能です（図7）。その結果，Ⅲ群とⅣ群は急性心不全における全死亡，心不全早期悪化と関連があることが示されました。心エコーから得られた数値からForrester分類を推測することで，予後と早期悪化を予測できる可能性があります。

b）肺エコーで肺うっ血を評価する

臓器のうっ血を評価する方法として，心不全患者の心臓外エコー所見が注目されています。肺うっ血の有無を心エコーから推定するのではなく，直接的に評価する方法として肺エコーが用いられます。

正常では空気を含む肺が，肺水腫のように水分や細胞成分に富むようになると肺表面から縦方向に深部まで届く彗星（comet）の尾のように深部に向かう高エコー性のラインが生じ，これをBラインとよび，肺水腫の所見とされています[5]（図8）。Bラインはセクタ，リニア，コンベックスいずれのプローブでも描出可能とされており，心エコーを行うついでに肺野にセクタプローブももっていき，そのまま肺エコーを行うこともできます。1つの肋間に3本以上のBラインが存在することをBパターンとよび，両肺野に2カ所以上のBパターンを確認できると有意なびまん性肺水腫の所見とされています[5]。

2 体うっ血（右心不全）

体うっ血は右房圧の上昇によって生じ，下腿浮腫や腸管浮腫による食思不振などが主な自覚症状として出現します。血液検査からは肝うっ血による肝機能低下や腎うっ血による腎機能低下などを確認することもあります。右房圧の上昇には下大静脈（IVC）の評価が重要であり，IVCの怒張は右心系の圧上昇を直接的に反映し，IVC径とその呼吸性変動から右房圧を推定することができます。さらにはPAWPと有意に相関するため，左心不全の経時的指標にもなるとされています[6]。IVC径が21mm未満で鼻をすする動作（sniff）により径50％以上縮小す

図7 Forrester分類（改変）

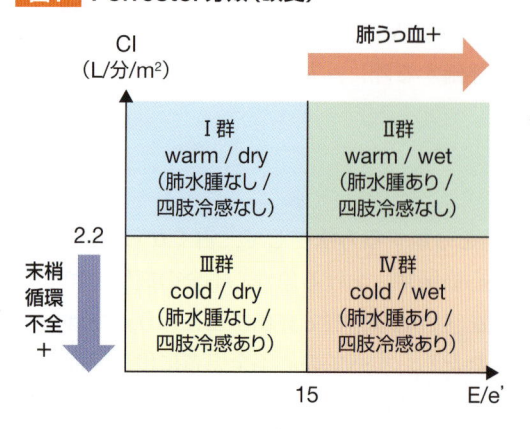

縦軸は心エコーによるLVOT-VTIから算出した心拍出量を基にCIを算出している。横軸は通常PAWPで境界は18mmHgだが，E/e'で代用し，境界を15としている。

（文献4を参考に作成）

図8 肺エコーにおけるBライン

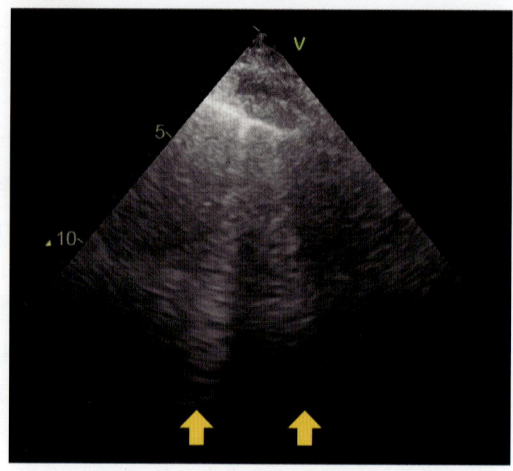

Bラインを示す（矢印）。本症例はセクタプローブで描出した。

る場合は正常右房圧として3〜5mmHg，IVC径が21mm以上でsniffによる変化が50%未満，あるいは安静時の呼吸性変動幅が20%未満の場合は15mmHg（10〜20mmHg），このいずれにも該当しない場合はその中間の8mmHg（5〜10mmHg）と推定されます。

　右房圧の上昇の結果生じた臓器のうっ血を直接的に心臓外エコー所見で確認する方法として，腎うっ血を評価する腎動脈ドプラ波形による測定や胆嚢のびまん性壁肥厚を計測する方法もあります[7]。

心エコーで心機能を整理する

　心不全は病態や原因疾患が多種多様です。そのため，「心疾患による臓器のうっ血」と表現できますが，そこに至るには**心機能が低下している原因を突きとめること**が非常に重要です。原因への介入を行わなければ心不全治療はうまくいかないため，心臓のどこが悪くて心不全に至ったのか原因を整理することが重要です。

　心機能低下に至る疾患は大きく分けて以下の5つです。
①冠動脈疾患，②不整脈，③弁膜症，④心筋症（心筋炎），⑤先天性心疾患

　これらのなかで不整脈以外は心エコーで大まかな診断にたどり着けるため，診断や治療の糸口になるケースが多くあります。

1 冠動脈疾患

　狭心症，心筋梗塞に代表される冠動脈疾患は左室収縮能が低下しているときに疑います。冠動脈の支配領域をイメージした局所的な壁運動低下は冠動脈疾患の結果生じている可能性を疑います。また心室のサイズと壁の厚さも重要な所見であり，菲薄化した心筋やその結果生じた心室瘤は古い心筋梗塞の傷跡をみている可能性があります。

2 不整脈

　不整脈が生じた結果心機能が低下することもありますが，不整脈の診断は心電図をみれば一目瞭然です。心エコーで左房のサイズが大きい場合は将来心房細動になりそうかのある程度の予測にもなりますし，逆に左房の拡大により普段が洞調律でも心房細動が隠れている可能性を疑うこともできます。極端な右室拡大，右心機能低下は不整脈原性右室心筋症（ARVC）の所見である可能性もあります。

3 弁膜症

　弁の構造（石灰化，変性，弁尖の数）や弁逆流（逆流量），弁狭窄（ドプラによる圧力勾配）を評価することで弁膜症の種類や重症度を決めることができます。弁膜症は同時に左室や左房のサイズも含めて評価を行うことも重要です。大動脈弁狭窄症（図9a）が心機能低下に強い影響を与えている場合は，左室の圧負荷で一般的に左室の壁は厚くなり内腔は小さくなりますし，逆に大動脈弁閉鎖不全症が心機能低下に強い影響を与えている場合は，左室の容量負荷で一般的に左室内腔は拡大します。僧帽弁狭窄症（図9b）や僧帽弁閉鎖不全症ではいずれも左房は拡大します。弁膜症をみつけた場合は心房，心室の形態をみることでどの程度心機能に影響を与えているかを推測することができます。

4 心筋症

　心筋症は特に心臓の形態をみることが重要で，明らかな弁膜症や冠動脈疾患がない場合に左室肥大をみたら肥大型心筋症や心アミロイドーシス（図9c）などを疑い，左室拡大をみたら拡張型心筋症（図9d），心臓サルコイドーシスなどを考えます。いずれも左室の形態が重要であり，心筋症が疑われる場合には心筋生検やそのほかの画像検査を加えて診断に至ります。また感染症や薬物投与に伴う心筋炎は短期間で急激に低下した収縮能や，浮腫状に変化した心筋，心嚢液の有無などが診断の糸口になります。

5 先天性心疾患

　心房，心室中隔にカラードプラをあて異常な血流（シャント血流）をみた際には心房中隔欠損症（ASD）や心室中隔欠損症（VSD）をみている可能性があります。異常な血流（左-右シャント）のためいずれも右心負荷を伴い，シャント血流に加えて右心系の拡大を伴う場合には血行動態へ大きな影響を与えている可能性が高いです。ASDやVSDをみたら，同時に右心系のサイズを確認することが重要です。

図9 心不全をきたす心疾患（左室長軸像）

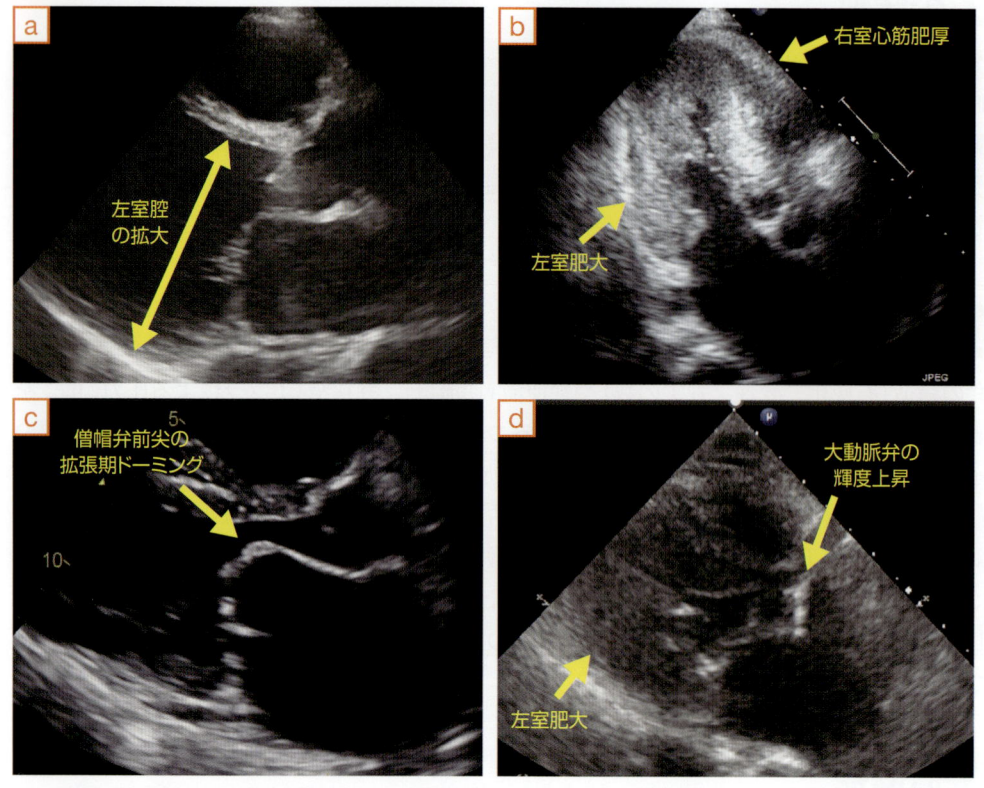

a：大動脈弁狭窄症　b：僧帽弁狭窄症　c：心アミロイドーシス　d：拡張型心筋症

！｜ここが重要

心不全における心エコーの役割

　心エコーは心不全患者を診るにあたり，心不全増悪をきたし得る原因疾患の診断や重症度，またうっ血がどの程度あり，どのように治療を行うかを判断するツールとして中心的な役割を担います。心エコーで循環動態の評価を行う場合，1：1で対応する指標が乏しいため，**複数の項目を組み合わせて総合的に評価**を行うことが重要です。

文献

1）Zile MR, Brutsaert DL：New concepts in diastolic dysfunction and diastolic heart failure：Part I. Diagnosis, prognosis, and measurements of diastolic unction. Circulation 105：1387-1393, 2002.

2）Galiè N, Humbert M, Vachiery JL, et al：2015 ESC/ERS Guidelines for the diagnosis and treatment of pulmonary hypertension. Eur Heart J 37：67-119, 2016.

3）Nagueh SF, Smiseth OA, Appleton CP, et al：Recommendations for the Evaluation of Left Ventricular Diastolic Function by Echocardiography：An Update from the American Society of Echocardiography and the European Association of Cardiovascular Imaging. J Am Soc Echocardiogr 29（4）：277-314, 2016.

4）Takahashi T, Iwano H, Shibayama K, et al：Clinical Utility of Noninvasive Forrester Classification in Acute Heart Failure from PREDICT Study. Am J Cardiol 207：75-81, 2023.

5）Volpicelli, G, Elbarbary M, Blaivas M, et al：International evidence-based recommendations for point-of-care lung ultrasound. Intensive Care Med 38（4）：577-591, 2012.

6）Drazner MH, Brown RN, Kaiser PA, et al：Relationship of right- and left-sided filling pressures in patients with advanced heart failure：A 14-year multi-institutional analysis. J Heart Lung Transplant 31（1）：67-72, 2012.

7）Sakamoto T, Tanabe K：Assessment of organ congestion in patients with heart failure by ultrasonography. J Echocardiorogr 20（1）：10-15, 2022.

08 薬物と循環動態

西川拓也

> **POINT**
> ● 心室圧容積関係（PV loop）と循環平衡の概念により，薬剤の心血管要素ごとの効果を統合して考えることができる。
> ● 心血管要素（収縮性，血管抵抗，有効循環血液量）に分けて薬剤の効果を考える。
> ● 心不全の病態を考え，PV loop と循環平衡で治療効果を想像しながら薬剤を選択する。

循環作動薬の基礎

　本項では循環作動薬といわれるような薬剤が循環動態に及ぼす影響について，心室圧容積関係（PV loop）と循環平衡を中心として説明します。各薬剤が心血管要素に与える影響から，循環平衡理論を用いて循環動態をどのように修飾するのかを整理していきます。

　急性心不全は，心臓のポンプ機能不全あるいは有効循環血液量の過多により，うっ血，低心拍出，あるいはその両方が引き起こされる病態です。本項では代表的薬剤として，強心薬，血管拡張薬，血管収縮薬，利尿薬が循環動態に与える影響を考えていきます。

薬剤の循環動態効果

　薬剤が循環動態に与える影響を考えるにあたり，これまでの項目で説明されてきたPV loopと循環平衡を再度整理します。

　心臓の性質は収縮性，拡張性，後負荷（血管抵抗×心拍数）で記述され，前負荷は心拍出量曲線と静脈還流曲線の交点（循環平衡点）で決まります。また，抵抗血管の収縮は血管抵抗を上昇させ，静脈血管の収縮は有効循環血液量を上昇させることが知られています。心拍出量曲線を上昇させるのは，収縮性の上昇，血管抵抗の低下，心拍数の上昇，拡張性の上昇になります。静脈還流曲線については，有効循環血液量により決まります（**図1**）。

　拡張性を急激に変化させる薬剤がないことから，**収縮性，血管抵抗，心拍数，有効循環血液量へどのような効果があるかを考えることにより，全体として循環がどのように動くかがみえてきます。**

図1 PV loopと循環平衡の概要

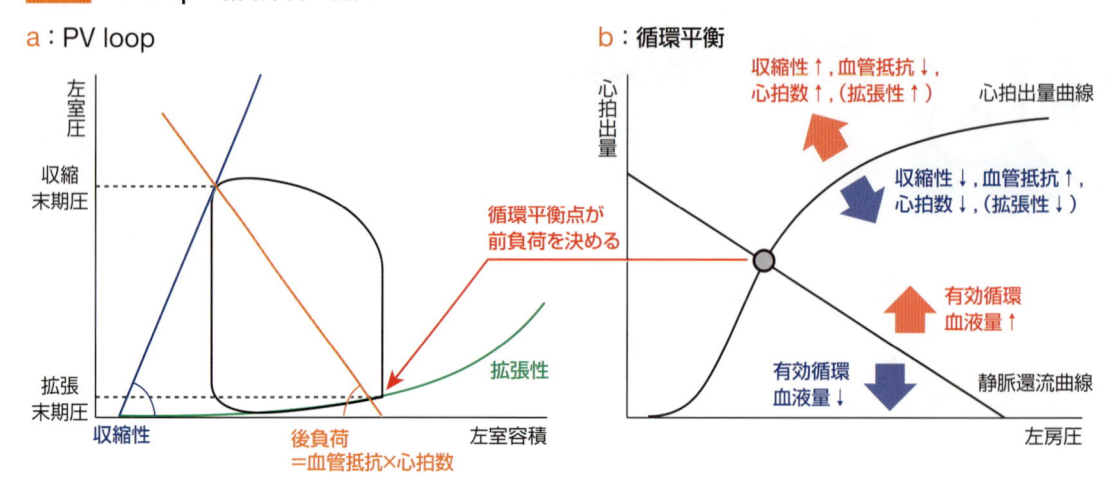

a：PV loop

b：循環平衡

1 強心薬（ドブタミン，ミルリノン）

　低心拍出を伴う急性心不全の治療として，ドブタミンがよく使用されます。β_1作用により収縮性は上昇し，またβ_2作用により血管抵抗が低下するため，後負荷は低下します。いずれも心拍出量曲線の傾きを上昇させます。また，ドブタミンには有効循環血液量を増やす作用があるため，静脈還流曲線は上にシフトします。**心拍出量曲線と静脈還流曲線がいずれも上昇することから，その交点により決定される循環平衡点において心拍出量は著明に上昇します**（図2）。左房圧については，2つの曲線の変化量バランスで決まり，低下する場合とあまり変わらない場合があります。ドブタミンが有効循環血液量を増加させるのは，一見想像しにくいですが，動物実験[1]や臨床研究[2]で示唆するデータが得られています。

図2 ドブタミンと循環動態

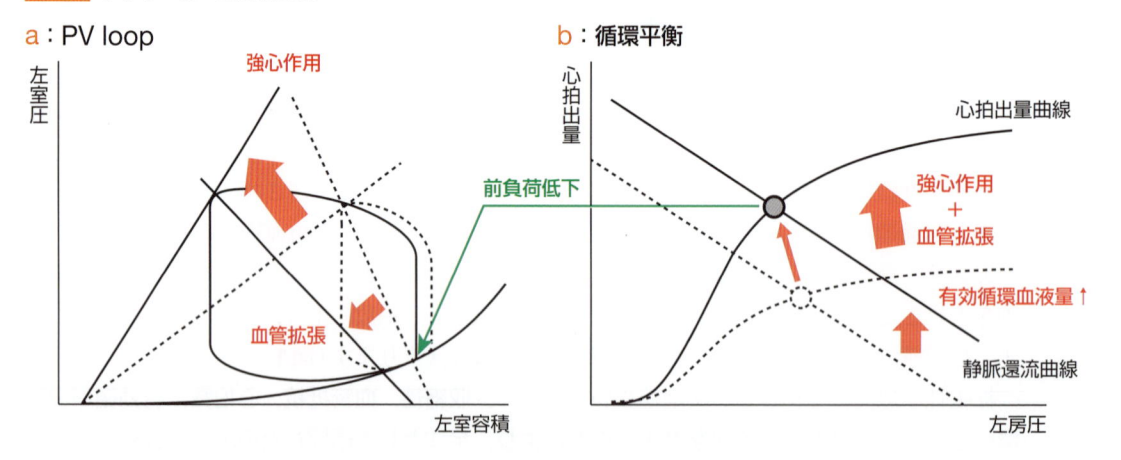

a：PV loop

b：循環平衡

　ミルリノンはホスホジエステラーゼ3阻害薬で，心臓および血管で環状アデノシン一リン酸（cAMP）を増加させます。最終的にcAMPを増加させる点ではドブタミンと同様ですが，β受容体を介さず直接的に心臓・血管に作用します。特に血管拡張効果が期待でき，肺高血圧症を伴う右心不全にはよい適応となります[3]。

2 血管拡張薬（硝酸薬，カルシウム拮抗薬）

　硝酸薬は血管拡張薬として，うっ血の解除を目的としてよく使用されます。生体内で一酸化窒素を放出することにより，血管平滑筋を弛緩させ，血管を拡張させます。その作用は動脈より容量血管といわれる静脈でより強く働くことが特徴的です。臨床研究においても静脈拡張により血液を貯留する脾臓の容量が大きくなり，静脈還流が低下することが知られています[4]。つまり静脈の拡張は有効循環血液量を低下させ，静脈還流曲線を下にシフトさせます。また動脈側の血管拡張は血管抵抗を低下させることから，後負荷が低下し，心拍出量曲線の傾きは上昇します。循環平衡点は大きく左方に移動します。心拍出量の変化は軽度となります（図3）。

図3 硝酸薬と循環動態

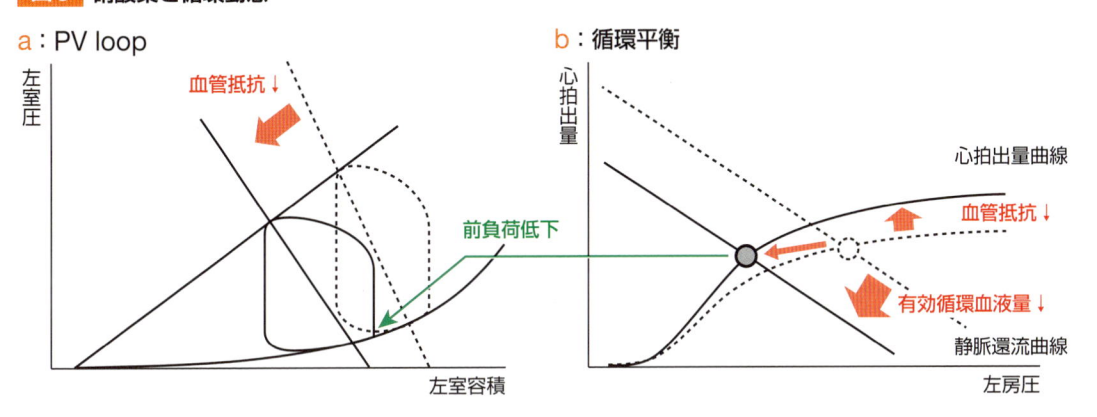

a：PV loop
b：循環平衡

　カルシウム拮抗薬は急性心不全治療ではあまり用いられませんが，平滑筋へのカルシウムの取り込みを抑制することにより，血管を弛緩させます。静脈血管より動脈血管に強く作用し[5]，強い降圧作用があることから，大動脈解離や脳卒中に静脈注射可能なニカルジピンが広く使用されています。PV loopで考えると，血管抵抗の低下から後負荷を強力に低下させます。循環平衡点における左房圧の低下は軽度ですが，PV loopで左室収縮末期圧（≒平均血圧）がより低下していることがわかります（図4）。

図4 カルシウム拮抗薬と循環動態

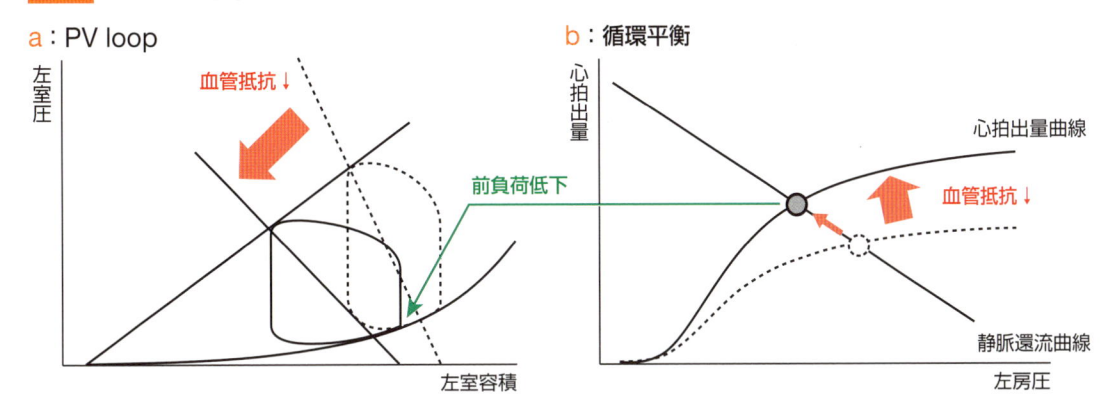

a：PV loop
b：循環平衡

3 血管収縮薬（ノルアドレナリン）

　ノルアドレナリンはドブタミンと同じく生体内ホルモンであるカテコラミンの一種ですが，昇圧薬として広く使用されています。β作用が主であるドブタミンと異なり，α作用が主であり，強い血管収縮を引き起こします。後負荷は大きく上昇し，心収縮力はβ作用により軽度ですが上昇します。**後負荷上昇の効果が収縮力上昇よりも大きいため，そのバランスで決まる心拍出量曲線の傾きは低下します。**また静脈血管の収縮により，静脈還流曲線は上昇します。循環平衡点は右下に低下します（図5）。PV loopで左室収縮末期圧（≒平均血圧）がより上昇していることがわかります。

図5　ノルアドレナリンと循環動態

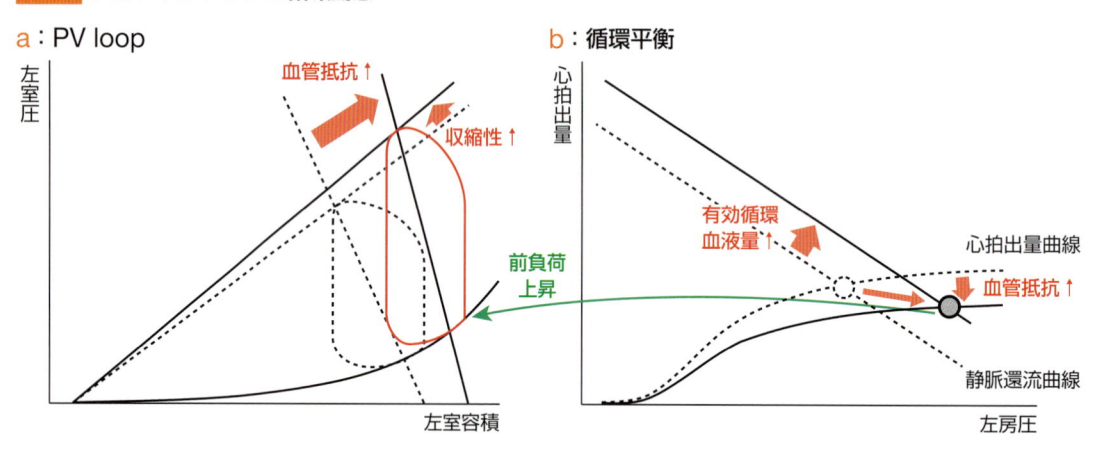

a：PV loop　　　　　　　　　　b：循環平衡

4 利尿薬

　利尿薬は循環作動薬とはよびませんが，硝酸薬と同様にうっ血の改善目的で急性期・慢性期を問わず広く使用されています。急性期には強い利尿効果のあるループ利尿薬により，腎臓でヘンレループにおける再吸収を阻害することにより利尿を促します。心血管機能には影響なく，静脈還流曲線を低下させ，循環平衡点は左下にシフトします（図6）。

　急性期には硝酸薬と併用されることが多くあります。利尿薬と硝酸薬の関係を考えるにあた

図6　利尿薬と循環動態

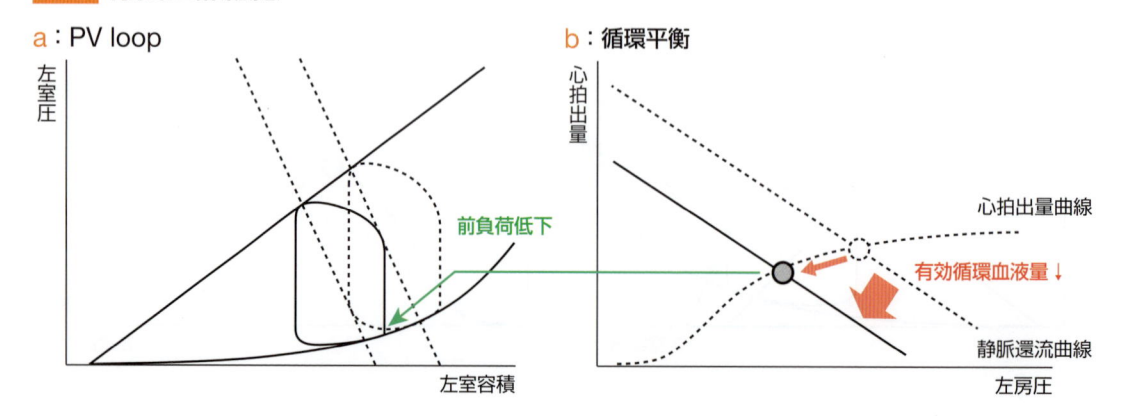

a：PV loop　　　　　　　　　　b：循環平衡

り，有効循環血液量の概念は非常に重要です。血管に血液を貯留する際に，圧が生じない血液を無負荷血液量（unstressed blood volume），血管壁を拡張させ圧が生じる血液を有効循環血液量（負荷血液量，stressed blood volume）といいます。有効循環血液量が循環に寄与するため，有効循環血液量となります。硝酸薬は容量血管といわれる静脈を拡張することにより，無負荷血液量を増加させ，総血液量の変化なく有効循環血液量を減少させます。利尿薬と異なり，腎臓を介さないため，迅速なうっ血の解除につながります。一方で，利尿薬は血液を体外に排出することにより，総血液量を低下させて有効循環血液量を低下させます。硝酸薬より時間をかかるものの，容量過多を改善できます。**容量過多の心不全において硝酸薬で迅速にうっ血を解除しつつ，利尿薬で体外に排出することが重要です**。また，バソプレシンV_2受容体拮抗薬やSGLT2阻害薬は利尿と同時に間質液を血管内に引き込むことにより，血行動態への影響が少なく，間質の浮腫を改善すると報告されています[6, 7]（図7）。さらに座談会の文献3（p131参照）でも紹介しますが，SGLT2阻害薬は急性心不全患者への使用により，中期的なイベント発症率が低下することが報告されています。

図7 有効循環血液量（負荷血液量）と無負荷血液量の関係

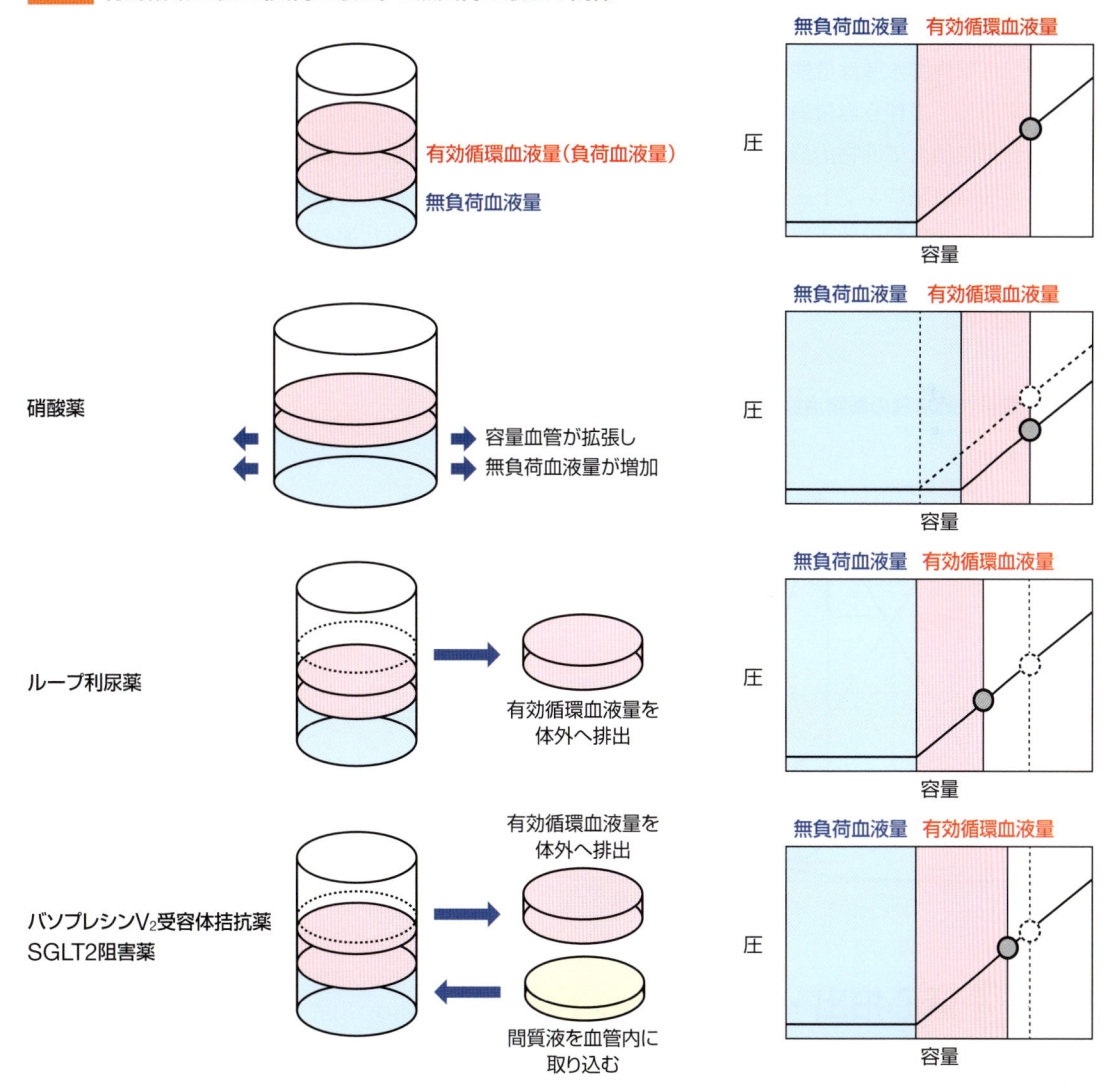

実際の臨床現場においては，薬剤が循環動態に与える影響は単純ではなく，血圧が低下したときの反射性頻脈に代表されるように多くの調節系の影響を考慮する必要があります。

急性心不全の薬物治療

急性心不全治療の目的は，うっ血の改善と，低心拍出・低灌流の改善です。うっ血はほとんどの心不全患者でみられ，心臓・腎臓・交感神経などが複合的に作用し，心臓以外の要因も大きく関係します。虚血性心疾患などにより，心機能の低下が生じると低心拍出・低灌流を生じるようになります。易疲労感や乏尿などの症状をきたします。すべての心不全患者に存在する病態ではありませんが，低心拍出は重篤な病態であり，病態の鑑別を行いながら診療にあたる必要があります。代表的な急性心不全の病態として，①電撃性肺水腫，②低心拍出・うっ血性心不全，③心原性ショックの3つの病態に着目して解説します。

1 電撃性肺水腫

電撃性肺水腫は低酸素や交感神経の賦活による，無負荷血液量から有効循環血液量へシフトすることに伴う容量過多と後負荷の過度な上昇により，肺うっ血を生じている病態です。呼吸管理に加えて薬物治療で肺うっ血を改善させる治療を行います。硝酸薬で有効循環血液量を無負荷血液量にシフトさせ，静脈還流曲線を低下させます。加えて硝酸薬は，血管抵抗を低下させる，後負荷の低下により心拍出量曲線が上昇します。呼吸状態の改善により交感神経の賦活化が改善し，さらに血管抵抗の低下や有効循環血液量の低下が生じて，循環動態は改善します（図8）。

図8 電撃性肺水腫の薬物治療

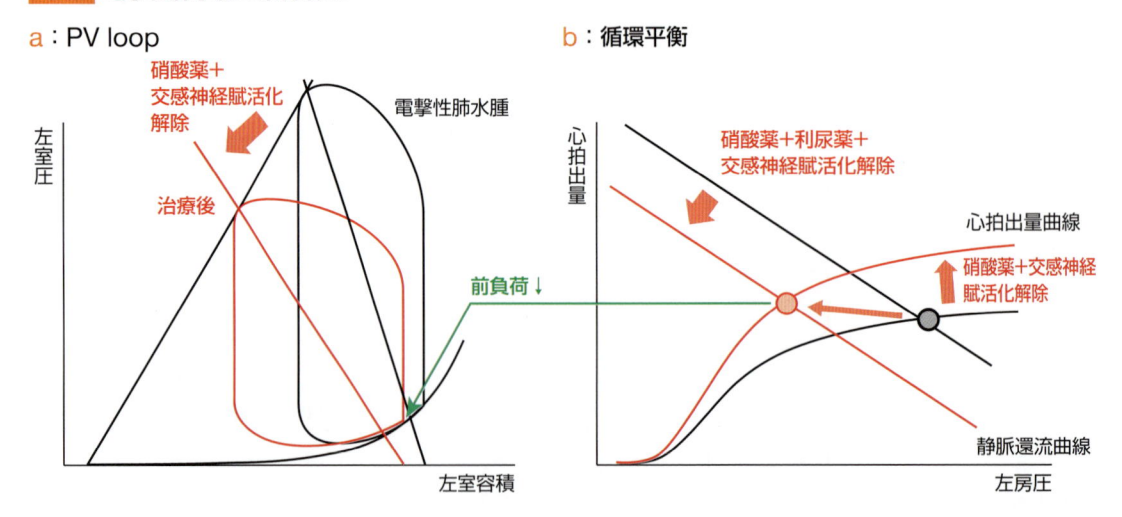

a：PV loop

b：循環平衡

2 低心拍出・うっ血性心不全

Forrester分類Ⅳ型に分類される急性心不全では，低心拍出と肺うっ血の両方を伴います。

心機能の低下による心拍出量曲線の低下と，体液貯留による静脈還流曲線の上昇によって低心拍出・肺うっ血状態にあります。強心薬により心拍出量曲線を上昇させることが必要です。循環動態の悪化に注意しながら，利尿薬などにより静脈還流曲線を低下させ，うっ血を改善させます（図9）。

図9　低心拍出・うっ血性心不全の薬物治療

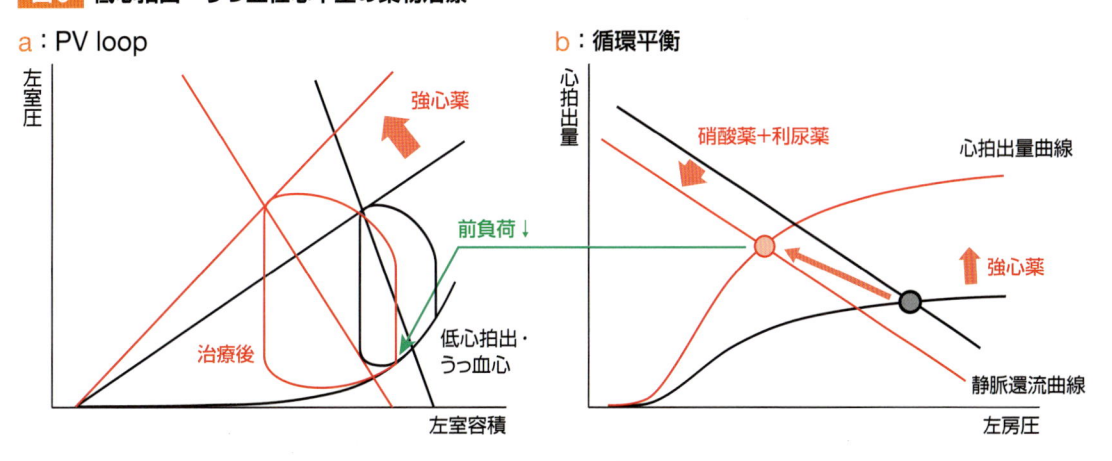

a：PV loop

b：循環平衡

3　心原性ショック

　急性心不全の病態では，交感神経が賦活化し血圧を上昇させる働きがありますが，それ以上に心臓のポンプ機能が低下しているときには血圧を維持できず心原性ショックとなります。心原性ショックの病態では，血圧を上昇させるためにノルアドレナリンなどの血管収縮薬と心機能を改善させる目的で強心薬を用います。多くの場合うっ血があるため，循環破綻を生じないように慎重に利尿薬などで負荷血液量のコントロールを行います。強心薬は心拍出量曲線を上昇させますが，血管収縮薬は低下させます。そのため，心拍出量曲線はわずかにしか変化しません。循環平衡では変化が少ないですが，PV loopでは血圧が上昇していることがわかります（図10）。**このように心臓のポンプ機能が十分でない場合，低血圧と低心拍出を同時に改善させることは困難であるため，薬物治療だけで循環動態を改善できない場合があり，その際には積極的に機械的循環補助の活用を考慮することが重要です。**

図10　心原性ショックの薬物治療

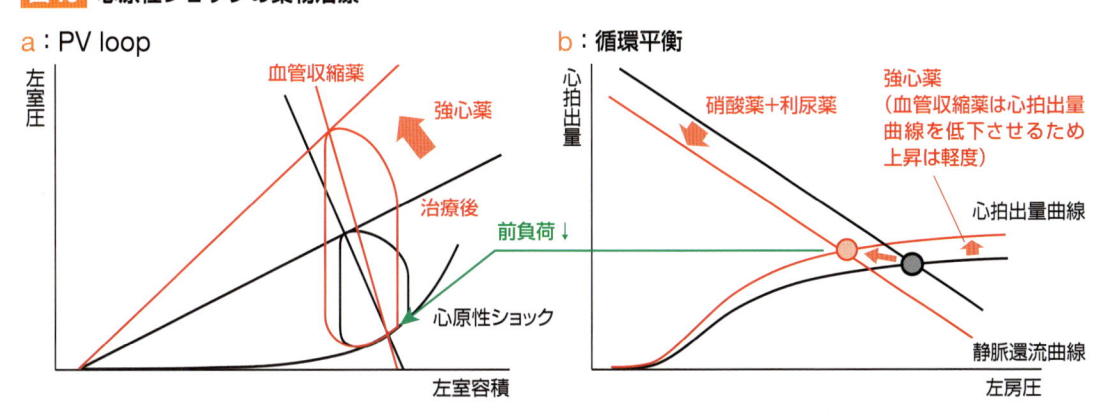

a：PV loop

b：循環平衡

薬剤・循環補助の自動治療

　PV loop，循環平衡で循環動態を考える利点は，血圧・心拍出量などの心血管要素によって決定されるパラメータではなく，心機能や有効循環血液量といった心血管要素の機能を可視化できることです。前述のとおり，心血管要素は治療効果に直結します。それを応用して考えると，正常な循環動態となる心血管要素のパラメータを逆算し，それぞれに薬物治療を対応させることによって，薬物治療を自動的にコントロールすることができます。

　具体的には，心拍出量曲線の傾きを強心薬，有効循環血液量を輸液と利尿薬，血管抵抗を血管拡張薬でそれぞれコントロールすることにより，心拍出量・血圧・左房圧をコントロールできます。それぞれが独立していることからすべての薬を同時に調節することが可能で，急性心不全モデル犬では15分で循環動態を正常化することができました[8]（図11）。このことは病態を心血管要素ごとに分けることにより，職人技のような病態の深読みでなく，定量的な数値をもって適切な薬剤選択が可能になることを示したことになります。

　また，PV loopの特性を理解することにより，経皮的左室補助装置Impellaを用いて心負荷を自在にコントロールすることも可能になります。自己心からの拍出がなくなり完全にImpellaに依存した循環補助（完全補助）を確立すると，心筋酸素需要が激減します。完全補助となるImpella設定の調節域は狭く安定維持は難しいですが，収縮末期圧を指標にImpellaの回転数を自動的に調節することにより，完全補助を安定して維持することができました[9]（図11c〜e）。安定した減負荷治療の実現は心臓のダメージを抑制し，心筋リカバリーを誘導する治療へとつながることが期待されます。

図11 急性心不全自動治療システム（a，b）とImpella自動最適減負荷システム（c〜e）

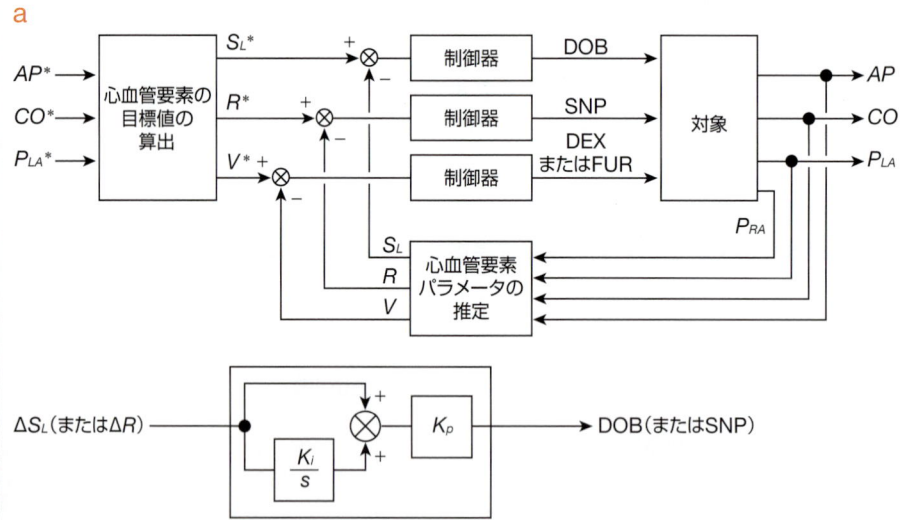

（文献8を参考に作成）

a：統合心機能（心拍出量曲線の傾きS_L）をドブタミン（DOB），血管抵抗（R）を硝酸薬（ニトロプルシドナトリウム SNP），有効循環血液量（V）をループ利尿薬（フロセミド FUR）と輸液（デクスメデトミジン DEX）でコントロールする自動治療システムのブロック線図。急性心不全に適応することにより，循環動態に応じて薬物投与量が自動的に調整される。

（図11 p69へ続く）

図11 急性心不全自動治療システム（a, b）とImpella自動最適減負荷システム（c〜e）（続き）

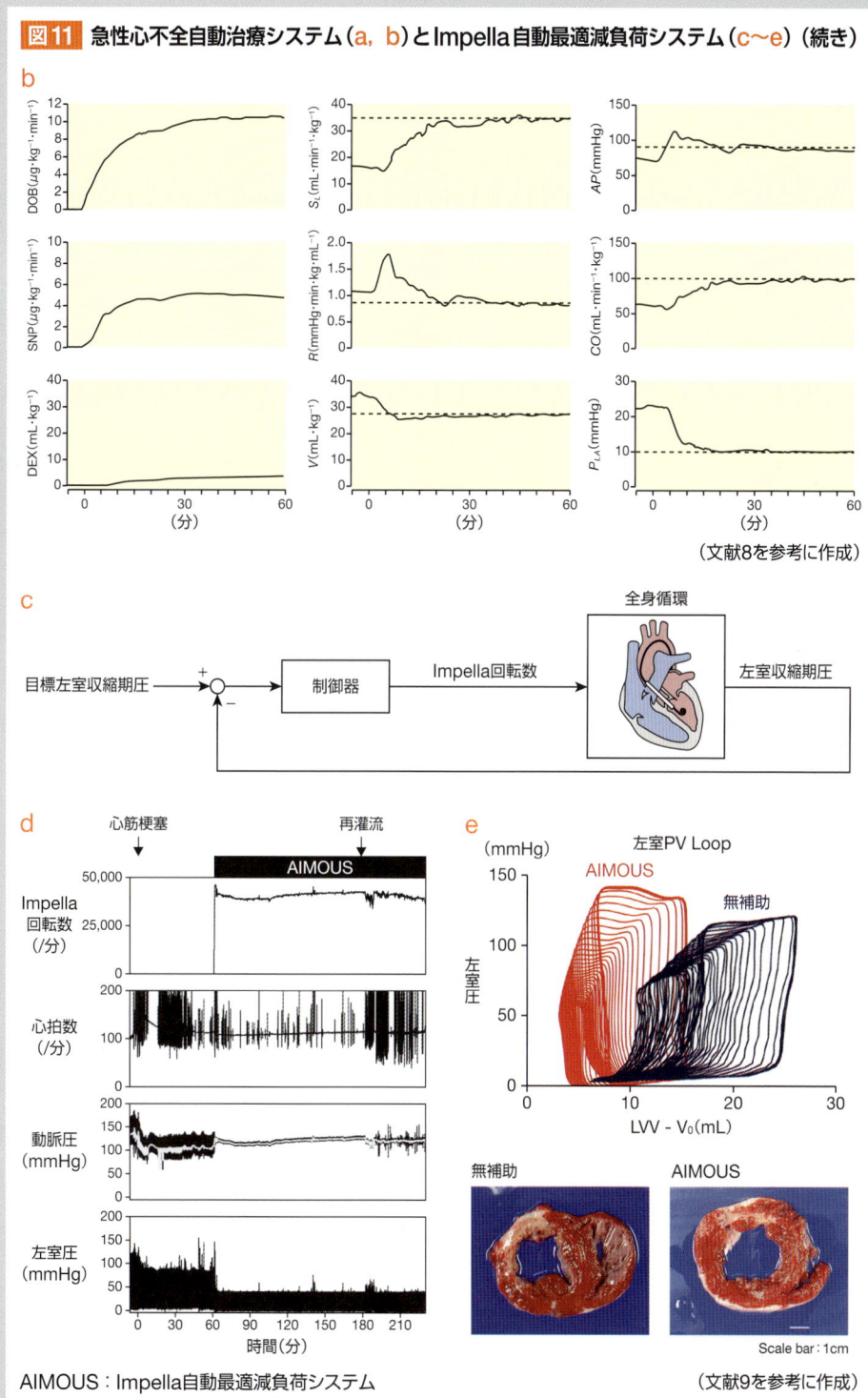

（文献8を参考に作成）

AIMOUS：Impella自動最適減負荷システム

（文献9を参考に作成）

b：統合心機能・血管抵抗・有効循環血液量といった心血管要素をコントロールすることにより，血圧・心拍出量・左房圧といった循環動態を目的にコントロールできた。

c：左室収縮期圧が目標値となるようにImpella回転数を調節する。

d, e：安定して左室収縮期圧をコントロールし（d），Impellaなしと比較して，梗塞サイズを抑制し，遠隔期心不全を軽減した（e）。

急性心不全時の神経体液性因子の変化

　急性心不全は，循環が破綻し生命の危機状況であることから，体に備わっているさまざまな代償機構が働きます。交感神経の活性化により，心臓では心拍数・心収縮力を増加させ，全身では血管抵抗を上昇させ，有効循環血液量を増加させます。レニン・アジオテンシン・アルドステロン系（RAAS）の活性化およびバソプレシンの分泌増加は，末梢血管を収縮させ，利尿を抑制し体液を貯留させます。これらの機構は血圧を上昇させるように働きますが，体液貯留・後負荷増大により肺うっ血を増悪させます。すなわち，肺うっ血を犠牲にして低血圧・低心拍出を代償しています（図12）。急性心不全の主症状がうっ血であることも，これら神経体液性因子による代償の結果と考えることができます。

　一方で心保護因子であるナトリウム利尿ペプチドは，心臓の伸展により分泌が上昇し，利尿・血管拡張作用により，うっ血を解除します。心房性ナトリウム利尿ペプチド（ANP）は治療薬として，脳性ナトリウム利尿ペプチド（BNP）は心不全の診断マーカーとして日常診療に広く用いられています。

　このように神経体液性因子は急性心不全の病態形成に中心的な役割を果たしています。そのため，この代償機構の悪循環を理解し，適切な介入を行うことが治療の基本となります。

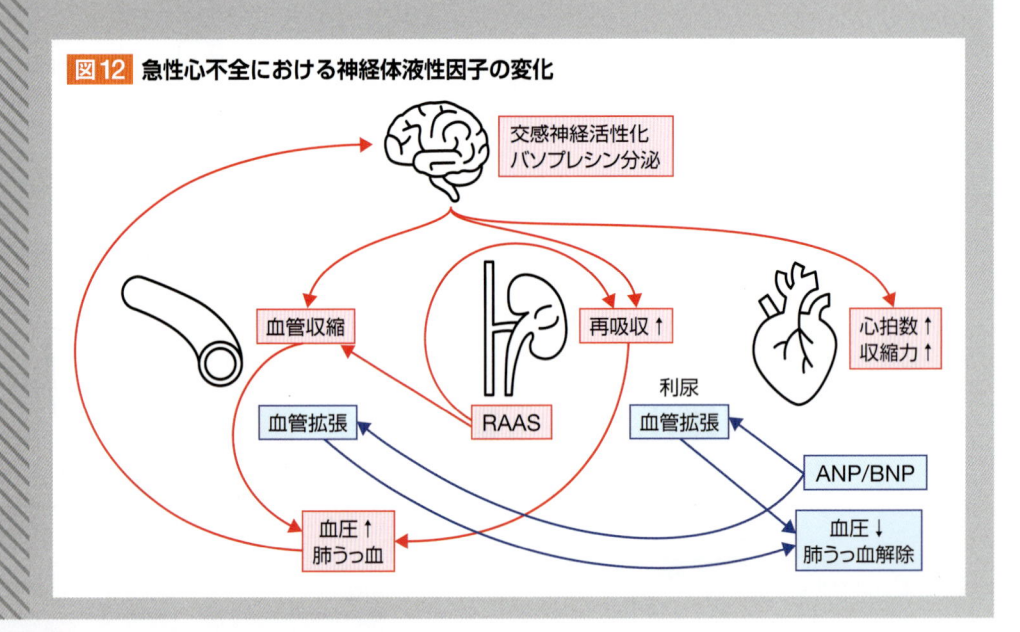

図12　急性心不全における神経体液性因子の変化

！ここが重要

病態に基づいた薬剤選択

　患者の病態を心血管要素に分解して考え，薬剤の効果を要素ごとの影響から全体の影響に統合して考えることにより，病態の理解に基づいた治療戦略が構築できるようになります。実際の病態は複雑で明瞭に分類できない場合も多いですが，基本的なフレームワークを理解することにより，あらゆる病態の理解へと応用することができます。

文献

1) Vatner SF, McRitchie RJ, Braunwald E : Effects of dobutamine on left ventricular performance, coronary dynamics, and distribution of cardiac output in conscious dogs. J Clin Invest 53(5) : 1265-1273, 1974.

2) Dell'Italia LJ, Starling MR, Blumhardt R, et al : Comparative effects of volume loading, dobutamine, and nitroprusside in patients with predominant right ventricular infarction. Circulation 72(6) : 1327-1335, 1985.

3) Givertz MM, Hare JM, Loh E, et al : Effect of bolus milrinone on hemodynamic variables and pulmonary vascular resistance in patients with severe left ventricular dysfunction: a rapid test for reversibility of pulmonary hypertension. J Am Coll Cardiol 28(7) : 1775-1780, 1996.

4) Manyari DE, Wang Z, Cohen J, Tyberg JV : Assessment of the human splanchnic venous volume-pressure relation using radionuclide plethysmography. Effect of nitroglycerin. Circulation 87(4) : 1142-1151, 1993.

5) Sjöberg T, Andersson K-E, Norgren L, Steen S : Comparative effects of some calcium-channel blockers on human peripheral arteries and veins. Acta Physiol Scand 130(3) : 419-427, 1987.

6) Gheorghiade M, Konstam MA, Burnett JC, et al : Short-term clinical effects of tolvaptan, an oral vasopressin antagonist, in patients hospitalized for heart failure: the EVEREST Clinical Status Trials. JAMA 297(12) : 1332-1343, 2007.

7) Verma S, McMurray JJV : SGLT2 inhibitors and mechanisms of cardiovascular benefit : a state-of-the-art review. Diabetologia 61(10) : 2108-2117, 2018.

8) Uemura K, Kamiya A, Hidaka I, et al : Automated drug delivery system to control systemic arterial pressure, cardiac output, and left heart filling pressure in acute decompensated heart failure. J Appl Physiol (1985) 100(4) : 1278-1286, 2006.

9) Nishikawa T, Kamada K, Morita H, et al : Automated control of Impella maintains optimal left ventricular unloading during periods of unstable hemodynamics and prevents myocardial damage in acute myocardial infarction. Int J Cardiol 410 : 132244, 2024.

09 機械的循環補助と循環動態

鵜木　崇

POINT

● 心原性ショックに対する機械的循環補助（MCS）の目的はポンプ失調に対する循環サポートである。

● さらには MCS ごとに心臓に対する負荷や心臓仕事量についても考慮する必要がある。

● 心原性ショックの急性期において各 MCS の組み合わせと薬物治療による至適管理により，十分な全身灌流とともに左室 unloading も同時に達成することが可能である。

　循環不全すなわち心原性ショックは，依然として重篤な病態であり，主要な死因の1つになっています。心原性ショックの原因の約80％は急性冠症候群（ACS）に起因します[1]。また，高齢化に伴いACSに伴う心原性ショックは年々増加傾向を認め，その発生率は全ACSの約10％程度と報告されています[2]。しかしながら血行再建の技術，デバイス革新にもかかわらず，**心原性ショックの院内死亡率は約50％程度とここ20年で大きな改善を認めていません**[3]。ACSに伴う心原性ショックの治療はprimary PCIによる早期血行再建が原則ですが，それと同時にポンプ失調による冠灌流圧の低下や末梢臓器低灌流からの炎症性サイトカインによるさらなる血圧低下，うっ血の増悪からの低酸素血症と容易に負のスパイラルに陥ってしまいます（**図1**）[4]。そして機械的循環補助（MCS）の留置が遅れるにつれ心原性ショックの生存率が悪化するという報告もあり[5]，遅延のない適切なタイミングでのMCS留置が望まれます。

　現在わが国で経皮的に使用可能な心原性ショックに対するMCSとして，大動脈内バルーンパンピング（IABP），V-A ECMO，そして2017年10月より使用可能となった補助循環用ポンプカテーテル（Impella）を選択することができます。

　これらのMCSの特徴を示します（**表1**）。本項ではその特徴，血行動態および心臓仕事量に与える影響，さらには各MCSの組み合わせ治療について心室圧容積関係（PV loop）を用いて概説します。

PV loopから考える心筋仕事量

　PV loopは左室の圧容積関係を視覚的に表すため，縦軸に左室圧（LVP），横軸に左室容積をとった平面に心周期による同じ時相での圧と容積の軌跡を描いたものです（**図2a**）。左室の仕事とは，一般的に左室が大動脈の圧（後負荷）に対抗し血液を駆出することによる圧容積仕事を指し，これを一回仕事量（SW）とよびます。菅らは心室の可変弾性モデルを提唱し[6]，PV loopによって囲まれた面積がSWと，またその原点側にある収縮末期圧容積関係

図1 心原性ショックの負のスパイラル

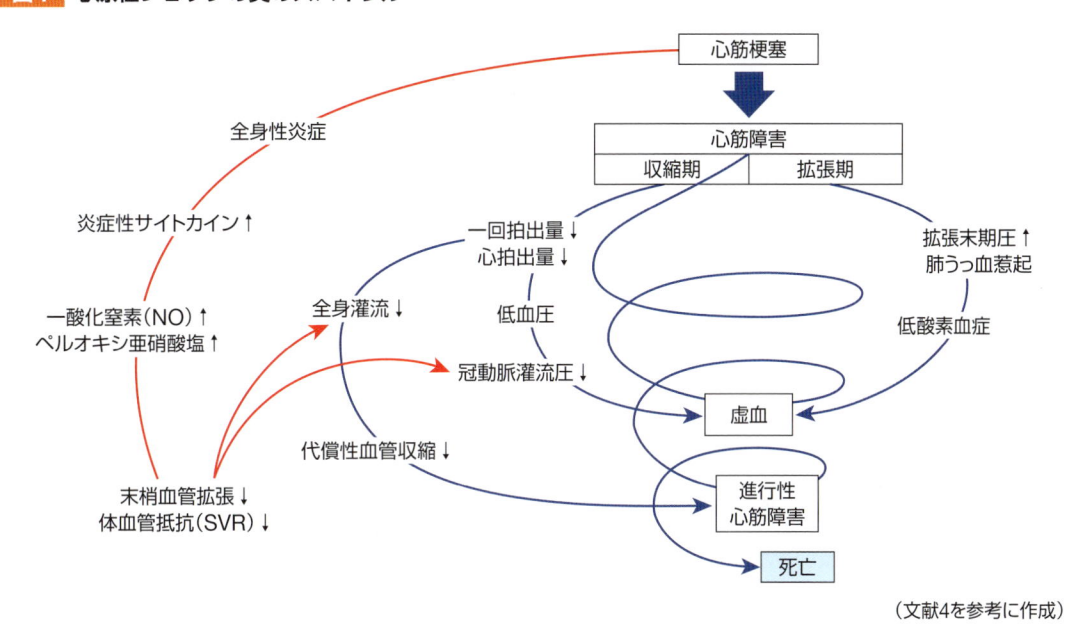

（文献4を参考に作成）

表1 各MCSの特徴

	IABP	Impella	V-A ECMO
	(提供：ゲディンゲグループ・ジャパン株式会社)	(日本アビオメッド社提供)	(泉工医科工業社提供)
出力	0.3〜0.5L/分（自己心）	1.0〜5.5L/分	2.0〜7.0L/分
メカニズム	カウンターパルセーション	左室→大動脈	右房→大動脈
カニューレサイズ	7〜8Fr	14または21Fr	送血：14〜19Fr 脱血：18〜25Fr
ポンプ回転数	—	最大 4,600/分	最大 3,000〜5,000/分
後負荷	↓	↓	↑↑↑
前負荷	—	↓↓	↓
心筋酸素消費	↓	↓↓	↑↑

- **IABP**：カニューレサイズが7〜8Frと小口径であり，比較的血管合併症が少ない。メカニズムはカウンターパルセーションがメインで，その効果は自己心機能に大きく依存するが，おおむね心拍出量の0.3〜0.5L/分程度の上昇とされる。
- **Impella**：現在 Impella CP と Impella 5.5の2種類が使用可能である。カニューレサイズはそれぞれ14Frと21Fr，最大出力はそれぞれ3.7L/分と5.5L/分である。Impella 5.5は鎖骨下動脈へ人工血管を吻合する必要がある。Impellaは血液を左室内から上行大動脈内に順行性に送血するため，循環補助とともに左心内圧を下げることで心筋酸素消費を減少させることが可能である。
- **V-A ECMO**：カニューレサイズが送血14〜19Fr，脱血18〜25Frと大口径カニューレの挿入が必要となり，挿入部の合併症も多い。右房から脱血した血液を人工肺で酸素化した後，大腿動脈に送血する。出力は送脱血管の太さにも大きく依存するが，5.0L/分以上の高流量を得ることが可能である反面，心臓からみると後負荷増大となり，心筋酸素消費も大幅に増大する。

図2 PV loop と MVO₂ の関係

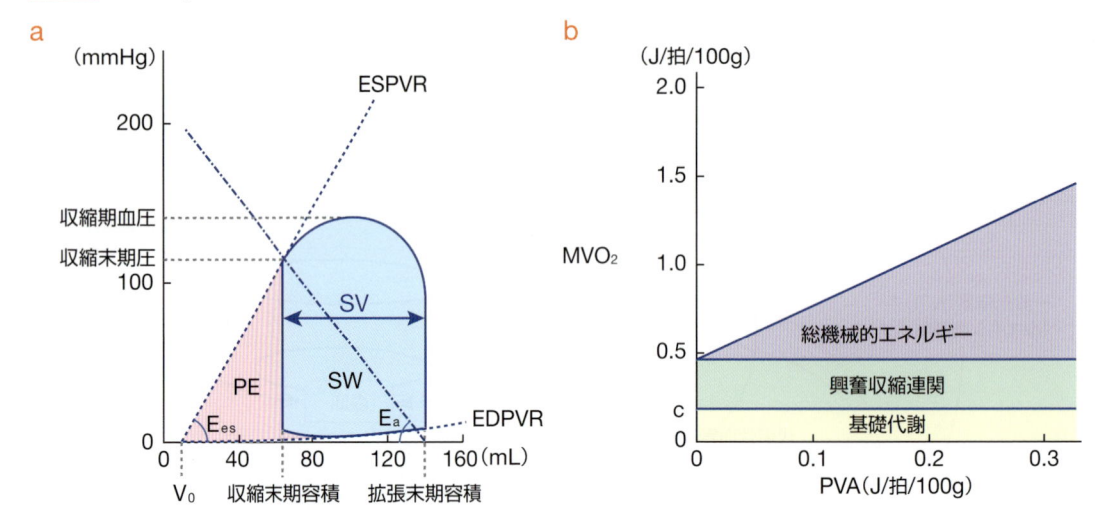

a：PV Loopで囲まれた面積がSW，ESPVRとEDPVRに挟まれた面積がPEと一致する。またSWとPEの合計をPVAといい，MVO₂と相関する。
b：MVO₂は基礎代謝や興奮収縮関連の定常的なMVO₂に加え，PVAと相関する機械的収縮に必要なMVO₂が上乗せされることで形成される。

（ESPVR）と拡張末期圧容積関係（EDPVR）に挟まれた面積がポテンシャルエネルギー（PE：駆出に使用されなかった弾性エネルギーで最終的には熱となる）と一致すること，さらにSWとPEの面積の合計である収縮期圧容積面積（PVA）が心筋酸素消費量（MVO₂）と非常に高い線形相関関係であることをイヌの心臓摘出交叉灌流標本を用いた検証実験で証明しました[7]。MVO₂は基礎代謝や興奮収縮関連に起因する定常量のMVO₂にPVAと相関する機械的収縮に必要なMVO₂が上乗せされることで形成されます（**図2b**）。したがって，PVAの増減はMVO₂の増減を示し，心原性ショックに対するMCSにおいては，PVAを考慮した管理が非常に重要となります。

PV loopから考える心原性ショック
―MCSとエナジェティクス

正常心臓の大動脈圧（AOP），LVP，左房圧（LAP），PV loopとPVAを示します（**図3a**）。Loopの頂点が収縮期血圧，loopの幅が一回拍出量（SV）を示します。心原性ショックになると収縮性の指標である収縮末期エラスタンス（Ees）が低下し，血圧およびSVは大きく低下します。それと同時に左室拡張末期容積（LVEDV）および左室拡張末期圧（LVEDP）は大きく増加します（**図3b, 表2a**）。この心原性ショック時のPV loopを基に，各MCSが心臓の前負荷，後負荷そしてMVO₂にどのような影響を与えるか，PV loopを提示しながら解説します。

図3 心原性ショックにおける PV loop シミュレーションモデル

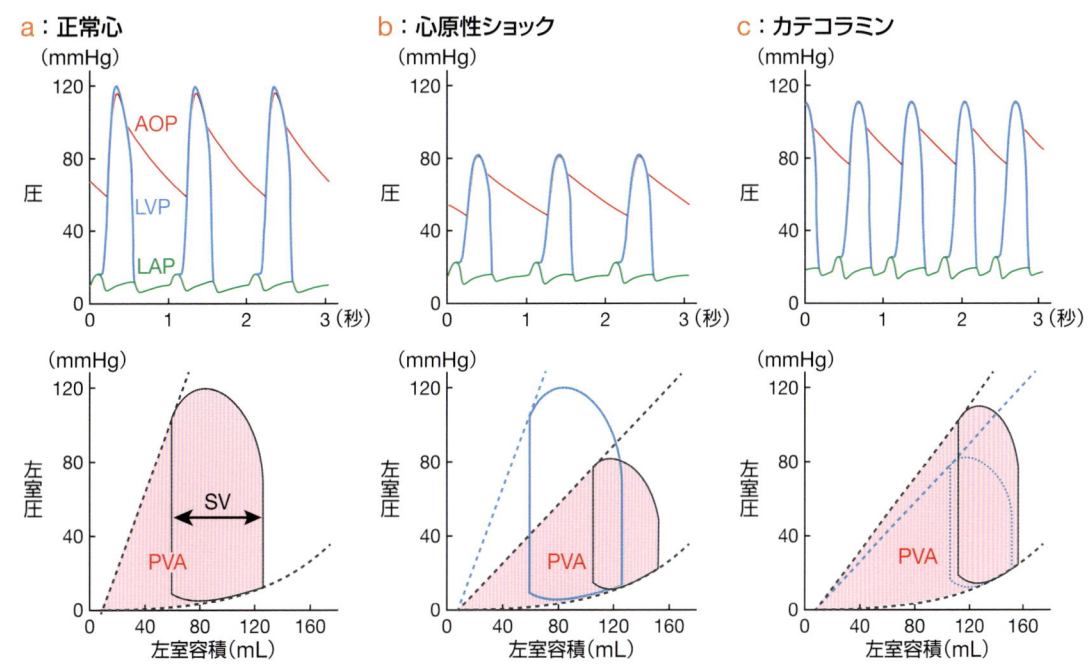

a：正常心

b：心原性ショック

c：カテコラミン

a：正常心のAOP，LVP，LAP，PV loopとPVA。PV loopの横幅はSVを示す。

b：左室収縮力を示すEesが低下し，血圧およびSVが低下するとともにLVEDP/LVEDVの上昇を認める。
　※以後この心原性ショックのPV loopをリファレンスとして青色点線で示す。青色の実線は正常心のPV loopを示す。

c：カテコラミン投与によりEesの上昇，血管抵抗の上昇，脈拍の上昇，そして負荷血液量の上昇を認める。血圧上昇を認めるが，
　PVAの増大も認める。本シミュレーションでは，強心薬や血管収縮薬がPV loopに及ぼす影響を複合的に表現。

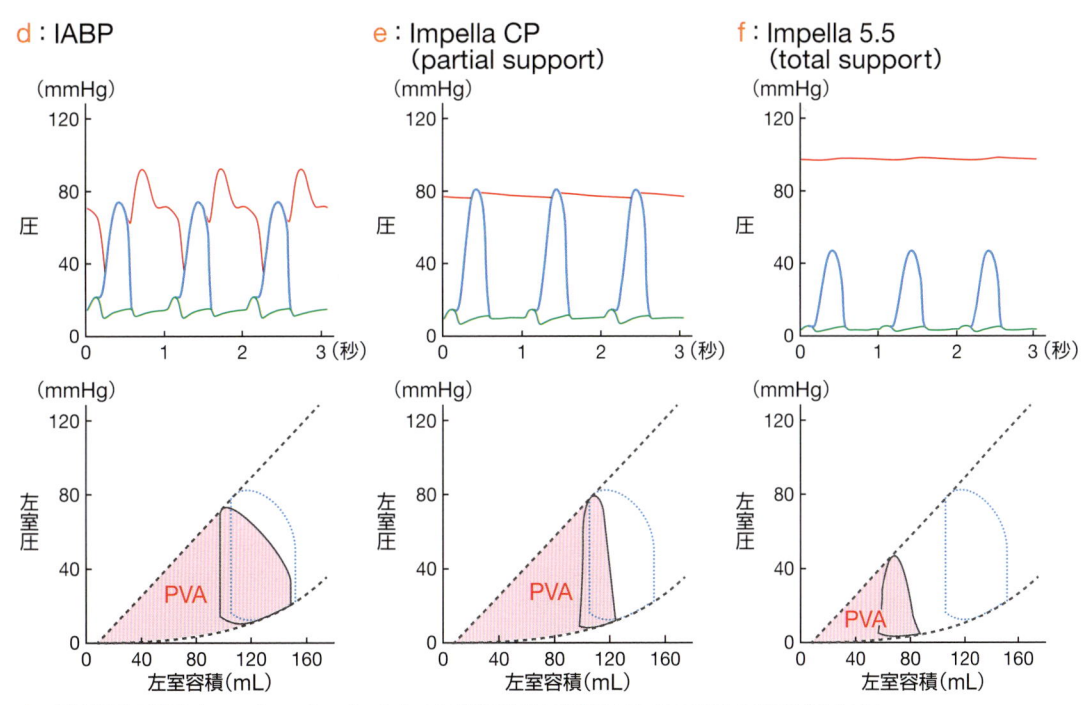

d：IABP

e：Impella CP
　（partial support）

f：Impella 5.5
　（total support）

d：収縮期圧の低下（systolic unloading）により収縮期LVPが低下することでPVAを軽度減少させる。

e：Impellaによる流量補助によりLVEDVが減少することでPVAを減少させる。

f：Impellaによる前負荷減少により大動脈弁が閉鎖し，左室拍出がすべてImpellaフローにおき換わる。結果，体血圧を維持
　した状態で収縮期LVPおよびLVEDVともに減少させることで，大幅にPVAを減少させる。

（図3 p76へ続く）

図3 心原性ショックにおける PV loop シミュレーションモデル（続き）

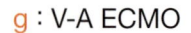
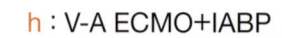

g：V-A ECMO

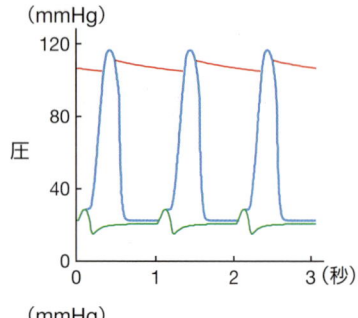

h：V-A ECMO+IABP

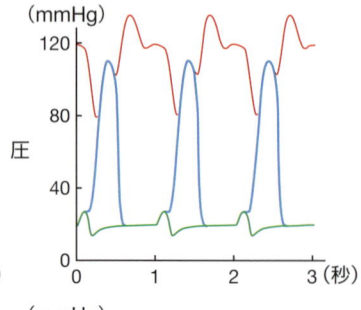

I：ECPELLA
（total support）

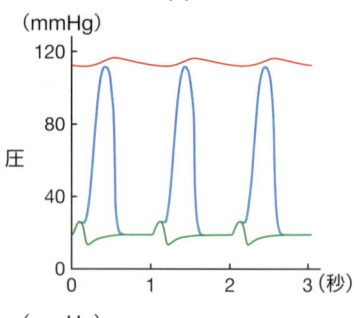

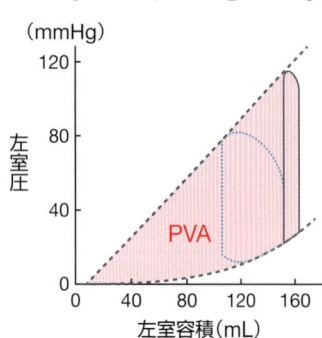
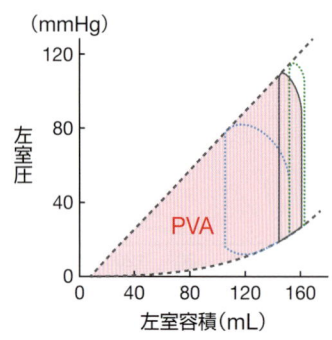
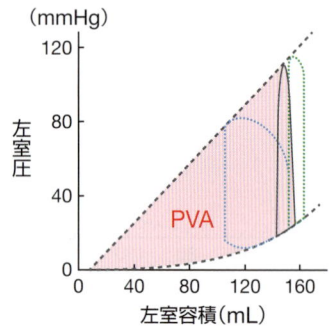

j：ECPELLA
（total unloading）

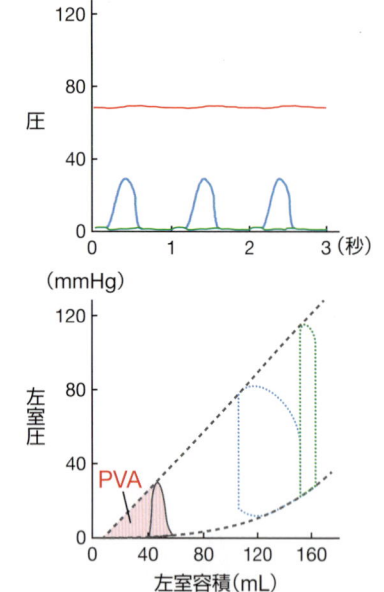

g：V-A ECMOによる強力な後負荷により，特に低左心機能においてはPV
loopは大きく右上方にシフトし，PVAの増大のみならずLVEDP/LVEDVの
増大も認め，肺うっ血が惹起される。
　※以後，V-A ECMOとコンビネーションでのPV loopにおいて，このV-A
　　ECMO補助でのPV loopもリファレンスとして緑色点線で示す。

h：IABP追加により上昇した収縮期LVPをわずかに低下させるが，PVAの減
少はV-A ECMO単体と比較してわずかである。

i：V-A ECMOにより増加したLVP/左室容積をImpellaにより減少させること
で，PV loopを左下方へシフトさせる。V-A ECMOによる前負荷減少によ
りSVも減少しているため，容易にtotal supportにすることが可能である。

j：さらに血管内容量およびImpellaフローを調整することにより，LVPをほぼ
ゼロまで減少させることも可能である。ECPELLA total support時には，
大動脈弁弁尖を通過するImpellaによる間隙のため持続的な大動脈弁逆流
を認める。ECPELLA total unloading時には，この持続的な大動脈弁逆
流が緩衝となり，suction予防にもなる。

表2 心原性ショックに対する各MCS留置後のパラメータ変化

	a：ベースライン	b：IABP	c：Impella CP	d：Impella 5.5	e：V-A ECMO	f：V-A ECMO + IABP	g：ECPELLA	h：ECPELLA +利尿薬
大動脈圧, mmHg	81/48 (62)	＋10%	＋24%	＋56%	＋85%	＋90%	＋95%	＋8.0%
肺動脈楔入圧, mmHg	15	－7%	－33%	－61%	＋40%	＋33%	＋20%	－91%
自己心拍出量, L/分	2.8	＋11%	－93%	－100%	－86%	－79%	－100%	－100%
総血流量, L/分	2.8	＋11%	＋29%	＋61%	＋100%	＋104%	＋107%	＋143%
PVA, mmHg＊mL	5,978	－14%	－27%	－71%	＋25%	＋24%	＋16%	－89%

心原性ショック時のAOP，肺動脈楔入圧，自己心拍出量，MCSの流量も含めた総血流量およびPVAをベースラインとし，コンピュータシミュレーションにより，各MCSを追加留置したときのパラメータ変化を変化率（％）で表示した。
IABP以外のMCSは自己心拍出量を減少させるが，その分MCS流量が追加され，総血流量は増加する。
AOPの増加は自己心の後負荷およびMCSの揚程増加につながるため，ECPELLAにおいてボリュームおよび後負荷を調整することで肺動脈楔入圧やPVAを著明に低下させつつ，総血流量を増加させることが可能である。

1 カテコラミン

　心原性ショックに対して迅速かつ非侵襲的に使用できるのがカテコラミンです。その作用は薬剤や用量により多少異なりますが，多くは①収縮性の増加，②体血管抵抗の増加，③心拍数の増加，④静脈還流（負荷血液量，stressed blood volume）の増加により血圧および心拍出量を増加させます。しかしながら，それらの作用はそのままPVAを増大させる方向に進み，さらに体血管抵抗の増加はSVの低下をもたらします（図3c）。観察研究においてもカテコラミンの複数使用および使用量増加に伴い死亡率が増加する報告が複数存在しているため[8, 9]，大量のカテコラミンが必要となる前にMCSの導入を考慮すべき症例が存在します（各カテコラミンの効果についてはp62，64参照）。

2 IABP

　IABPは，心周期に合わせてバルーンが収縮/拡張することにより，収縮期圧の低下（systolic unloading）および拡張期圧の上昇（diastolic augmentation）を生み，その結果SVの増加および冠灌流圧の上昇をもたらします。PV loopにおいては，主に後負荷減少により収縮末期容積が左方に移動することでSVの増加（つまり心拍出量の増加）およびPVAの減少を認めます。しかし，その効果は自己心機能にも依存し，多くは限定的です（図3d，表2b）。IABPは心原性ショックに対し広く使用されていましたが，大規模ランダム化比較試験においてIABPの優位性は証明されず[10]，現在わが国を含めたガイドラインにおいてルーチンでのIABPの使用はおおむね推奨クラスⅢとなっています。

3 Impella

　Impellaは左室内から上行大動脈内に順行性に血液送血するため，左室減負荷（LV

unloading）と流量補助を同時に行うことができるデバイスです。わが国では，現在Impella CP，Impella 5.5の2種類が使用可能で，最大補助流量はそれぞれ3.7，5.5L/分です。Impellaは主にLVEDVを減少させ，その結果SVを減少させますが，順行性のImpella流量が上乗せされるため，左室仕事量を減少させつつ全身灌流を増加させます。

まだ自己心拍出が残っている状態（すなわち動脈圧波形で脈圧がみえる状態）をpartial supportとよび，PV loopでは全心周期において左室から脱血するためloopは三角形に近い形となり，IABPとは対照にLVEDP/LVEDVを減少させることによりPVAを縮小させます（図3e，表2c）。

外科的挿入が必要ですが，Impella 5.5はその高流量補助によりLVEDVをさらに減少させ，大動脈弁の開放がなくなるtotal supportという状態になり得ます。このとき左室からの拍出はすべてImpella補助におき換わり，左室内圧は常に大動脈圧より低い状態が維持され，体血圧を維持した状態で左室容積のみならず収縮期LVPも減少させることが可能です。PV loopにおいて，PVAは著明な減少を認めます（図3f，表2d）。

Impellaの有効性に対する大規模な臨床エビデンスは今まで不足していましたが，近年発表された心原性ショックを伴うST上昇型心筋梗塞（STEMI）を対象としたランダム化比較試験であるDanGer Shock試験[11]において，Impella CP使用群は通常治療群と比較し180日全死亡率を12.7％低下させることを示しました（45.8％ vs 58.5％，P＝0.04）。本試験はショックの重症度分類である米国心血管インターベンション学会（SCAI）shock分類のStage Cが55％，Dが22％，Eが16％で，院外心停止で昏睡状態の患者や右心不全合併患者は除外されており，重症すぎず，右心不全を認めないというImpellaのより適切な適応も明確化されました。さらに全死亡の生存曲線は60日以降も差が広がっており，LV unloadingに伴う梗塞サイズの抑制がその後の予後に影響を与えた可能性も示唆されます。STEMIに対する経皮的冠動脈インターベンション（PCI）による早期再灌流の有効性は明らかである一方，再灌流療法に伴う再灌流障害が心筋細胞死を独立して誘発することが知られており，この障害は最終的な梗塞巣の約50％程度を占めるとされています[12]。心筋虚血再灌流の動物モデルにおいて，Impellaを用いた再灌流前からのLV unloadingの有効性が多く報告されており[13]，さらに再灌流前後のunloadingの程度についてはpartial supportよりもtotal supportでの管理のほうが，梗塞サイズのさらなる縮小効果を認めています[14]。レジストリデータにおいても血行再建前にImpellaを挿入することで，血行再建後にImpellaを留置する場合と比較し短期予後が改善することがメタ解析で示されており[15]，心筋梗塞においては従来のdoor to balloon timeの考え方に加え，door to unloadという視点も話題になっています。

4 V-A ECMO

V-A ECMOは遠心ポンプを用いて右房-下大静脈から脱血し，人工肺による酸素化を行った後，大腿動脈に送血します。強力な流量補助が得られるため，心停止患者への蘇生にも使用されます。しかし，V-A ECMOは流量依存性にLVEDPを増加させることがあり，その結果，容易にうっ血が惹起されます。この現象は特に低左心機能患者において顕著です[16]。さらに大動脈弁が閉鎖し自己拍出が消失することもあり，低左心機能患者ほど十分なECMO流量を出すことができず，カテコラミンの併用や増量を余儀なくされます。PV loopにおいては，V-A ECMOはloopを大きく右上方にシフトさせ，SVの低下，LVEDP/LVEDVの増大，そ

してPVAも大きく増加させます（図3g，表2e）。

　近年発表されたECLS-SHOCK試験[17]において，ACSによる心原性ショックで早期血行再建を行う患者に対するV-A ECMOの使用は，薬物治療と比較し30日全死亡率を改善しませんでした。治療内容としては両群とも約9割の患者にカテコラミンが使用されており，追加のunloading deviceの使用はV-A ECMO群で5.8%（IABP 2例，Impella 9例）のみでした。結果，薬物治療群，V-A ECMO群ともにMVO$_2$を増加させる方向に働くため，それが結果に影響した可能性が考えられます。本試験での患者背景を前述のDanGer Shock試験と比較すると，SCAI shock分類 Stage Eの割合が高く（ECLS-SHOCK 32.1% vs DanGer Shock 15.6%），再灌流前のデバイス留置率が低く（21.9% vs 56.6%），心停止後の症例が多く（77.5% vs 21.8%），重症度に応じた適切なデバイスを選択する重要性が示唆されます。

5　V-A ECMO ＋ IABP

　V-A ECMOの後負荷増大に対し，わが国ではIABPの併用が一般的に行われてきました。IABPによるsystolic unloading効果により上昇した後負荷をわずかに低下させますが，PV loopにおいてV-A ECMOにIABPを追加した場合のPVAの低下はわずかで，その効果は限定的です（図3h，表2f）。さらに自己心機能がきわめて悪い場合，IABPの追加は脳灌流や冠灌流を減少させるという報告もあります[18]。

6　V-A ECMO ＋ Impella（ECPELLA）

　近年，V-A ECMOとImpellaを併用するECPELLAという治療法が，特に重症心原性ショック症例に対し注目を集めています。ECPELLAは，V-A ECMOによるLVEDP/LVEDVの上昇を，Impellaによるunloadingにより軽減することが可能であるばかりか，V-A ECMOによる前負荷の減少によりImpella CP単体では達成困難であったtotal supportを容易に確立することが可能となります（図3i，表2g）。また，V-A ECMOの補助を優位としImpella流量および血管内容量を調整することで，LVPをゼロ近くまで下げることも可能です。この状態をtotal unloadingとよび，PVAもほぼゼロに近いところまで減少させることが可能です（図3j，表2h）。

　当院でのECPELLA患者のMCSの流量変化とAOP，LVPの変化の様子を示します（図4）。V-A ECMO 5.0L/分サポート下にImpella CPをP1からP2，P4と補助流量を上げていくことで，AOPを維持した状態でLVPは低下を認め，最終的にはゼロに近い状況まで減少を認めます。当院では，心原性ショックに対し再灌流前から積極的にECPELLAの導入を検討しています。ECPELLAの有効性については，現在少数例の後ろ向き研究がいくつかみられる程度であり[19, 20]，今後のエビデンス構築が期待されます。

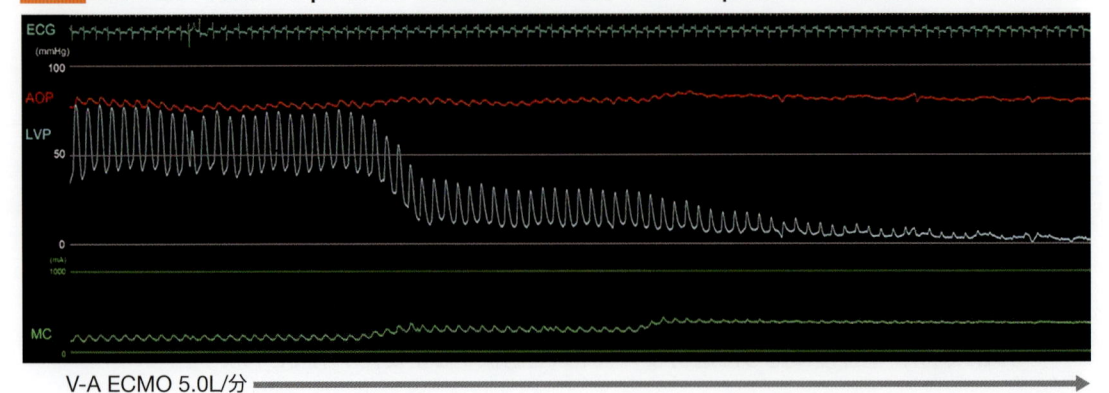

図4 ECPELLA患者のImpella CP流量変化に伴うAOP，LVP，Impellaモータ消費電流の変化（自験例）

・LVPは，カテーテルによる大動脈弁逆流の影響を考慮し，プレッシャーワイヤー（COMET Ⅱ: ボストン・サイエンティフィック社）を左室内に留置して測定した。
・ECMO流量5.0L/分とImpella P1の組み合わせではtotal supportに近い状況であるが，LVEDPは40mmHg程度と高値である。その後，ECMO流量はそのままでImpellaをP2に上昇させると，収縮期LVPは30mmHg，LVEDPは12mmHgまで低下を認め，さらにImpellaをP4に上昇させると最終的に収縮期，拡張期LVPともに0mmHg近くまで低下した。

！ ここが重要

SCAI shock分類

　米国心血管インターベンション学会（SCAI）は，2019年に専門家の合意に基づき，心原性ショックの重症度分類（SCAI shock分類）を提唱し，2022年にアップデートしました。それまでの心原性ショックの定義は，収縮期血圧 90mmHg以下，または組織低灌流を示唆する所見に基づいていましたが，研究ごとに定義が異なり，一貫性に欠けていました。SCAI shock分類では，心原性ショックの重症度に応じてA〜Eの5つのカテゴリーに分類されています（**図5**）[21]。

　本分類は臨床において簡便に分類が可能であり，病院前，救急外来，血管造影室，ICUと患者を担当するチームが変わる際にも，重症度を円滑に共有することができます。また，本分類はショックが常に変化し得ることを考慮し，時間経過に伴うStageの悪化を意識して，早期に適切なMCSを導入することが重要です。

　本分類は簡便に使用できる一方で，特に低灌流を定義する具体的な閾値が設定されていないため，施設間で統一したスコアリングが困難という問題がありました。そこで，Cardiogenic Shock Working Group（CSWG）は，低血圧および低灌流を反映する臨床パラメータを，レジストリデータを用いて検証し，各SCAI shock分類のStageを定義するための具体的な基準を設定しました（**表3**）[22]。この基準を用いれば，自施設や症例レジストリを用いて後ろ向きにSCAI shock分類の推移や重症度分布を検証することが可能になります。

図5 SCAI shock分類

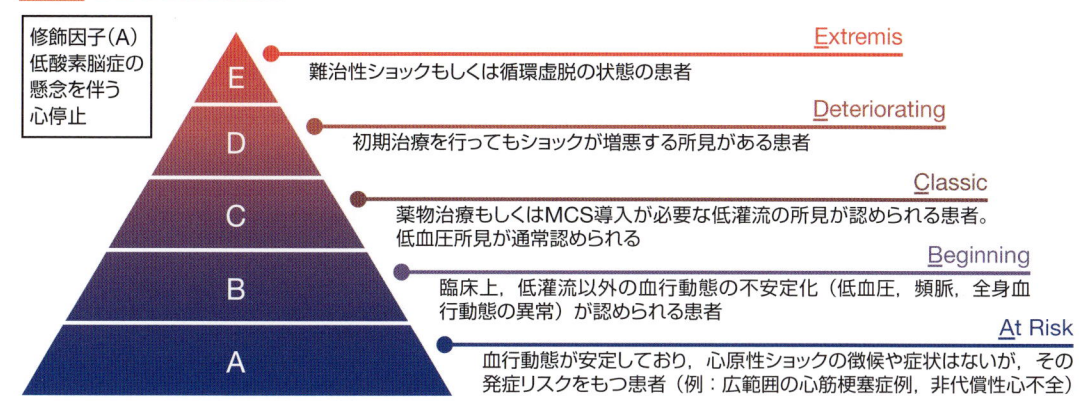

修飾因子（A）低酸素脳症の懸念を伴う心停止

E Extremis — 難治性ショックもしくは循環虚脱の状態の患者

D Deteriorating — 初期治療を行ってもショックが増悪する所見がある患者

C Classic — 薬物治療もしくはMCS導入が必要な低灌流の所見が認められる患者。低血圧所見が通常認められる

B Beginning — 臨床上，低灌流以外の血行動態の不安定化（低血圧，頻脈，全身血行動態の異常）が認められる患者

A At Risk — 血行動態が安定しており，心原性ショックの徴候や症状はないが，その発症リスクをもつ患者（例：広範囲の心筋梗塞症例，非代償性心不全）

（文献21を参考に作成）

表3 CSWGが提唱するSCAI shock分類の定義とその基準

Stage	定義	基準
B	薬物治療や装置の使用を必要とせず，単独の低灌流または低血圧を有する患者	低灌流：乳酸値 2〜5mmol/L または ALT 200〜500U/L 低血圧：収縮期血圧 60〜90mmHg または平均血圧 50〜65mmHg
C	低灌流および低血圧を有するか，1つの薬剤または装置で治療中の心原性ショック患者	低灌流および低血圧：Stage Bと同じ基準 1つの薬剤または循環サポート装置を使用している患者
D	低血圧および低灌流，または2〜5種類の薬剤または装置を必要とする患者。1つの薬剤または装置で治療中でも，低血圧または低灌流が持続している患者も含む	低灌流：乳酸値 5〜10mmol/L または ALT＞500U/L 低血圧：収縮期血圧 60〜90mmHg または平均血圧 50〜65mmHg 2〜5種類の薬剤または装置が必要な患者
E	低血圧または低灌流，または3つ以上の薬剤または装置を必要とする患者。院外心停止（OHCA）を経験したすべての患者も含む	低灌流：乳酸値＞10mmol/L または pH≦7.2 低血圧：収縮期血圧＜60mmHg または平均血圧 50mmHg 3つ以上の薬剤または装置が必要な患者

（文献22を参考に作成）

おわりに

　心原性ショックに対するMCSの特徴とその組み合わせも含めた効果について，PV loopを用いて概説しました。心筋梗塞に伴う心原性ショックはいまだ救命率が低く，たとえ救命できたとしても，急性期の梗塞サイズが後の心不全入院や予後に大きく影響します。心原性ショック時の輸液や薬物治療には限界があり，かつそれらは心筋酸素需要を増加させることで梗塞サイズを増大させる可能性も示唆されます。

　MCSの選択は，患者ごとの病態を考慮し，流量補助や左室減負荷，アクセスサイト，合併症リスクを踏まえて総合的に判断する必要があり，その特性を十分に理解し適切なタイミングで挿入することが重要です。SCAI shock分類Stage Eのような重症心原性ショックの場合はV-A ECMOの挿入を余儀なくされますが，その場合は早期のECPELLAへのエスカレーションも治療オプションとなります。

文献

1) Kapur NK, Thayer KL, Zweck E : Cardiogenic Shock in the Setting of Acute Myocardial Infarction. Methodist DeBakey Cardiovasc J 16(1) : 16-21, 2020.

2) Kolte D, Khera S, Aronow WS, et al : Trends in incidence, management, and outcomes of cardiogenic shock complicating ST-elevation myocardial infarction in the United States. J Am Heart Assoc 3(1) : e000590, 2014.

3) Sandhu A, McCoy LA, Negi SI, et al : Use of mechanical circulatory support in patients undergoing percutaneous coronary intervention : Insights from the National Cardiovascular Data Registry. Circulation 132 : 1243-1251, 2015.

4) Hochman JS : Cardiogenic Shock Complicating Acute Myocardial Infarction : Expanding the Paradigm. Circulation 107(24) : 2998-3002, 2003.

5) Basir MB, Schreiber TL, Grines CL, et al : Effect of Early Initiation of Mechanical Circulatory Support on Survival in Cardiogenic Shock. Am J Cardiol 119(6) : 845-851, 2017.

6) 菅　弘之：心臓エナジェティクス，心臓力学とエナジェティクス．コロナ社，東京，2000，p34-51．

7) Suga H : Total mechanical energy of a ventricle model and cardiac oxygen consumption. Am J Physiol 236(3) : H498-505, 1979.

8) Samuels LE, Kaufman MS, Thomas MP et al : Pharmacological Criteria for Ventricular Assist Device Insertion Following Postcardiotomy Shock : Experience with the Abiomed BVS System. J Card Surg 14(4) : 288-293, 1999.

9) Saxena A, Garan AR, Kapur NK, et al : Value of Hemodynamic Monitoring in Patients With Cardiogenic Shock Undergoing Mechanical Circulatory Support. Circulation 141(14) : 1184-1197, 2020.

10) Thiele H, Zeymer U, Neumann FJ, et al : Intraaortic balloon support for myocardial infarction with cardiogenic shock. N Engl J Med 367(14) : 1287-1296, 2012.

11) Møller JE, Engstrøm T, Jensen LO, et al : Microaxial Flow Pump or Standard Care in Infarct-Related Cardiogenic Shock. N Engl J Med 390(15) : 1382-1393, 2024.

12) Ong SB, Samangouei P, Kalkhoran SB, et al : The mitochondrial permeability transition pore and its role in myocardial ischemia reperfusion injury. J Mol Cell Cardiol 78 : 23-34, 2015.

13) Watanabe S, Fish K, Kovacic JC, et al : Left ventricular unloading using an Impella CP improves coronary flow and infarct zone perfusion in ischemic heart failure. J Am Heart Assoc 7(6) : e006462, 2018.

14) Saku K, Kakino T, Arimura T, et al : Left Ventricular Mechanical Unloading by Total Support of Impella in Myocardial Infarction Reduces Infarct Size, Preserves Left Ventricular Function, and Prevents Subsequent Heart Failure in Dogs. Circ Heart Fail 11(5) : e004397, 2018.

15) Iannaccone M, Franchin L, Hanson ID, et al : Timing of Impella placement in PCI for acute myocardial infarction complicated by cardiogenic shock : An updated meta-analysis. Int J Cardiol 362 : 47-54, 2022.

16) Rao P, Khalpey Z, Smith R, et al : Venoarterial Extracorporeal Membrane Oxygenation for Cardiogenic Shock and Cardiac Arrest Cardinal Considerations for Initiation and Management. Circ Heart Fail 11(9) : e004905, 2018.

17) Thiele H , Zeymer U, Akin I, et al : Extracorporeal Life Support in Infarct-Related Cardiogenic Shock. N Engl J Med 389(14) : 1286-1297, 2023.

18) Bělohlávek J, Mlček M, Huptych M, et al : Coronary versus carotid blood flow and coronary perfusion pressure in a pig model of prolonged cardiac arrest treated by different modes of venoarterial ECMO and intraaortic balloon counterpulsation. Crit Care 16(2) : R50, 2012.

19) Fiorelli F, Panoulas V : Impella as unloading strategy during VA-ECMO: systematic review and meta-analysis. Rev Cardiovasc Med 22(4) : 1503-1511, 2021.

20) Unoki T, Kametani M, Nakayama T, et al : Impact of extracorporeal CPR with transcatheter heart pump support (ECPELLA) on improvement of short-term survival and neurological outcome in patients with refractory cardiac arrest--A single-site retrospective cohort study. Resusc Plus 10 : 100244, 2022.

21) Naidu SS, Baran DA, Jentzer JC et al : SCAI SHOCK Stage Classification Expert Consensus Update: A Review and Incorporation of Validation Studies: This statement was endorsed by the American College of Cardiology (ACC), American College of Emergency Physicians (ACEP), American Heart Association (AHA), European Society of Cardiology (ESC), Association for Acute Cardiovascular Care (ACVC), International Society for Heart and Lung Transplantation (ISHLT), Society of Critical Care Medicine (SCCM), and Society of Thoracic Surgeons (STS) in December 2021. J Am Coll Cardiol 79(9) : 933-946, 2022.

22) Kapur NK, Kanwar M, Sinha SS, et al : Criteria for Defining Stages of Cardiogenic Shock Severity. J Am Coll Cardiol 80 (3) : 185-198, 2022.

10 心臓再同期療法（CRT）と循環動態

小鹿野道雄

> **POINT**
> - 刺激伝導系は心機能維持に必須の構造物であり，障害に伴い予後が悪化する。
> - 心臓再同期療法（CRT）が直接的に再同期させているのは，電気的心臓内非同期であり，機械的心臓内非同期は間接的な結果にすぎない。
> - 左脚ブロックは強い壁応力を生じる心臓内電気的非同期であり，CRTによって心筋酸素消費量の減少，心筋虚血の改善，僧帽弁閉鎖不全症の改善が見込める刺激伝導系障害である。
> - 心不全の主要増悪因子に電気的心臓内非同期が関与していれば，CRTの適応を考慮するべきである。

刺激伝導系の役割と心臓再同期療法（CRT）

　CRTはその名のとおり心臓を再同期させる治療ですが，なにを再同期させるのでしょうか？　過去の研究で，心不全患者は心電図上のQRSの幅が延長すればするほど予後が悪くなることが報告されています。QRSの幅が延長するということは，心室内の伝導時間が延長することを示しています。この伝導時間の延長を心臓内の電気的非同期ととらえ，人工的ペーシングの治療を用いて延長した伝導時間を短くする，つまり電気的な心臓内非同期をペーシングによって再同期させることができれば心不全の予後がよくなるのではないか？　という考え方で誕生したのがCRTです。

　では，なぜQRSの幅が延長すると予後が悪くなるのでしょうか？　心室内の伝導が延長するということは，心室内になにかしらの伝導障害を生む心筋障害があると考えられます。そのため，QRSの幅というよりは背景にある心筋障害をきたす疾患（例えば心筋梗塞や心筋症など）が予後を悪くさせている，と考えることもできます。ところが，同じような心筋障害の基礎疾患をもつ患者同士で比べてみてもQRSの幅が延長している患者のほうが予後が悪いことが研究で明らかになっています。このことは伝導障害自体が予後に悪い結果をもたらしていることを示しています。

　QRS幅の正常値は120ミリ秒未満です。心室内には房室結節からHis束を介し，左脚，右脚，プルキンエ線維という刺激伝導系が存在します。この刺激伝導系は通常心筋の約4倍の伝導速度を有しており，QRS幅120ミリ秒未満を保つために必須の構造物です。つまり，QRS幅が延長するのはこの刺激伝導系障害が背景にあります。**刺激伝導系が障害されると心不全の予後が悪くなることから，刺激伝導系は心機能を維持するために必要な構造と考えられます。**刺激伝導系の役割を考えてみましょう。

　話をわかりやすくするために，左室での刺激伝導系の役割について考えてみます（**図1**）。左

図1 左室刺激伝導系

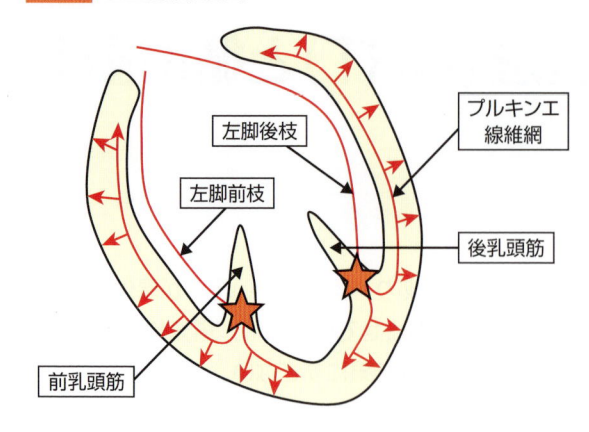

左脚前枝は前乳頭筋，左脚後枝は後乳頭筋に向かって伝導を伝え，その後，心内膜側に広がるプルキンエ線維網を伝って左室全体一様に伝導が伝わる

室から効率よく血液を大動脈に駆出するためには，左室がどのように動けばよいかを考えてみます。まず，左室が収縮するときに僧帽弁が開いていては，左房へ血流が逆流するため血行動態的に好ましくありません。そのため，僧帽弁に腱索を通じて付着している乳頭筋が左室のなかで最も早く収縮し，僧帽弁を閉鎖させる必要があります。左室へ向かう刺激伝導系の左脚は左脚前枝と左脚後枝に分けられ，それぞれ前乳頭筋と後乳頭筋へつながっており，左室内で最も早く伝導が伝わる構造になっています。次に僧帽弁が閉じた後，左室は全周性に一斉に収縮し，大動脈に向かう十分な収縮圧を生み出す必要があります。そのため左脚前枝と左脚後枝から分岐したプルキンエ線維は網目状に心内膜側に分布しており，伝導を素早く左室内に全周性に伝達させます。十分な収縮圧は臓器灌流，特に地上から最も離れている脳へ重力に逆らって血流を送るために必要な要素です。進化の観点からみると，魚類は水中で重力に逆らって高い収縮圧を生み出す必要がないため，心臓は管状の構造物で刺激伝導系はありません。両生類以降，陸上に上がった生物の心臓は袋状に進化し，全周性の収縮のためにHis束以下の刺激伝導系が同時に進化したと考えられています。余談ですが，地上から頭の最も遠いキリンの収縮期血圧は260mmHgです。

！ここが重要

刺激伝導系の役割

　刺激伝導系は左室の血行動態維持に必要な存在であるため，左室の刺激伝導系障害（左脚ブロックなど）を生じると僧帽弁閉鎖不全症が出現したり，収縮圧が低下するなどします。CRTは心臓の刺激伝導系の障害によって起こる電気的心臓内非同期を人工的ペーシング治療によって再同期させる治療です。

電気的心臓内非同期と機械的心臓内非同期

　前述のとおり，CRTは電気的心臓内非同期を再同期させる治療ですが，CRT前後の心機能変化を動的・視覚的にとらえやすいのは機械的心臓内非同期です。例えば心エコー検査などでCRT前に中隔と側壁の壁運動のずれを検出し，CRT後にそのずれが改善していれば心機能の改善ととらえることができそうです。一時期，CRTが再同期させているのは機械的心臓内非同期である，という考えが提唱されました。そのため，さまざまな心エコーの機械的心臓内非同期の指標（中隔と後壁の壁運動遅延：SPWMD，右室と左室の壁運動遅延：IVMDなど）がCRT適応基準の指標として考えられていました。

　しかし，心エコーでとらえた機械的心臓内非同期を示す指標を用いてCRTの予後予測を検証した多施設大規模臨床試験PROSPECT試験[1]では，いずれの指標もCRTのレスポンダー予測として有用ではありませんでした。さらに，心エコーのスペックルトラッキング法を用いて機械的心臓内非同期を有する患者（QRS幅は130ミリ秒以内）を登録してCRTの有効性を検証したECHO-CRT試験[2]では，CRT群でむしろ予後が悪くなる結果となり，早期に試験が中止となってしまいました。なぜ，機械的心臓内非同期の指標はCRTの予後予測に有用ではなかったのでしょうか？

　ECHO-CRT試験結果を解析したサブ報告では興味深い結果が報告されています。試験の登録時に全患者に認められていた機械的心臓内非同期を試験6カ月後に再評価したところ，試験全体の24％の患者で機械的心臓内非同期が消失していました。しかし，この機械的心臓内非同期の消失はCRT群とコントロール群に有意な差がなかったのです。つまり，ECHO-CRT試験において機械的心臓内非同期は心不全治療の経過中にCRTの有無に関係なく変化した，と考えられます。実はほかの報告では，機械的心臓内非同期は循環血漿量や血圧，虚血性変化などで容易に変化することが示されています[3]。つまり，**機械的心臓内非同期を生じる要因は電気的心臓内非同期以外にも多数存在し，血圧や体液量の変化でも機械的心臓内非同期は容易に改善・増悪を認める**ということです。電気的心臓内非同期と機械的心臓内非同期は同列に評価するべきではなく，電気的心臓内非同期は機械的心臓内非同期の上流に位置する因子として考えられます（図2）。

図2　電気的心臓内非同期と機械的心臓内非同期の関係

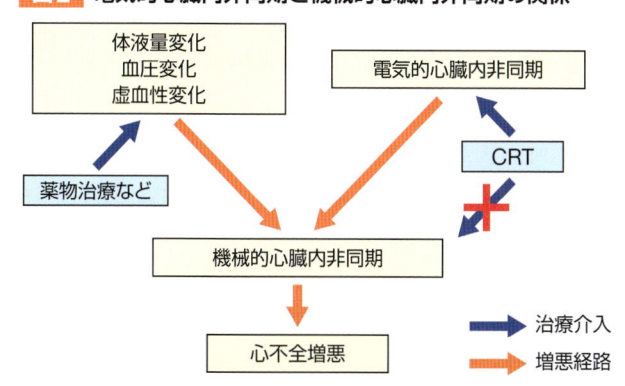

CRTは機械的心臓内非同期に直接作用するのではなく，電気的心臓内非同期を介して機械的心臓内非同期を是正する治療である。電気的心臓内非同期は機械的心臓内非同期の上流に位置する因子である。

CRTは電気的心臓内非同期を改善する治療である

CRTはペースメーカから派生した，ペーシングの治療です。CRTの直接のターゲットは電気的心臓内非同期であり，機械的心臓内非同期ではないことを認識する必要があります。CRTによって機械的心臓内非同期が改善するのは電気的心臓内非同期を人工的ペーシングによって是正した間接的な結果であり，機械的心臓内非同期の是正はCRTの直接的な結果ではありません。機械的心臓内非同期はCRTレスポンダーの必要条件ですが，十分条件ではないのです。

近年改訂された心臓ペーシング治療のガイドライン[4]には，CRT植込み前に心エコーで機械的心臓内非同期を評価してCRT適応を決めることはクラスⅢ（利益なし），エビデンスレベルAとして記載されています。

電気的心臓内非同期の軽減と臨床的効果

電気的心臓内非同期は刺激伝導系障害によって生じますが，刺激伝導系障害は左脚ブロックと非左脚ブロックに分けられます。過去の大規模臨床試験の結果，CRTの有用性は左脚ブロック患者では明らかに有意に示されていますが，非左脚ブロック患者では評価が分かれています。なぜ，左脚ブロック患者はCRTが有効になりやすいのでしょうか？

左脚ブロックでは左室側壁への伝導は右脚から心尖部を迂回して最も遅く到達します。収縮期早期に中隔部位が収縮する時相では，左室側壁にはまだ伝導が到達していないため中隔が左室側壁よりも先に収縮することになります。その結果，左室内の血液は中隔から左室側壁に向かうことになり，左室側壁に壁応力がかかります。壁応力によって伸展させられた心筋はさまざまな神経体液性因子やチャネル・ポンプ機能などの変化を通じて心筋障害を生じます。慢性的な壁応力負荷は心筋収縮力の低下をきたし，心拍出量を維持するために構造的リモデリングとよばれる左室容量の増加をきたします。心室圧容積関係（PV loop）で考えるとloopが全体的に右に移動することになり，心筋酸素消費量（MVO_2）が増大することになります。さらに，収縮期末期で遅れた左室側壁が収縮する時相では中隔はすでに収縮を終えていますので，左室側壁の収縮によって血液の方向は左室側壁から中隔に向かうことになります。収縮期早期とは逆の血流方向に伴う壁応力です。収縮期末期の場合，側壁の収縮があまりに遅れると拡張期に近いために大動脈弁が閉じ，中隔に向かう圧が大動脈に逃げることができず，逃げ場を失った圧が中隔に強い壁応力を与えることがあります。拡張期早期は，心筋血液灌流という視点から考えると大動脈弁閉鎖後にValsalva洞から吸い込まれるように冠動脈に血流が流れ込む，最も大切な時相です。拡張期早期に中隔への強い壁応力がかかってしまうことで中隔領域に心筋虚血を呈することが報告されています[5]（図3）。

このように左脚ブロックは，電気的心臓内非同期から機械的心臓内非同期に伴う強い壁応力が左室リモデリングを助長しMVO_2を上昇させ，心筋虚血を誘発したり，前述のように乳頭筋の収縮タイミングのずれから僧帽弁閉鎖不全症が生じることで，刺激伝導系障害のなかでも特に心筋障害が出やすい特徴を有しています。一方で非左脚ブロック患者では，左室側壁が電

図3 左脚ブロック症例の CRT 前後の心筋シンチグラフィ所見（核種：テクネシウム99m）

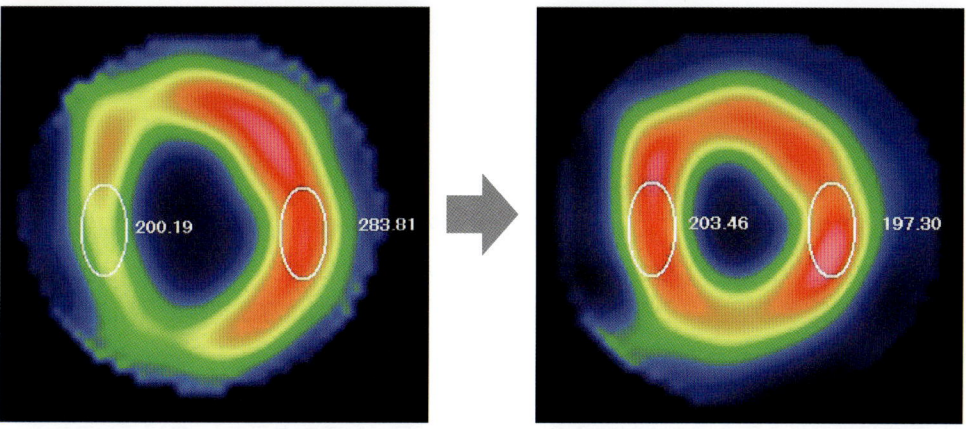

非虚血性心筋症の70歳代，女性。CRT前に中隔領域の広範な集積低下を認めているが（a），CRT後に左室のリバースリモデリングとともに中隔領域の集積改善を認めている（b）。

（文献5より転載）

気的心臓内非同期として最も遅く伝導することはまれであり，機械的心臓内非同期の質が左脚ブロック患者とは異なります。また，右室の機械的心臓内非同期に伴う壁応力は左室と比較して圧が低いために影響が小さくなります。そのため，非左脚ブロックの電気的心臓内非同期によって起こる心筋障害の程度は左脚ブロックと比較して低いと考えられます。以上のように，**左脚ブロック患者では慢性的に強い心筋負荷がかかっており，その電気的心臓内非同期に伴う心負荷をCRTは左室側壁から人工的ペーシングをすることで解消できるため，左脚ブロック患者のCRT後の臨床的改善度は大きくなります。**一方，非左脚ブロック患者ではもともとの電気的心臓内非同期に伴う心負荷が左脚ブロックと比較して弱く，右室内のペーシングがCRTで用いられることはまれであるためにCRT後の大きな改善率は見込めず，統計学的に有意差が出にくくなります。

心不全患者で心収縮力を改善させるためにドブタミンなどの昇圧薬を使用することがよくあると思います。左脚ブロック患者に対してCRTはドブタミンと同様の心収縮力の改善を認めますが，ドブタミンがMVO_2を増大するのに対して，CRTはMVO_2を減少させることが報告されています[6]（図4）。また，構造的リモデリングで容量拡大した左室もCRTによって容

図4 心収縮力（dP/dt_{max}）と MVO_2 についての CRT とドブタミンの比較

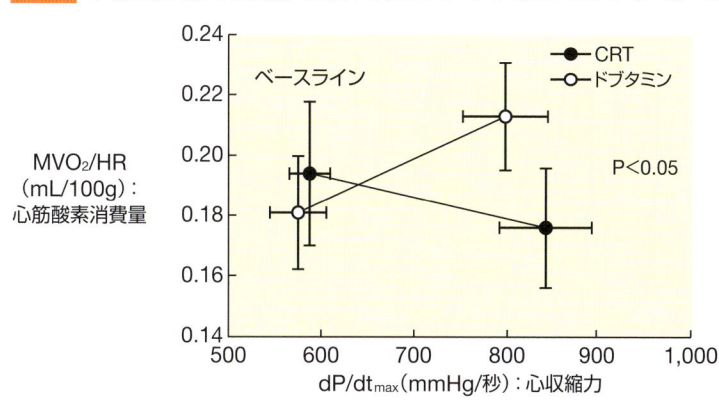

MVO₂/HR（mL/100g）：心筋酸素消費量

dP/dtmax（mmHg/秒）：心収縮力

ドブタミンとCRTともにベースラインよりも心収縮力が上昇しているが，ドブタミンではMVO_2が増加しているのに対して，CRTではMVO_2が低下している。

（文献6を参考に作成）

量が縮小し（リバースリモデリング），その縮小率は心不全の予後改善と大きく関連していることが報告されています。

今後のCRT

　CRTは電気的心臓内非同期を是正する治療です。一般的に心不全に対する治療効果は全死亡率や心血管イベント率，リバースリモデリングの程度，運動耐容能改善率などで評価されます。しかし，心不全は多因子疾患であり，CRTが是正しきれない心不全増悪因子が背景となって上記の治療効果が得られない可能性もあります（図5）。左脚ブロック患者では電気的心臓内非同期による心不全増悪要因が大きいため，心不全治療効果があると評価されやすいですが，非左脚ブロック患者でも電気的心臓内非同期が心不全増悪因子であればCRTが心不全の状態を改善させる余地は十分にあります。実際に右脚ブロックや左脚前枝ブロックなど，非左脚ブロックの患者でも刺激伝導系障害に伴う電気的心臓内非同期が大きく関与している心不全患者であれば，CRTが有効であった症例の研究結果が多数報告されています。

　最後にCRTの効果を規定する1つの要素として，左室リードの位置が重要です。電気的心臓内非同期を是正するためには心室内の最遅延伝導部位に左室リードを留置してペーシングすることが推奨されています。症例によっては冠静脈分枝の解剖学的制限や横隔神経刺激，閾値出力の問題などが至適部位への左室リード留置を阻んでいました。しかし，最近ではHis束や左脚などの刺激伝導系を直接刺激する生理的ペーシング治療の有効性が次々と示されており，CRTの新しい選択肢として注目されています。ただし，生理的ペーシングによるCRTについても各患者において心不全の増悪因子に電気的心臓内非同期が大きく関与しているか否かが治療の適応基準に重要なのは変わりありません。心不全パンデミック時代の到来に向けて，心不全の病態を俯瞰的・多角的な視点からとらえ，各患者に最も適切な治療を施す知識・努力がわれわれには求められていると思います。

図5　心不全の多因子モデルから考えるCRTの効果

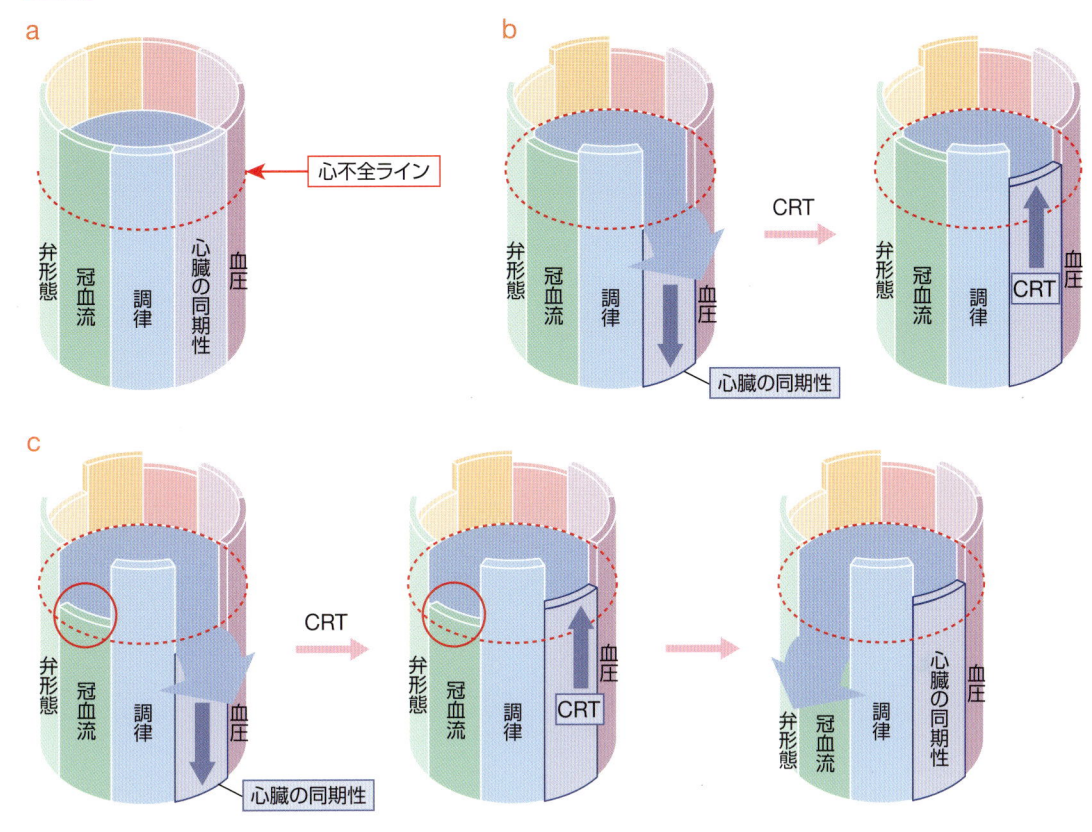

a：心不全多因子モデル。樽のそれぞれの板が心機能因子1つひとつを示す。心機能因子が障害されることで各板が下がり，心不全ラインを超えると心不全を発症する。

b：心不全発症が心臓の非同期性を主な原因とする場合，CRTは心臓の同期性を取り戻し，その後の心不全再増悪を防ぐことができる。

c：多因子の心不全増悪因子をもつ症例。CRTによって心臓の同期性が改善されても，ほかの心不全増悪因子によって心不全再増悪をきたす。この場合でもCRTはレスポンスしている。

文献

1) Chung ES, Leon AR, Tavazzi L, et al : Results of the Predictors of Response to CRT（PROSPECT）trial. Circulation 117（20）: 2608-2616, 2008.

2) Ruschitzka F, Abraham WT, Singh JP, et al : Cardiac-resynchronization therapy in heart failure with a narrow QRS complex. N Engl J Med 369（15）: 1395-1405, 2013.

3) Park HE, Chang SA, Kim HK, et al : Impact of loading condition on the 2D speckle tracking-derived left ventricular dyssynchrony index in nonischemic dilated cardiomyopathy. Circ Cardiovasc Imaging 3（3）: 272-281, 2010.

4) Chung MK, Patton KK, Lau CP, et al : 2023 HRS/APHRS/LAHRS guideline on cardiac physiologic pacing for the avoidance and mitigation of heart failure. Heart Rhythm 20（9）: e17-e91, 2023.

5) Ogano M, Iwasaki YK, Tanabe J, et al : Cardiac resynchronization therapy restored ventricular septal myocardial perfusion and enhanced ventricular remodeling in patients with nonischemic cardiomyopathy presenting with left bundle branch block. Heart Rhythm 11（5）: 836-841, 2014.

6) Nelson GS, Berger RD, Fetics BJ, et al : Left ventricular or biventricular pacing improves cardiac function at diminished energy cost in patients with dilated cardiomyopathy and left bundle-branch block. Circulation 102（25）: 3053-3059, 2000.

7) Jessup M, Brozena S : Heart Failure. N Eng J Med 348（20）: 2007-2018, 2003.

8) Nogami A, Kurita T, Abe H, et al : JCS/JHRS 2019 Guideline on Non-Pharmacotherapy of Cardiac Arrhythmias. Circ J 85（7）: 1104-1244, 2021.

II 章

[Case Live !]

循環動態で
攻略する
心不全症例

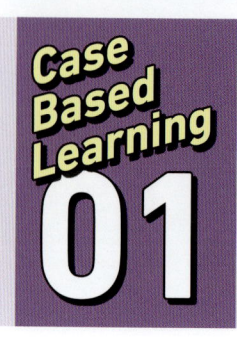

基本的な HFrEF 症例

渡邊直樹

> **POINT**
> - 典型的な急性心不全 HFrEF 症例を通じて，急性期治療の流れを知る。
> - 急性期治療の治療目標とポイントを考える。
> - 急性期治療における治療選択肢とその効果について，エビデンスを基に考える。

　2017年の「急性・慢性心不全診療ガイドライン」改訂以後，心不全診療では，ステージA〜Dをとおした時間軸を意識した治療が求められるようになりました（図1）。心不全患者の経過における立ち位置を明確にし，対象患者の治療目標や行う治療方法を検討していく必要があります。急性心不全においても，急性期・亜急性期・退院前と時間経過を分類することにより，時期に応じて必要な治療を検討していかなくてはなりません。急性期では，血行動態の安定化と緊急介入が必要な疾患の同定が必要になります。

図1 心不全とそのリスクの進展ステージ

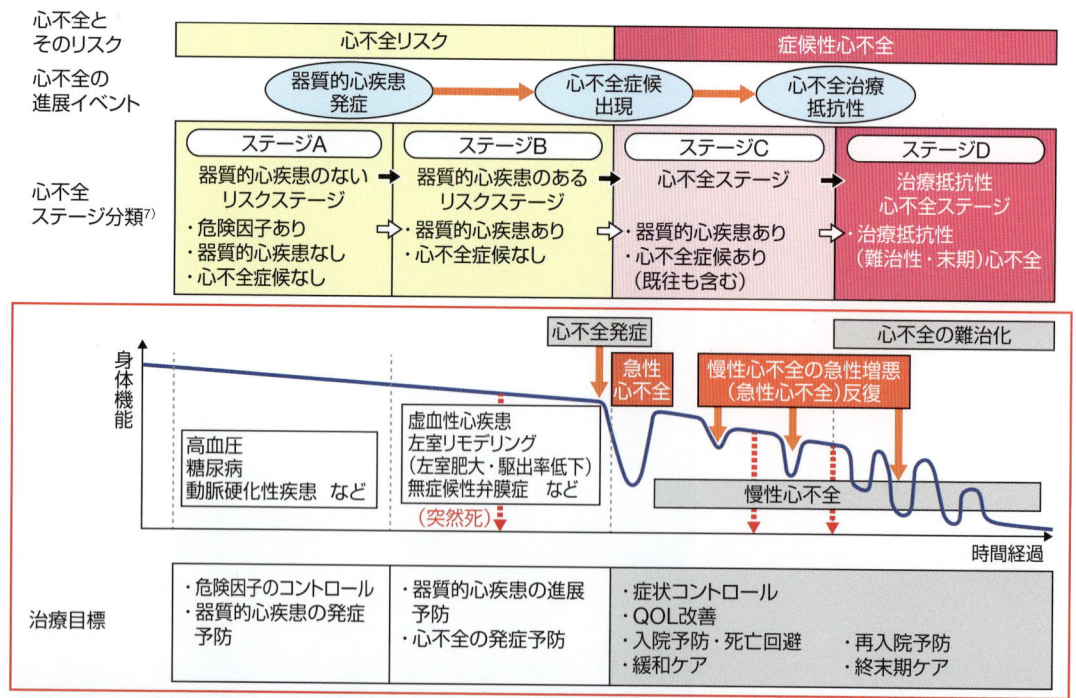

（厚生労働省：脳卒中, 心臓病その他の循環器病に係る診療提供体 制の在り方に関する検討会. 脳卒中, 心臓病その他の循環器病に係る診療提供体制の在り方について（平成29年7月）.
http://www.mhlw.go.jp/file/05-Shingikai-10901000-Kenkoukyoku-umu-ka/0000173149.pdfより転載）

本項では，代表的な急性心不全症例を提示しながら，評価・連携・治療のポイントを解説します。

症例 1 Afterload増加型急性心不全

年齢，性別	70歳代，男性
現病歴	4年前に狭心症に対し経皮的冠動脈インターベンション（PCI）が行われ，近医通院していた。数日前より，下腿浮腫と労作時の息切れを感じていた。夜間睡眠中に息切れを感じ，目が覚め，救急コールをした。冷や汗，冷感を伴った状態でERに搬送された。
身体所見	血圧 230/115mmHg，心拍数 110/分，経皮的動脈血酸素飽和度（SpO$_2$）98%（リザーバーマスク 10L），呼吸回数 40/分，呼吸音 全肺野にwheezeを認めた。軽度の下腿浮腫を認めた。
画像検査	【胸部X線】両側に肺うっ血を認めた。 【心電図】V$_5$，V$_6$のST低下を認めた。 【心エコー】全周性の壁運動低下を認めるが，新規の局所壁運動異常はなく，有意な弁膜症も認めなかった。

1 基本的な考え方

　日本循環器学会のガイドラインでは，受診早期に血圧・乳酸値・低灌流を示す身体所見を確認し，必要であれば早期の強心薬もしくは機械的循環補助（MCS）を検討することが推奨されています（p ⅲ**図1**参照）。本症例では，血圧は高値であり，乳酸値の上昇も認めませんでした。血行動態は安定していると判断し，次のチェック項目である呼吸不全を評価しました。SpO$_2$は98%ありますが，呼吸回数が40/分と頻呼吸です。呼吸不全があると判断し，非侵襲的陽圧換気（NPPV）もしくは気管挿管を検討しました。新型コロナウイルス感染症により，NPPVを装着する際には感染症の所見に注意が必要です。NPPV装着後も状態が改善しないとき，受診時より意識障害や呼吸器疾患の合併症を認めるときなどは気管挿管を勧めています。本症例では，NPPVにより速やかに呼吸状態は改善し，早期の離脱が可能となりました。

2 エキスパートの視点

a）本症例の心力学

　「左心不全の循環動態」（p24）において，収縮性低下心のPV loopと拡張性低下心におけるAfterload増加型左心不全のPV loopについて解説しましたが，本症例はその2つの病態が混合したものです。まず，よく勘違いされるポイントですが，高度な収縮性（LV-E$_{es}$）の低下があると，本症例のような異常な高血圧を起こすことができません。よって本症例は，低下しているとはいえ，最重症な収縮性低下ではないことが予想されます。①中等度に低下した心収縮能と，②高度に上昇した左室後負荷，さらに③交感神経緊張により誘導された前負荷の上昇が重なることで，肺うっ血をきたした症例であることが想定されます。

図2 本症例の心力学・循環動態的考察

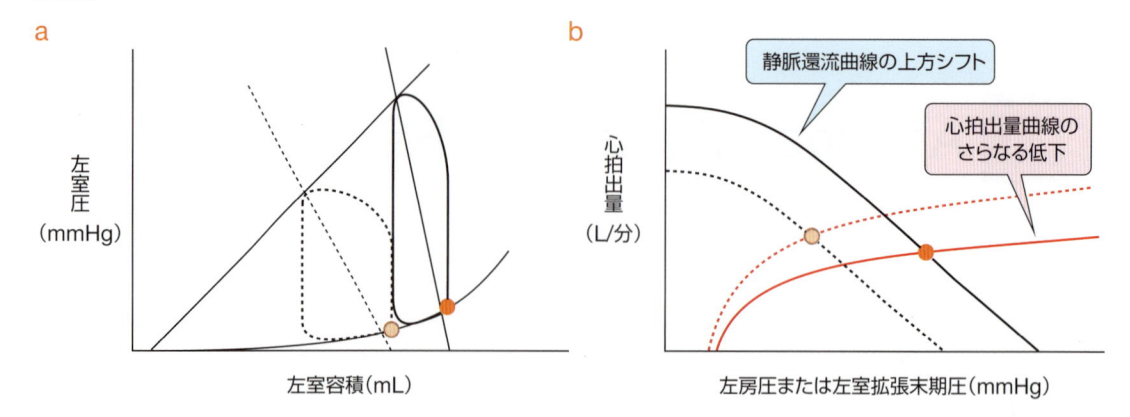

a：PV loop。もともと収縮性が低下している左心において，急な前負荷および後負荷の上昇があることで左室拡張末期圧は大きく上昇する（○→●）。

b：循環平衡。急な後負荷の上昇は心拍出量曲線をさらに低下させ，交感神経の活性化は後負荷だけでなく，負荷血液量の急上昇による静脈還流曲線の上方シフトを誘導する。結果として，動作点は心拍出量が低下し，左室拡張末期圧および左房圧が上昇した点へシフトする（○→●）。

PV loopで示すと**図2a**，また循環平衡で示すと**図2b**のようになっていることが予想されます。倦怠感や呼吸苦，酸素化低下によって誘発された交感神経の活性化は，総血管抵抗，心拍数，負荷血液量の急上昇に寄与するため，特に収縮性が低下した心臓では，心拍出曲線の低下と静脈還流曲線の上昇につながります。本症例は循環動態的な是正可能なポイントが多い症例であり，それらをグラフを書きながら整理することで，漏れがない落ち着いた対応が可能になると考えます。

b）収縮性低下を伴う心不全の急性期治療

Afterload増加型急性心不全（肺水腫＝肺うっ血，afterloadの増加した心不全）においては，急激な交感神経，レニン・アンジオテンシン系（RAS）の亢進により動脈と静脈の収縮が起こります[1]。静脈収縮により，有効循環血液量の増加が起こり，中枢への血流の増大が起きます（central volume shift）。また，動脈収縮により末梢血管抵抗が増加し，後負荷が増加した結果，SVを増やして前負荷増大に対処するということができなくなります。結果として，左室拡張末期圧がさらに上昇し，肺水腫を引き起こします。そのため，後負荷の軽減と体液の分布異常に伴う前負荷の上昇に対して介入していく必要があります。**早期のうっ血への介入が予後を改善することは，わが国のレジストリ研究[2]からも知られており，ガイドラインにおいても1時間前後以内には，なんらかの介入を行うことが推奨されています**（p ⅲ**図1**参照）。またガイドライン上では血管拡張薬と体液量の増加に応じて利尿薬の投与を推奨しています。血管拡張薬のなかでは硝酸薬がよく用いられており，硝酸薬の静脈拡張作用が静脈収縮による前負荷の上昇に効果的であると考えられます。急性期においては，血管拡張薬の使用により，肺水腫をコントロールできることを覚えておく必要があります。

また，急性期には早期に低酸素を是正する必要があります。低酸素は交感神経賦活化のトリガーとしても知られており，介入することにより前負荷・後負荷軽減効果も期待できます。NPPVは単独でも前負荷・後負荷軽減効果があり，CO_2貯留や低酸素が持続するときだけでなく，呼吸努力が強いときなどにも検討する必要があります。

急性心不全の治療初期においては，体液貯留・灌流を評価する必要があります（p ⅲ**図1**参照）。特に左室駆出率の低下した心不全（HFrEF）においては，過剰な体液の減少を行った結果，低灌流を引き起こすことがあります。低灌流については後述しますが，腎機能・胸部X線などだけでなく，日々の身体所見や心エコーなど多角的に評価することをお勧めします。

急性心不全改善後（低灌流がなく体液貯留が改善傾向にあるとき）には，早期の心保護薬の導入・増量が推奨されています。STRONG-HF試験[3]では，退院2週間以内に診療ガイドラインに基づく標準的治療（GDMT）の推奨用量を達成することを目標とした高強度ケアと，通常ケアに割り付けされています。本試験では，SGLT2阻害薬を除く，RAS阻害薬，β遮断薬，ミネラルコルチコイド受容体拮抗薬を対象に研究がされています。実際に高強度ケア群において90日以内に目標用量まで到達できたのはRAS阻害薬が55%，β遮断薬が49%となっていますが，それでも180日以内の全死亡または心不全入院の複合イベントを低下させることが示されています。本試験から，血圧・脈拍・体重・BNP濃度を確認しながらの早期薬剤導入の安全性と有効性が示されました。当院においては，低灌流所見がなければ，血管拡張作用があるRAS阻害薬は，より早期の体液貯留が残存している際の投与を推奨しています。また陰性変力作用があるβ遮断薬は，心不全再増悪リスクを踏まえ体液貯留改善後の投与を推奨しています。

3 治療経過

本症例では，血圧が高く，乳酸値の上昇がないことを確認し，呼吸不全に対してNPPVを装着しました。呼吸苦症状が安定したところで，血管拡張薬として硝酸薬を投与し，体液貯留を認めたため，フロセミドを投与しました。第2病日にはNPPVを離脱し，心臓リハビリテーションを開始しました。第7病日に冠動脈造影（CAG）にて，新規冠動脈疾患がないことを確認しました。同日の心エコーでは，心収縮能の改善を認めませんでした（半年後には改善）。狭心症治療歴はありますが，高血圧コントロールが悪く，ほかの心筋症はMRIなどで否定的であったため，最終的には高血圧性心臓病と診断しました。栄養指導・薬剤指導・運動指導・生活指導を行い，心筋保護薬を導入したうえで，第12病日に自宅退院となりました。

症例2 慢性心不全の急性増悪

年齢，性別	70歳代，女性
現病歴	11年前に心臓サルコイドーシスの診断で，プレドニゾロンを内服していた。心保護薬も内服していたが，7年ほど前に心機能の改善，ガリウムシンチグラフィによる集積がないことを理由に中止となった。1週間ほど前から動悸があり，当日から息切れを感じるようになった。心拍数130/分の洞性頻脈を認めたため，精査目的に当科紹介受診となった。
身体所見	血圧115/95mmHg，心拍数130/分・整，SpO₂ 94%（室内気），呼吸回数24/分，心音Ⅲ（＋），下腿浮腫なし
画像検査	【胸部X線】心胸郭比67%と拡大し，胸水を認めた。 【心電図】洞調律で心拍数124/分，左房負荷と右室伝導遅延を認めた。 【心エコー】全周性の壁運動低下を認め，LVEFは34%であった。中等症の心室性機能性僧帽弁閉鎖不全症を認めた。壁の菲薄化はなく，左室流出路速度時間積分値（LVOT-VTI）10cmと低下，E/e'は16と上昇し，推定右室圧は64.9mmHgであった。 BNPは1,712pg/mL，推算糸球体濾過量（eGFR）52mL/分/1.73m²，随時尿中クロール（Cl）は60mEq/L（利尿薬投与なし），乳酸値の上昇は認めなかった。

1 基本的な考え方

　本症例では，血圧は保たれ，乳酸値の上昇はないものの，洞性頻脈を認めていること，脈圧が低下していること，LVOT-VTIが低下していることから，強心薬を使用しました。強心薬使用後に脈拍数の低下と体重程度の時間尿，自覚症状の改善が認められました（図3）。使用後でも脈拍数が低下しない，低灌流所見が改善しないような場合には，MCSの使用を検討する

図3 治療経過

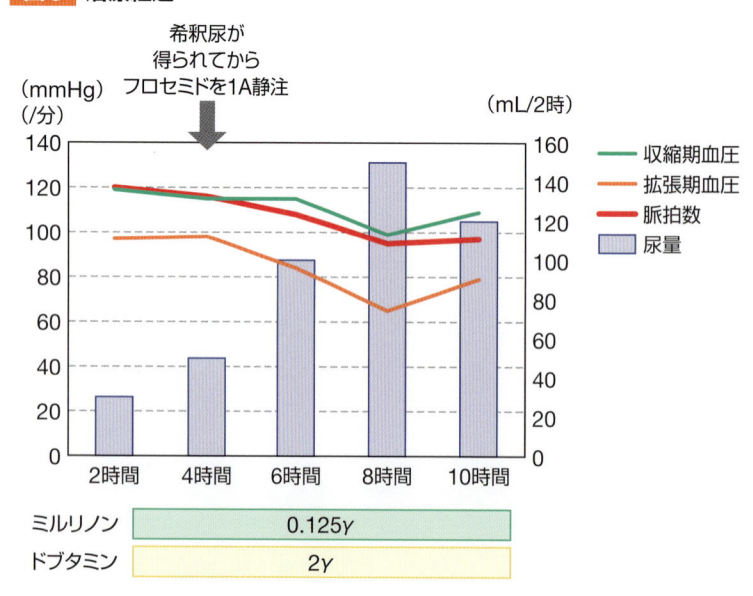

必要があります。そのため，急性心不全における特に入院初期では，低灌流の所見を多く集めること，そして各項目が治療開始後どのように推移するかを必ず確認する必要があります。

2 エキスパートの視点

a) 心原性ショックの重症度分類と薬物選択

心原性ショックの重症分類として，米国心血管インターベンション学会（SCAI）shock分類が用いられています[4]。本分類では，重症度に応じてA～Eの5つの分類に分けられており，治療開始時の単発的な評価だけでなく，持続的な評価をすることが求められています。治療の目標として，重症なStageからの改善はもちろんのこと，Stage AやBから悪化させないことも重要です。

本症例では，頻脈を認め，明らかな低灌流所見はなく，Stage B～Cの間と考えました。さらに，脈圧の低下，LVOT-VTIの低下から，心拍出量は低下しており，利尿薬の単独治療では心拍出量の低下に拍車をかけると考え，強心薬を使用することとしました。結果として，Stageの進行を防ぎ，速やかな改善を得ることができました。漫然とした強心薬使用は避けるべきですが，Stage Bと判断した症例には悪化を防ぐためにも，使用を検討する必要があります。適切な強心薬使用のためには，来院時から低灌流所見を定期的に評価していくことが重要です。

日本循環器学会ガイドライン[5]では，カテコラミン強心薬としてドブタミン，ドパミン，ノルアドレナリンが記載されており，ホスホジエステラーゼ（PDE）3阻害薬として本症例で用いたミルリノンが掲載されています。ドブタミンには，β_1受容体刺激薬として心筋収縮増強作用と，低用量（5γ以下）での血管平滑筋に存在するβ_2受容体刺激作用としての血管拡張作用があります。上記作用により，肺うっ血の軽減効果が期待できます。一方で，昇圧作用に乏しく，血圧維持が不十分な場合には，ノルアドレナリンを併用することが推奨されています。ミルリノンは，β受容体を介さず，強心作用を得ることができるため，β遮断薬内服中などのカテコラミン抵抗状態と思われる症例に有効とされています。用量依存性に血行動態の改善効果を得ることができますが，血管拡張による血圧低下や心室/上室不整脈が出現する可能性があるため，短期間・必要最小量での投与が推奨されています。経験上は，極度の低心機能症例，肺高血圧症や低右心機能を伴う症例では強心薬，PDE3阻害薬を必要とすることが多いです。ドブタミンとミルリノンの比較は，2021年にも行われていますが，研究上は臨床的な有意差は認めていません[6]。肺高血圧症や右心機能不全の合併，β遮断薬を導入するときなどは，ミルリノンを積極的に用いるようにしています。一方で，腎機能が障害されている患者や治療が必要な冠動脈疾患を残す患者には，ミルリノンの使用を控えるようにしています。また，心アミロイドーシスは低灌流をきたしやすく，通常治療で思いもよらず低灌流に遭遇したときには，心アミロイドーシスなどの特殊心筋症を疑う必要があります。

低灌流を見逃すな‼

　心不全治療，特に入院初期には低灌流を見逃さないようにすることが重要です。低灌流所見としては，身体所見，血液検査，尿所見などを参考に判定します。身体所見では，脈圧の低下・四肢の冷感・意識変容など，尿所見では尿量に加えて尿の色調（濃縮度合から評価します），尿生化学検査，血液検査では低ナトリウム血症や乳酸値などが重要です。評価できるスピード感が違うため，患者の重症度に合わせて測定タイミングを検討する必要があります。

　また直接的な低灌流の所見ではありませんが，低心拍出の評価において代表的な非侵襲的な検査として心エコー上のLVOT-VTIがあります。これは左室からの心拍出を推測するのに簡便な検査であり，治療に役立てることができます。脈拍数や大動脈径などが異なるため，絶対値によるほかの患者との比較は困難です。

b）出口を見据えた急性心不全治療

　現在では，将来の治療選択を患者本人と本人の信頼できるかたと一緒に行い，満足のいく療養生活を送ってもらうために，**早期から患者・患者家族と将来の療養生活を相談していくことが推奨されています**。ガイドラインにおいても，**図4**に示すようなアドバンス・ケア・プランニング（ACP）の概念図を作成し，今後の治療・ケアの目標を話し合うことを推奨しています[7]。初回入院時に，心不全の経過を伝え，その後も自宅生活のなかで相談していくことが望ましいですが，実臨床でそのような患者に出会うことはまれです。理由として，初回入院後の慢性期間が長いため医療者側には話し出す時間がなく，患者のなかでは徐々に忘れられていき，経過のなかで患者を取り巻く環境（家族も含め）が変わることが考えられます。そのため，慢性心不全の急性増悪などの再入院症例では，再度将来を見据えていく大事な入院期間になります。

図4　**ACPの概念図**

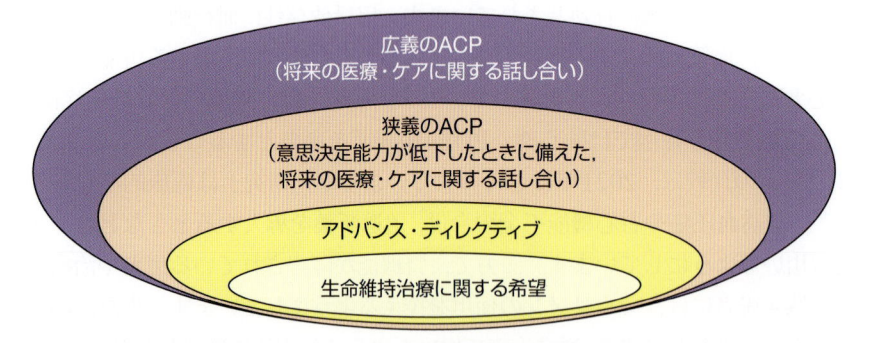

（日本循環器学会/日本心不全学会：2021年改訂版 循環器疾患における緩和ケアについての提言．
https://www.j-circ.or.jp/cms/wp-content/uploads/2021/03/JCS2021_Anzai.pdf. 2024年12月閲覧）

　実臨床においては，高齢，認知機能の悪化，ケアギバーの不在などで，苦労することも多いですが，心不全症状が悪化したときに，誰とどこで生活していきたいか，侵襲的な治療の希望があるか，ということを準備していく必要があります。また，心臓移植を前提としない植込み型補助人工心臓の植込みの可能性がある患者には，連携機関と連絡を取り合い，早期からの受診を勧める必要があります。

3 治療経過

　本症例は病歴から心臓サルコイドーシスの再燃に伴う心不全増悪と考え，治療を開始することとしました。尿中Clは保たれていたものの，頻脈でLVOT-VTIが低値であることから，強心薬を用いて治療を開始することとしました。ドブタミン2γとミルリノン0.125γを投与したところ，1時間ほどで心拍数が100/分程度まで低下しました。希釈尿が確認でき，尿量は50mL/時程度確保されました。食事摂取の意欲も回復しました。翌日からフロセミドを投与し，第3病日からエナラプリル1.25mgの投与と，ドブタミンの減量を開始しました。ドブタミンが中止できたところで，ビソプロロールを0.625mgから投与開始し，悪化がないことを確認した後にミルリノンを減量しました。点滴終了後，心筋生検，PET-CT，心臓MRIなどを確認し，心臓サルコイドーシスの再燃を確認できたため，後日ステロイド導入を行いました。

症例3　心原性ショック

年齢，性別	60歳代，女性
現病歴	1年前までに左主幹部（LMT）-左前下行枝（LAD），右冠動脈（RCA）に対して複数回治療歴があり，左回旋枝（LCX）は完全閉塞しているがワイヤー不通過であり，経過をみられていた。6カ月前にLADのステント血栓症を認め，PCIが施行された。退院時の心エコーでLVEFは45％，3＋の心室性機能性僧帽弁閉鎖不全症を認めていた。1カ月ほど前から，胸部不快感が出現した。3時間前から胸痛が持続し，ER受診した。
身体所見	血圧 68/43mmHg，心拍数 110/分，SpO₂ 98％（経鼻3L），呼吸回数 20/分，軽度の下腿浮腫を認めた。
画像検査	【胸部X線】心拡大と軽度の肺うっ血を認めた。 【心電図】洞調律，下壁誘導でのST上昇を認めた。 【心エコー】LVEF 28％，重症の心室性機能性僧帽弁閉鎖不全症を認めたが，急性冠症候群に伴う機械的合併症は認めなかった。

1 基本的な考え方

　来院早期の循環動態評価において，循環動態が不安定と判断された場合，強心薬もしくはMCSが必要となります。本症例では，心電図にて急性冠症候群が疑われ，早期の緊急CAGを行いました。CAGにて，3枝病変を認め，心原性ショックが継続していることから，MCSをPCI前に留置することとしました。デバイスの選択として，わが国ではV-A ECMO，Impella，大動脈内バルーンパンピング（IABP）が使用可能です。2023年のJCS/JSCVS/JCC/CVITガイドラインフォーカスアップデート版では臓器障害の重症度，左心機能障害および右心機能障害の程度，デバイス補助開始までの時間，デバイス挿入のアプローチおよびMCSを要する期間を考慮し選択することが求められています[8]。

　本症例では，右室梗塞を起こしておらず右心機能が保たれていたこと，酸素化良好であること，下肢アプローチ可能であること，デバイス挿入まで時間的猶予があったことから，

Impellaを選択しました。その後，責任病変のみでなく，LADの狭窄も同時治療しました。

2 エキスパートの視点

a) ショック時のMCS—特徴と使い分け

V-A ECMOの長所として，迅速に導入できること，強力な補助ができること，酸素化に介入できることが挙げられます。短所は，左室後負荷を上昇させることです。そのため，ERでの体外循環式心肺蘇生法（ECPR）などには第1選択として用いられますが，心原性ショック症例では長時間の単独使用には向いていません。IABP/Impellaとの併用が必要になります。

上記のガイドラインでは，SCAI shock分類 Stage CやDにおいては，強心薬に加えてIABPを留置し，必要に応じて血行再建を検討することとなっています。強心薬とIABPを用いて低灌流が持続するときや左室拡張末期圧が上昇しているときは，Impellaへのアップグレードが推奨されています。IABP の利点は導入が容易であること，アクセスシースが細いことになります。一方でImpellaは，IABPと比較して補助流量が多いこと，左室の負荷軽減が可能になります。減負荷によって，仕事量が減り，梗塞範囲の減少も期待されます。当院では，アクセスサイトの血管径が必要な径を満たしている場合には，Impellaを使用することとしています。必要血管径を満たさない場合や大動脈弁が機械弁に置換されている場合のみ，IABPを使用しています。

V-A ECMO＋Impella使用時には，導入初期にはECMOフローを優位にし，結果としてImpellaがtotal supportといわれる左室からの駆出がImpellaに依存するような状態になります。このタイミングでは臓器障害からの脱却が目標になります。また，Impellaフローが多いと，冠動脈・脳が低酸素にさらされる可能性があり，自己肺のコントロールも重要です。初期目標を達成したら，徐々にImpellaフローを増やしていきます。この際に，total supportがpartial supportに変化すると，心収縮能改善の1つの目安になります。V-A ECMO離脱時には，右心補助が必要になることがあり，一酸化窒素（NO）やミルリノンを併用します。V-A ECMOやImpellaの挿入中は右心カテーテル検査による経時的な評価が必要です。

当院に限らず，多くの病院では心原性ショック時のデバイス導入基準を設けています（図5）。このような試みを行うことにより，ショック時の対応がスムーズになり，安定した治療が可能になると考えられています。

b) いつ必要？　肺動脈カテーテル

ESCAPE試験[9]後のガイドラインにおいては，重症心不全における肺動脈カテーテルのルーチン使用は推奨されていません。これは，肺動脈カテーテルによる合併症の問題と，肺動脈カテーテルによらない非侵襲的な評価が可能になったことによります。一方で，①体液貯留，心拍出量，体血管抵抗，肺動脈血管抵抗が不確かな場合，②収縮期血圧が低く初期治療に反応しない場合，③腎機能が増悪する場合，④非経口の血管作動薬を必要とする場合，⑤MCSや心移植の検討が必要な場合においては，ガイドライン上において留置が勧められています[4]。当院においてはガイドライン同様，①MCSが必要なとき，②初期治療がうまくいかなかったときに留置を勧めています。一方で，以前から行われていた退院時のルーチン検査は行っておらず，右心不全・肺高血圧症を認めるとき，収縮性心膜炎や梗塞型心筋症を疑うとき，心筋生検を必要とするときには，診断確定のために行うことにしています。

図5 当院におけるMCS導入基準

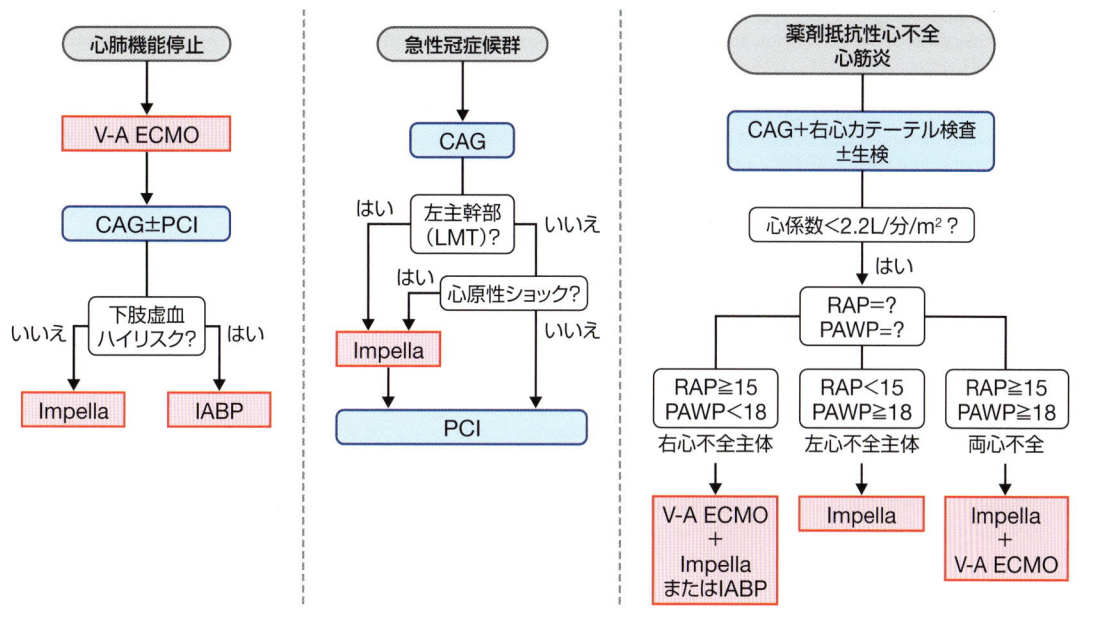

RAP：右房圧，PAWP：肺動脈楔入圧

3 治療経過

　急性心筋梗塞に伴う心原性ショックと考え，緊急CAGの方針としました。カテーテル準備中に一度心停止し，心肺蘇生とアドレナリン投与が必要となりました。CAGでは，RCA #2ステント内にdelayを伴う冠動脈狭窄を認め，LADにはステント内高度再狭窄を新規に認めました。LCXは慢性完全閉塞でした。心原性ショックを伴う多枝病変であり，PCI前にMCSを留置することとしました。ERでの蘇生後は低酸素もなく収縮期血圧も80mmHg台となっていたことから，Impella CPを選択しました。Impella CP挿入後，RCA，LADの順番にPCIを施行しました。PCI施行後，peak CKは1,000U/L，右心不全の出現もなく，3日目にはImpellaを抜去しました。抜去後，強心薬を漸減し，第20病日に退院となりました。

文献

1) Seyfarth M, Sibbing D, Bauer I, et al : A randomized clinical trial to evaluate the safety and efficacy of a percutaneous left ventricular assist device versus intra-aortic balloon pumping for treatment of cardiogenic shock caused by myocardial infarction. J Am Coll Cardiol 52(19) : 1584-1588, 2008.

2) Matsue Y, Damman K, Voors AA, et al : Time-to-Furosemide Treatment and Mortality in Patients Hospitalized With Acute Heart Failure. J Am Coll Cardiol 69(25) : 3042-3051, 2017.

3) Mebazaa A, Davison B, Chioncel O, et al : Safety, tolerability and efficacy of up-titration of guideline-directed medical therapies for acute heart failure (STRONG-HF) : a multinational, open-label, randomised, trial. Lancet 400(10367) : 1938-1952, 2022.

4) Baran DA, Grines CL, Bailey S, et al : SCAI clinical expert consensus statement on the classification of cardiogenic shock: This document was endorsed by the American College of Cardiology (ACC), the American Heart Association (AHA), the Society of Critical Care Medicine (SCCM), and the Society of Thoracic Surgeons (STS) in April 2019. Catheter Cardiovasc Interv 94(1) : 29-37, 2019.

5) 日本循環器学会/日本心不全学会：急性・慢性心不全診療ガイドライン(2017年改訂版).
http://www.j-circ.or.jp/cms/wp-content/uploads/2017/06/JCS2017_tsutsui_h.pdf

6) Mathew R, Di Santo P, Jung RG, et al : Milrinone as Compared with Dobutamine in the Treatment of Cardiogenic Shock. N Engl J Med 385(6) : 516-525, 2021.

7) 日本循環器学会/日本心不全学会：2021年改訂版 循環器疾患における緩和ケアについての提言.
https://www.j-circ.or.jp/cms/wp-content/uploads/2021/03/JCS2021_Anzai.pdf

8) 日本循環器学会/日本心臓血管外科学会/日本心臓病学会/日本心血管インターベンション治療学会：2023年JCS/JSCVS/JCC/CVITガイドラインフォーカスアップデート版 PCPS/ECMO/補助循環用心内留置型ポンプカテーテルの適応・操作.
https://www.j-circ.or.jp/cms/wp-content/uploads/2023/03/JCS2023_nishimura.pdf

9) Binanay C, Califf RM, Hasselblad V, et al : ESCAPE Investigators and ESCAPE Study Coordinators. Evaluation study of congestive heart failure and pulmonary artery catheterization effectiveness : the ESCAPE trial. JAMA 294(13) : 1625-1633, 2005.

Case Based Learning 02

典型的な HFpEF症例

齋藤秀輝

POINT

- 左室駆出率の保たれた心不全（HFpEF）の病態にはさまざまな要素が複雑に関与しており，病態の解明を詳細に行うことが治療法につながる。
- HFpEFでは高齢・フレイルの症例が多く，現実的には心エコーなど非侵襲的検査を基に血行動態を推測する必要がある。
- 血行動態悪化の原因が不整脈などの増悪因子によるものであれば，増悪因子への介入を行う。

本項では典型的な左室駆出率（LVEF）の保たれた心不全（HFpEF）の症例を提示し，その血行動態について解説します。心不全に占めるHFpEFの割合は，疫学研究やレジストリ研究からの報告によると19〜55％とされており[1]，その割合は年々増加しています。HFpEFが増加している背景には，高齢化の進行のみならず，高血圧，糖尿病，肥満など，HFpEFの病態に関連する併存症の有病率増加が関与していると考えられます。

欧米諸国のHFpEFは肥満を呈する患者が主体である一方で，**わが国のHFpEFは高齢者や低体重の患者の割合が多く，最も多かった併存疾患は高血圧（77%）と心房細動（62%）といわれています**[2]。肥満を臨床病型としたHFpEFの発症危険因子は糖尿病，虚血性心疾患，慢性閉塞性肺疾患，睡眠時無呼吸症候群などが報告されていますが[3]，わが国のHFpEF患者にはあてはまらない可能性があります。

HFpEFは収縮障害，拡張障害，左房機能低下，肺高血圧，右心不全，心室相互作用，血管スティフネスの上昇，血管内皮機能低下，四肢機能不全，心拍応答不全など，さまざまな因子が複雑に関与する疾患群であることが指摘されており[4]（**図1**），**HFpEFの病態を考えるうえでより詳細なフェノタイピングが必要となってきます。**

今回はHFpEFの代表的な症例として，症例1：高齢・心房細動，症例2：収縮性心膜炎，症例3：大動脈弁狭窄症・高度拡張障害の症例を挙げ，その血行動態を解説していきます。

図1 **HFpEFの病態に関与する因子**

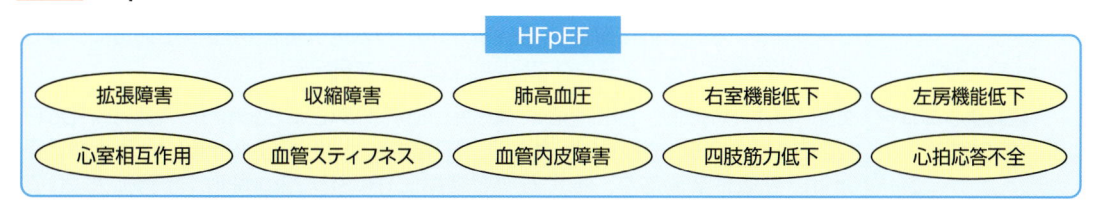

HFpEFはさまざまな因子が複雑に関与する疾患群の総称である。

HFpEF症例であっても血行動態を正確にとらえるには，**本来であればスワン-ガンツカテーテル検査も含めた侵襲的血行動態評価の指標が重要であると筆者は考えていますが**，HFpEFの疾患背景を考慮すると提示する症例のように高齢・フレイルの症例が多く，**現実的には心エコー検査など非侵襲的検査から推測するしかない場面が多いのが実情**です。本項ではリアルな臨床場面を想像して，血行動態を一緒に考えていきましょう。

症例1 高齢・心房細動

年齢，性別	70歳代，女性
病歴	以前から高血圧，脂質異常症でかかりつけ医に通院していた。入院4日前から労作時の息切れが出現した。その後も息切れが改善せず，入院当日にかかりつけ医を歩いて受診した。救急要請され，急性心不全が疑われて入院した。
既往歴	高血圧，脂質異常症，骨粗鬆症
内服歴	エルデカルシトール 0.75μg，カンデサルタン 8mg/アムロジピン 2mg配合錠，プラバスタチン 10mg
所見	身長 145cm，体重 42.7kg，BMI 20.0kg/m^2，体表面積 1.3m^2
バイタルサイン	体温 36.9℃，血圧 165/116mmHg，心拍数 169/分，経皮的動脈血酸素飽和度（SpO_2）94%（O_2 4L），頸静脈怒張あり，心雑音なし，末梢冷感なし，両側下腿浮腫
血液ガス分析（静脈ガス）	pH 7.41，$PaCO_2$ 38.4mmHg，HCO_3^- 24.5mmol/L，乳酸 20mg/dL
血液検査	T-bil 1.0mg/dL，AST 83U/L，ALT 196U/L，LDH 299U/L，CK 333U/L，UA 7.0mg/dL，BUN 17mg/dL，Cr 0.58mg/dL，Na 137mEq/L，K 4.7mEq/L，血糖 168mg/dL，eGFR 74mL/分/1.7m^2，Hb 13.0g/dL，BNP 289pg/mL，トロポニンI 15.7pg/mL
心電図	心拍数 151/分，心房細動
胸部X線	右側優位に両側胸水貯留あり，肺うっ血あり
経胸壁心エコー	LVEFの視覚的評価は 55〜65%，左房，右房，右室の拡大を認めた。三尖弁閉鎖不全症（TR）は中等症，三尖弁逆流圧較差（TRPG）38mmHg，大動脈弁の石灰化は軽度で開閉は問題なし。
経過	初期は血圧高値で持参のカルシウム拮抗薬およびアンジオテンシンII受容体拮抗薬（ARB）は継続のまま，硝酸薬併用で収縮期血圧 110〜140mmHgを目標に管理した。頻脈性心房細動に対してアピキサバン10mg/日で抗凝固療法を開始するとともに，ビソプロロール貼付薬2mgを開始した。利尿薬としてフロセミド10mg静注後，40mg/日の持続投与に加え，トルバプタン3.75mg/日を併用した。第2病日にK 3.8mEq/Lへ低下し，スピロノラクトン25mg/日追加。第3病日にビソプロロール貼付薬4mgに増量。第4病日にエンパグリフロジン10mg/日開始。第6病日にスピロノラクトンを50mgに増量し，持参のカルシウム拮抗薬を中止。第8病日にフロセミドを内服移行するタイミングで経胸壁心エコーを再評価した。
経胸壁心エコー（第8病日）	検査時調律 心房細動，LVEF 56%，僧帽弁口血流波形（E波 80cm/秒，減速時間（DcT）172ミリ秒，e' 5cm/秒，E/e' 15.9），TRは中等症，TRPG 19mmHg，下大静脈径 9mm，呼吸性変動あり，推定右室収縮期圧（RVSP）22mmHg，左房拡大 2Dで 114mL（左房容積係数 LAVI 87.7mL/m^2）

1 基本的な考え方

わが国のHFpEF症例は高齢者や低体重の患者が多く，高血圧や心房細動の合併率が多いです。本症例は高齢・心房細動パターンのHFpEF症例で，わが国の日常臨床で遭遇する確率が高いタイプといえます。まずはHFpEFであるかどうかの診断が重要となります。本症例ではLAVI 87.7mL/m^2，心房細動下でBNP 289pg/mL，E/e' 15.9，HFA-PEFFスコア6点であり，HFpEFと診断することができます[5]。左房拡大，右房・右室の拡大，中等症のTRを認め，長期間の心房細動から両房拡大をきたし，右心系に慢性的な容量負荷がかかっている血行動態と考えられます。

エキスパートコラム

HFA-PEFFスコア（表1）

収縮能が保たれた（LVEF＞50%）心不全患者に対して，心エコーおよびバイオマーカーからスコア化してHFpEFの可能性を評価します。スコアが高い（5点以上）場合はHFpEFが確定的，低い（1点未満）場合は否定的，2〜4点の場合は追加検査が推奨されます。

表1 HFpEFの診断：HFA-PEFFスコア

	心機能	形態	バイオマーカー（洞調律）	バイオマーカー（心房細動調律）
メジャークライテリア	Septal e'＜7cm/秒またはlateral e'＜10cm/秒またはaverage E/e'≧15またはTRV＞2.8m/秒（PASP＞35mmHg）	LAVI＞34mL/m^{2}またはLVMI≧149/122g/m^2（m/w）かつRWT＞0.42	NT-proBNP＞220pg/mLまたはBNP＞80pg/mL	NT-proBNP＞660pg/mLまたはBNP＞240pg/mL
マイナークライテリア	Average E/e' 9〜14またはGLS＜16%	LAVI 29〜34mL/m^{2}またはLVMI＞115/95g/m^2（m/w）またはRWT＞0.42または左室壁厚≧12mm	NT-proBNP 125〜220pg/mLまたはBNP 35〜80pg/mL	NT-proBNP 365〜660pg/mLまたはBNP 105〜240pg/mL

メジャークライテリア：2点	≧5点：HFpEF
マイナークライテリア：1点	2〜4点：運動負荷心エコー検査などのdiastolic stress testまたは侵襲的な血行動態の測定

TRV：三尖弁逆流最大速度，PASP：肺動脈収縮期圧，LVMI：左室心筋重量係数，RWT：相対的壁肥厚，GLS：global longitudinal strain

（文献5を参考に作成）

2 エキスパートの視点

　HFpEFの病態の中心となる左室拡張障害ですが，心房細動を合併したHFpEFでは一般的に左室拡張能の評価は難しいとされています。左室流入血流速度波形のA波が欠如し，さらに心房細動停止後の一過性の心房機能低下によるA波の減高によりE/Aの評価も難しくなります。また，洞調律において慢性的な左室拡張不全による左房負荷を反映する指標である左房容積についても，心房細動下では心房細動の持続そのものが構造的に左房リモデリングを進行させるため，左房容積から左室拡張能を推定することが困難となります。各種検査指標を基に総合的に判断するしかなく，判断が難しい場合はスワン - ガンツカテーテル検査も含めた侵襲的血行動態指標の追加が検討されます。

3 治療経過

　本症例は入院時，持続性心房細動と診断されました。今回の入院で初めて診断され，入院前の抗凝固療法は行われておらず，心内血栓リスクは高いと考えられました。急性期の電気的除細動は回避し，頻脈性心房細動に対してまずはレートコントロールを開始しました。心拍数110/分以下を目標に，ビソプロロール貼付薬 2mgで治療介入を開始しました。静注フロセミドとともに，トルバプタン，スピロノラクトン，エンパグリフロジンを併用して利尿を図りました。心不全が代償化した時点で再度の心エコー評価を行い，心房細動に対してリズムコントロールを行うべきかの判断をしました。最終洞調律時期は不明でしたが，6年前の当院受診時は洞調律で現在もf波は保たれていたため，洞調律への復帰の可能性ありと判断しました。アミオダロン400mg/日経口内服で開始し，経食道心エコーで血栓評価をした後，退院前に電気的除細動を行い100Jで洞調律に復帰しました。

　心房細動の発症は，左房ポンプ機能の消失に加え，心房リモデリングを促進させHFpEFの代償機構に致命的な破綻をもたらすため，洞調律の維持はHFpEFの予後に大きな役割を果たすと考えられています[6]。一方で，至適施行時期をすぎてのカテーテルアブレーションでは高率に心房細動を再燃する可能性が高く，またアブレーションに伴う心房筋障害が左房リザーバー機能を低下させる可能性もあるため，適切な患者選択が必要です。本症例のような長期間の心房細動を背景とした高齢HFpEFの症例数は年々増加しており，左房径やf波の有無，推定心房細動羅患期間，心房細動アブレーションの施設での安全性などを基に個別の症例で十分な適応判断を行う必要があると考えられます。

症例2 収縮性心膜炎

年齢，性別	80歳代，男性
病歴	4年前に大腸癌で内視鏡治療を施行された。1年前に総胆管結石，閉塞性黄疸で内視鏡的逆行性胆管膵管造影（ERCP），結石除去術を施行された。その際に心嚢液貯留や下腿浮腫を認め，精査を勧めるも希望されなかった。 入院2カ月前から下腿浮腫が出現。胸部X線で心拡大，胸水貯留が認められ，心不全の診断で入院となった。
既往歴	高血圧，糖尿病，痛風，前立腺肥大症，胸膜炎，気管支喘息，胆嚢摘出術後，ラクナ梗塞
生活歴	大酒家
内服歴	クロピドグレル 75mg，アムロジピン 5mg，スピロノラクトン 25mg，ランソプラゾール 15mg，テリルジー100エリプタ吸入
所見	身長 160cm，体重 65kg
バイタルサイン	体温 36.8℃，血圧 109/70mmHg，心拍数 78/分，SpO$_2$ 92%（室内気），頸静脈怒張あり，心雑音なし，腹部膨隆・軟，末梢冷感あり，著明な下腿浮腫あり
血液検査	T-bil 1.0mg/dL，AST 19U/L，ALT 10U/L，LDH 212U/L，CK 76U/L，UA 11.7mg/dL，BUN 61mg/dL，Cr 1.80mg/dL，Na 132mEq/L，K 5.2mEq/L，CRP 1.38mg/dL，eGFR 29mL/分/1.73m^2，Hb 13.0g/dL，BNP 108pg/mL
心電図	心拍数 74/分，心房粗動，V$_3$～V$_6$でT波の平坦化，四肢誘導低電位
胸部X線	心胸郭比 65%，両側胸水貯留あり，軽度肺うっ血あり
経過	フロセミド 40mg点滴を開始し，トルバプタン 7.5mg，スピロノラクトン 50mgを併用しフロセミドを経口内服へ移行し，入院時から－11kgの体重減少を認めた。内科的治療後，心エコー検査，右心カテーテル検査を施行した。
経胸壁心エコー	【第5病日】検査時調律 心房粗動，左室拡張末期径（LVDd）/左室収縮末期径（LVDs）45/32mm，LVEF 56%，僧帽弁口血流波形（E波 71cm/秒，DcT 151ミリ秒，e' 12cm/秒，E/e' 5.9），TRは軽症，TRPG 20mmHg，下大静脈径 24mm，呼吸性変動なし，三尖弁輪収縮期移動距離（TAPSE）7mm，左房径（2D）52mm，心嚢液少量貯留，心膜肥厚あり，septal bounceあり 【第15病日　心房粗動アブレーション後】検査時調律 洞調律，LVDd/LVDs 49mm/33mm，LVEF 61%，僧帽弁口血流波形（E波 59cm/秒，DcT 239ミリ秒，e' 9cm/秒，E/e' 6.2），TRは軽症，TRPG 22mmHg，下大静脈径 22mm，呼吸性変動あり，TAPSE 11mm，左房径（2D）46mm，心嚢液少量貯留，心膜肥厚あり，septal bounceあり 【肺動脈カテーテル（第12病日）】肺動脈楔入圧（PAWP，平均）18mmHg，肺動脈圧（PAP，収縮期/拡張期/平均）27/16/20mmHg，右室圧（RVP，収縮期/拡張末期圧）27/18mmHg，右房圧（RAP）16mmHg，心係数（CI）1.4L/分/m^2，左室圧（LVP，収縮期/拡張末期）74/18mmHg，右室-左室同時圧波形はdip and plateau波形，左室拡張末期圧（LVEDP）＝右室拡張末期圧（RVEDP）

1 基本的な考え方

　本症例は，胸水，腹水，下腿浮腫などの右心不全症状を主症状とする心不全の状態です。入院当初の簡易心エコー所見でLVEFは保たれていましたが，下大静脈の拡大や呼吸性変動の消失を認め，入院当初から収縮力が保たれているにもかかわらず広がりにくい心臓，いわゆる硬い心臓を想定し，利尿速度に注意して初期利尿を開始しました。収縮性心膜炎とは，さまざまな心膜疾患の罹患後に心膜の瘢痕化が生じ，正常の心囊の柔軟性が失われる疾患です。

　本症例でも1年前に原因不明の心囊液貯留のエピソードがあり，第5病日の心エコーでseptal bounce（呼吸に伴う心室中隔の偏位），心膜肥厚を認め，中隔側のe'は12cm/秒と上昇しており，第12病日の肺動脈カテーテル検査で右室-左室同時圧波形はdip and platue波形（図2），LVEDP＝RVEDPで収縮性心膜炎の血行動態と診断しました。本症例は収縮性心膜炎の血行動態に心房粗動を併発して心不全に至ったものと考えられ，入院中に心房粗動アブレーションを施行し，術後の心エコーでは下大静脈の呼吸性変動の出現，TAPSE 7→11mmと拡大を認めました。

図2 Dip and platue波形

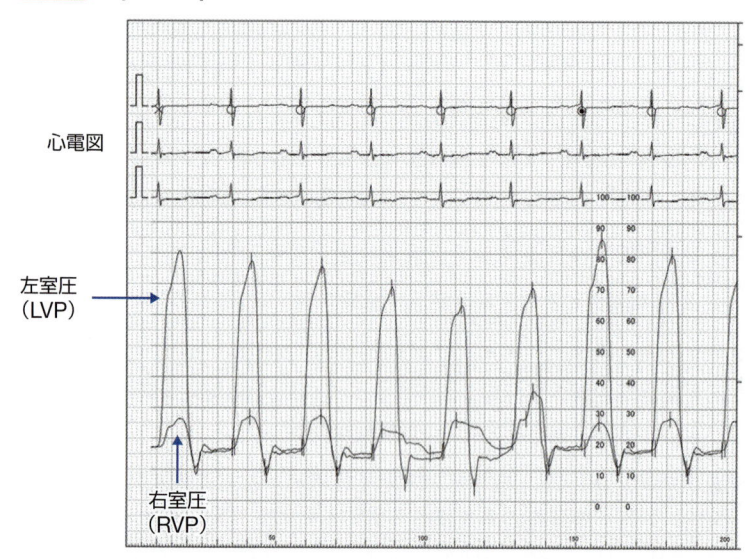

心電図

左室圧
（LVP）

右室圧
（RVP）

2 エキスパートの視点
（収縮性心膜炎の気付き方，見逃さないようにするためには）

　収縮性心膜炎の診断を正確に行うことは難しいです。同疾患を疑う慢性心不全に対して，身体所見および心エコーで疑い，心臓カテーテル検査で両室の同時圧測定を行ったうえで確定診断することが多いです。

　心エコー所見としては，①吸気時の心室中隔の左室側への偏位，②僧帽弁輪中隔側の組織ドプラ（medial septal e'）が保たれる，③僧帽弁中隔側と側壁側の組織ドプラの比が上昇（medial e'/lateral e'≧0.91），④拡張期の肝静脈逆行性/順行性血流速度≧0.79[7]などが挙げられ，奇脈や胸部X線での心膜の石灰化などの所見との総合判断で鑑別疾患に挙がることとなります。

3 治療経過

　本症例では開心術の既往はなかったものの，以前に別診療科で入院した際に心嚢液貯留が確認されており，心膜炎の既往があった可能性があり，収縮性心膜炎の原因となり得ると考えられました。入院時から硬い心臓を想定し，トルバプタンやスピロノラクトンを併用して血管内ボリュームを保ちつつ緩徐な利尿を心がけましたが，結果的に左室の心拍出量は低下せず，入院時と比較して－11kgの体重減少を伴う状態まで利尿することができました。本症例は収縮性心膜炎の血行動態に心房粗動を併発して心不全入院に至ったものと考えられ，入院中に心房粗動アブレーションを施行し，洞調律に復帰しました。収縮性心膜炎に対する心膜剥離術も検討しましたが，年齢的側面を考慮し，本人の希望もあり，施行されませんでした。

症例3 大動脈弁狭窄症（AS）・拡張障害

年齢，性別	90歳代，女性
病歴	入院前に一過性意識消失で搬送歴あり，重症大動脈弁狭窄症（AS）を指摘されていた。入院時，単純CTで重症肺炎の所見があり，呼吸器内科に入院となっていた。入院中夜間に排便動作を契機に突然の血圧低下を認め，心原性ショックの診断で循環器内科に相談となった。
既往歴	甲状腺機能低下症，高血圧，脂質異常症，2型糖尿病
内服歴	ヒドロコルチゾン10mg，レボチロキシンナトリウム75μg，メコバラミン750mg，酸化マグネシウム990mg，アトルバスタチン10mg，シタグリプチン50mg，イルベサルタン100mg/アムロジピン5m配合錠
所見	身長158cm，体重52kg，BMI 20.8kg/m²
バイタルサイン	体温38.5℃，血圧72/51mmHg，心拍数130/分，SpO₂ 92%（室内気），頸静脈怒張，胸骨左縁第2肋間で駆出性雑音あり，末梢冷感あり，軽度の浮腫あり
血液ガス分析（静脈）	pH 7.41，PaCO₂ 46mmHg，HCO₃⁻ 29.1mmol/L，乳酸19mg/dL
血液検査	T-bil 0.9mg/dL，AST 22U/L，ALT 10U/L，LDH 232U/L，CK 149U/L，UA 3.6mg/dL，BUN 14mg/dL，Cr 0.88mg/dL，Na 137mEq/L，K 3.2mEq/L，血糖93mg/dL，CRP 2.3mg/dL，eGFR 45mL/分/1.7，WBC 15,060/μL，Hb 10.9g/dL，BNP 473pg/mL，トロポニンI 91.8pg/mL
心電図	心拍数130/分，心房細動
胸部CT	左優位の両側下葉に斑状の濃度上昇（肺炎の疑い）。心拡大あり，胸水なし，肺うっ血なし
ベッドサイド経胸壁心エコー（ショック時）	左室内腔の拡大は軽微，LVEFの視覚的評価は60%，壁運動異常なし，下大静脈径19mm，呼吸性変動あり，大動脈弁 石灰化は高度，開閉は不十分，最大流速は3.5m/秒，LVOT-VTI 11.6cm

経過	心原性ショックに対して細胞外液補液に加えジゴキシン 0.125mgを点滴静注し，電気的除細動の準備をしつつ，ノルアドレナリンを0.05γで開始し，0.15γまで増量して昇圧した。ビソプロロール貼付薬 2mgで開始し，まもなく自然に洞調律に復帰し，ショックを離脱した。第2病日には血圧も安定し，ノルアドレナリンは漸減中止した。第10病日に頻脈性心房細動が再燃し，再度ショック状態となった。同様にジゴキシン 0.125mgを点滴静注，ノルアドレナリンを一過性に使用することですぐに洞調律に復帰し，血圧が安定した。洞調律維持のためにアミオダロン内服を400mgから開始し，維持量に変更とした。スピロノラクトンを追加し，ループ利尿薬も内服へ移行し，最終的に最大体重から−2.3kg，BNP 210pg/mLで退院となった。
経胸壁心エコー（洞調律復帰後，退院前）	LVDd/LVDs 44/29mm，LVEF 64%，左房三尖弁収縮期移動速度（S'）5.1cm/秒，僧帽弁口血流波形（E波 183cm/秒，DcT 317ミリ秒，E/A 1.9，e' 4.5cm/秒，E/e' 40.9），大動脈弁流速 最大4.2m/秒，圧較差 最大71mmHg，平均44mmHg，推定弁口面積 0.9cm^2，TRは軽症，TRPG 47mmHg，下大静脈径 6mm，呼吸性変動あり，RVSP 60mmHg

■1 基本的な考え方

　ASを合併した心不全の急性増悪において治療に難渋することは筆者も多く経験します。僧帽弁閉鎖不全症や大動脈弁閉鎖不全症と異なり，急性の血栓弁などを除いて基本的に"急性の重症AS"は存在しません。では，心不全急性増悪をきたした重症AS患者の病態としてどのようなことが考えられるのでしょうか？　1つは重症ASが徐々に進行してついにどうにもならなくなった場合，もう1つは重症ASになんらかのトリガー（増悪因子）が加わった場合の2つが考えられ，臨床でよく遭遇するのは後者のパターンが多いと考えられます。前者の場合は緊急経カテーテル的大動脈弁留置術（TAVI）や大動脈弁置換術（AVR）など大動脈弁自体への介入以外に救命する方法はありませんが，後者の場合は，早期に増悪因子を特定し是正することを第一に考える必要があります。本症例も頻脈性心房細動が増悪因子として心原性ショックに至ったと考えられました。

■2 エキスパートの視点

　心房細動を合併することで心原性ショックに至った要因として，①心房収縮の消失，②頻脈の2つが考えられます。退院前の心エコーでE/A 1.9，E/e' 40.9，TRPG 47mmHgと洞調律下でも拡張不全を伴う症例でした。拡張不全を伴う心臓では，左室充満における心房収縮の関与が相対的に大きくなっており，心房細動になり心房収縮が消失すると，その分，心拍出量が低下します。本症例では心房細動を合併するとともに頻脈を認めており，頻脈により収縮時間に比して拡張時間が著しく低下し，左室充満の低下により心拍出量の低下を惹起したと考えられます。

　ASについて，状態悪化時に測定した心エコー所見では，大動脈弁の最大流速は3.5m/秒で，弁の石灰化は高度であり肉眼的にも開閉は不十分と考えられたため，有意なASがあると想定した初期対応としました。結果的に，退院前に洞調律下で改めて測定した心エコー所見では，

最大流速 4.2m/秒，推定弁口面積 $0.9cm^2$ で重症 AS の所見でした。状態悪化時の心エコー所見では AS を過小評価してしまう可能性があり，大動脈弁の開閉や石灰化の程度など肉眼的所見を含めて，本症例のように有意な AS があると想定した対応が必要です。

3 治療経過

ASではなんらかの原因によりさらなる心拍出量低下をきたした際，大動脈弁を開放させるための抵抗値と心筋酸素需要量は加速度的に上昇します。重症 AS で急激に血行動態が悪化した際は，①重症 AS になんらかの増悪因子が加わった場合と，②重症 AS が徐々に進行しどうにもならなくなった場合の2パターンが想定されます。本症例では心房細動が増悪因子となり，血行動態が破綻したと考えられました。

薬物治療で心拍数コントロールが困難な，血行動態の破綻した頻脈性心房細動に対して緊急的な電気的除細動を行うことは，クラス I の適応であり[8]，初診時から電気的除細動を念頭において対応しました。早急な洞調律化が望ましい一方で，意識下で同期下に電気的除細動を行うには鎮静薬の追加投与を必要とするため，本症例のように重症 AS を併存する症例では鎮静薬による前負荷低下がショックを増悪させるリスクを想定し，電気的除細動の準備を行いつつ，薬物治療を先行しました。本症例でもジゴキシン 0.125mg の点滴静注およびビソプロロール貼付薬 2mg の開始により洞調律への復帰を得ることができました。本症例では偶然にも早期の洞調律復帰によりショックを離脱することができました。繰り返しとなりますが，高齢のため使用できる機械的循環補助も限定的であることから，電気的除細動をいつでも行うことができる体制で診療を行うことが肝だと考えられます。

状態安定化後は背景疾患の重症 AS に対して経カテーテル的大動脈弁留置術（TAVI）を待機的に施行することが望ましいと考えられましたが，高齢のため本人・家族は TAVI ではなく保存的加療を希望しました。また，増悪因子である心房細動に対する待機的アブレーション治療も検討されましたが，やはり高齢のため希望せず，心房細動発作を軽減するためアミオダロンを導入し，幸運にもその後は不整脈イベントなく経過しています。

文献

1) Teramoto K, Teng TK, Chandramouli C, et al : Epidemiology and Clinical Features of Heart Failure with Preserved Ejection Fraction. Card Fail Rev 8 : e27, 2022.
2) Nagai T, Yoshikawa T, Saito Y, et al : Clinical Characteristics, Management, and Outcomes of Japanese Patients Hospitalized for Heart Failure With Preserved Ejection Fraction-A Report From the Japanese Heart Failure Syndrome With Preserved Ejection Fraction (JASPER) Registry. Circ J 82(6) : 1534-1545, 2018.
3) Samson R, Jaiswal A, Ennezat PV, et al : Clinical Phenotypes in Heart Failure With Preserved Ejection Fraction. J Am Heart Assoc 5(1) : e002477, 2016.
4) Obokata M, Reddy YNV, Borlaug BA : Diastolic Dysfunction and Heart Failure With Preserved Ejection Fraction : Understanding Mechanisms by Using Noninvasive Methods. JACC Cardiovasc Imaging 13(1 Pt 2) : 245-257, 2020.
5) Pieske B, Tschöpe C, de Boer RA, et al : How to diagnose heart failure with preserved ejection fraction : the HFA-PEFF diagnostic algorithm: a consensus recommendation from the Heart Failure Association (HFA) of the European Society of Cardiology (ESC). Eur Heart J 40(40) : 3297-3317, 2019.
6) Gu G, Wu J, Gao X, et al : Catheter ablation of atrial fibrillation in patients with heart failure and preserved ejection fraction : A meta-analysis. Clin Cardiol 45(7) : 786-793, 2022.
7) Welch TD, Ling LH, Espinosa RE, Anavekar NS, Wiste HJ, Lahr BD, Schaff HV, Oh JK. Echocardiographic diagnosis of constrictive pericarditis: Mayo Clinic criteria. Circ Cardiovasc Imaging 7(3):526-534, 2014.
8) 日本循環器学会/日本心不全学会：2021年 JCS/JHFS ガイドライン フォーカスアップデート版 急性・慢性心不全診療. https://www.j-circ.or.jp/cms/wp-content/uploads/2021/03/JCS2021_Tsutsui.pdf

Case Based Learning 03

典型的な肺高血圧・右心不全症例

浅野遼太郎

> **POINT**
> - 一般診療で右心不全メインの病態を経験することは多くないが，判断の遅れが致命的となるため，右心にも常に意識を向けておく必要がある。
> - 右心不全の適切な評価には，右心カテーテル検査が不可欠である。
> - 右心不全の適切な診断・治療には，①右室機能，②右室前負荷，③右室後負荷の３つの要素を意識して血行動態を評価しよう。

　本項では急性心不全のなかでも少し特殊なパターンである"右心不全"にフォーカスをあてて解説します。

　右心不全は，右室が原因のポンプ失調です。肺に血液を拍出できないため心拍出量が低下します。これを前方障害といいます。また右室に灌流する静脈圧が上昇することで顔や肝臓，腎臓，腸管，四肢などに血液がうっ滞します。これを後方障害といいます（図1）。循環器内科医がよく遭遇する右心不全は左心不全に合併する右心不全で，右心不全がメインの病態を経験することは少ないと思います。

図1 病態の概念図

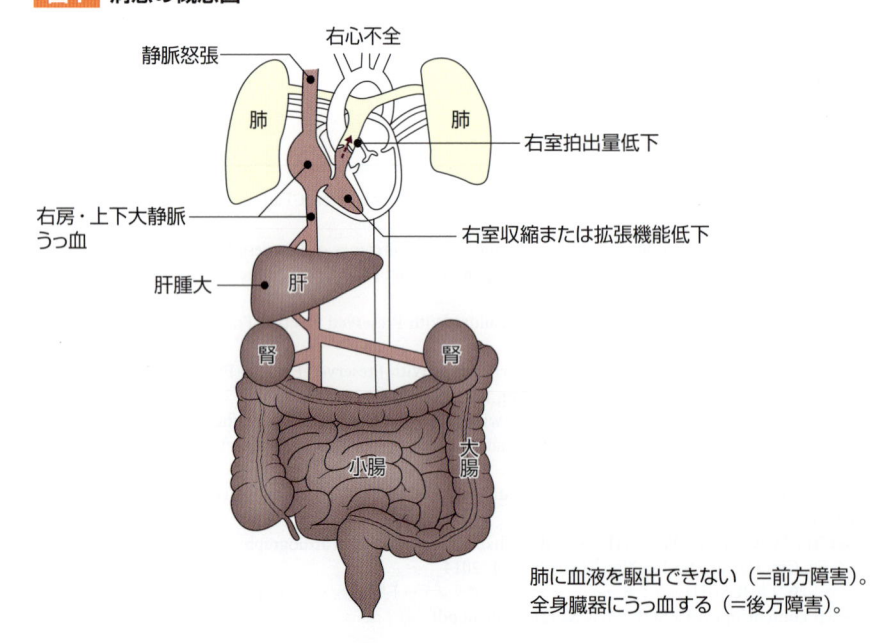

肺に血液を駆出できない（＝前方障害）。
全身臓器にうっ血する（＝後方障害）。

本項では右心不全メインの特徴的な3つのパターンについて解説します。右心不全の治療で考えることは，左心不全と基本的には同じで，①**右室機能**，②**右室の前負荷**，③**右室の後負荷**です。この3つの要素を意識して血行動態を評価していきましょう。

症例1 右室梗塞＝急激な右室機能低下

年齢，性別	70歳代，女性
主訴	胸痛 買い物中に胸痛を自覚。その後，倦怠感により動けなくなり，救急搬送となった。
来院時身体所見	血圧58/30mmHg，心拍数50/分，経皮的動脈血酸素飽和度（SpO₂）94％（室内気）
心電図（図2）	房室ブロック，接合部調律で心拍数46/分，Ⅱ，Ⅲ，Ⅳ誘導，V₁，V₂，V₃R～V₆R誘導でST上昇
病歴	救急搬送時からショックバイタルであった。心エコーでは左室壁運動は下壁の一部がhypokinesisだったが，全体としては機能が保たれていた。一方で，右室は全体的にsevere hypokinesisで著明に拡大していた。心電図は急性下壁心筋梗塞の所見で，房室ブロックを合併し，V₃R～V₆Rの右側胸部誘導でもST上昇がみられ，右室梗塞を合併していると考えられた（図2）。右室梗塞により右室機能が急激に低下して，肺へ血液を送り出すことができず，心拍出量が低下する致死的な病態であった。急性期はまず急速輸液とカテコラミンを投与しながらカテーテル室へ搬送した。

図2 来院時心電図

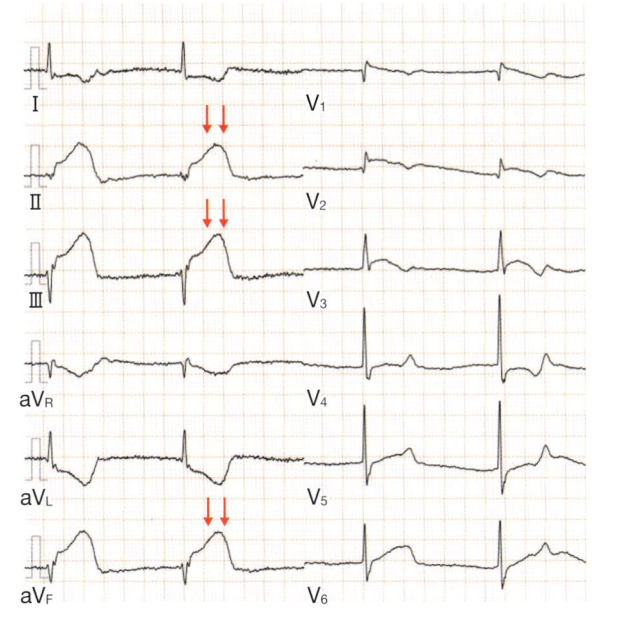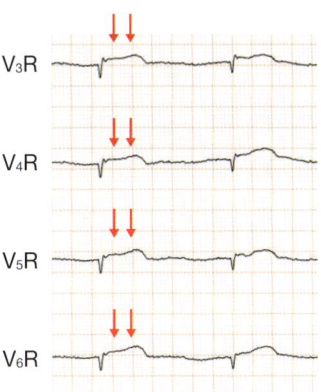

↓：下壁誘導および右側胸部誘導においてST上昇を認めた。

1 基本的な考え方

　当直医はカテーテル室到着後，血行再建を優先しました。右冠動脈が近位部でほぼ閉塞し，TIMI分類Grade 1の状態でした（**図3a**）。速やかに経皮的冠動脈インターベンション（PCI）での血行再建を行ったうえで，右心カテーテル検査で血行動態の評価を行いました（**図3b**）。

① **右室機能**：右室梗塞で，心エコー所見では三尖弁輪収縮期移動距離（TAPSE）8mm，右室面積変化率（RVFAC）25％と，右室機能は著明に低下していました。右室拡張末期圧15mmHgと著明に上昇していました。また右室圧波形は**dip and plateau波形**で，収縮性心膜炎や拘束型心筋症と同様の右室流入障害が示唆されました。これらの所見から著明に右室機能が低下した"導管"のような状態になっていると考えられました。

② **右室前負荷**：右室流入障害のため平均右房圧は16mmHgと著明に上昇し，圧波形では深いy谷がみられ，**右房のnoncompliant波形**でした。右室前負荷が非常に大きくなっていることがわかります（**図3c**）。

③ **右室後負荷**：平均肺動脈圧は16mmHgで上昇しておらず，肺動脈拡張期圧12mmHg，肺動脈楔入圧9mmHgと左房圧も正常と考えられました。右室後負荷は大きくないことがわかります。

　以上より，右室機能が著明に低下し，それに伴って右室前負荷が大きくなった右心不全で，右室後負荷は小さい状態でした。この血行動態を理解したうえで治療戦略を考えていきます。

図3 カテーテル検査

a：右冠動脈造影検査像

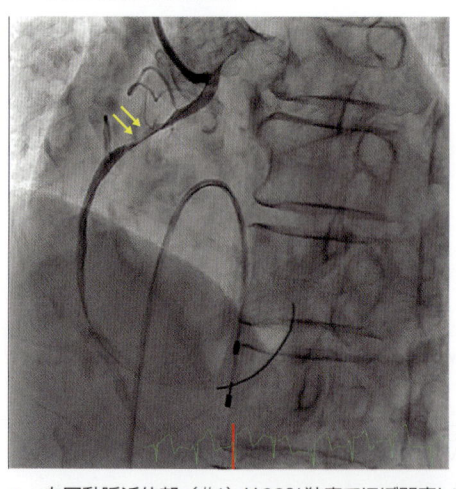

b：右心カテーテル検査

平均右房圧	（16）mmHg
右室圧	29/e15 mmHg
肺動脈圧	28/12（16）mmHg
肺動脈楔入圧	（9）mmHg

c：右房圧波形（深いy谷）

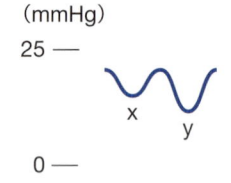

a：右冠動脈近位部（#1）は99%狭窄でほぼ閉塞していた（矢印）。
b：右房圧上昇，肺動脈楔入圧-右房圧の低下（逆転）を認めた。
c：x＜yで右房のnoncompliantを示唆する深いy谷を認めた。

2 エキスパートの視点

　右心カテーテル検査は右心不全評価に必須のツールです。各心腔内の圧データ，圧波形，心拍出量（混合静脈血酸素飽和度）から，患者の測定時点における右室機能，右室前負荷，右室後負荷を詳細に知ることができます。ただし，これらの情報を正しく解釈するためには当然適

切な測定が必須です。特に必ず測定前に，**ゼロ点校正**や**測定システム内の気泡除去**が正しく行われているか確認しましょう。ゼロ点は右房（中腋窩線）の高さを基準としますが，大気開放点（三方活栓）の高さが右房位置より1cm上がると，本来の値より0.74mmHg低く表示されてしまいます（**図4a**）。体格が大きい患者などでは容易に数cmずれるため，カテーテル検査ごとに必ずゼロ点を合わせ直さないといけません。また測定システム内の気泡は，圧波形のなまりや共振，オーバーシュートの原因となり，信頼できるデータが取得できないため，気泡除去も入念に行う必要があります（**図4b**）。

図4 **右心カテーテル検査での注意点**

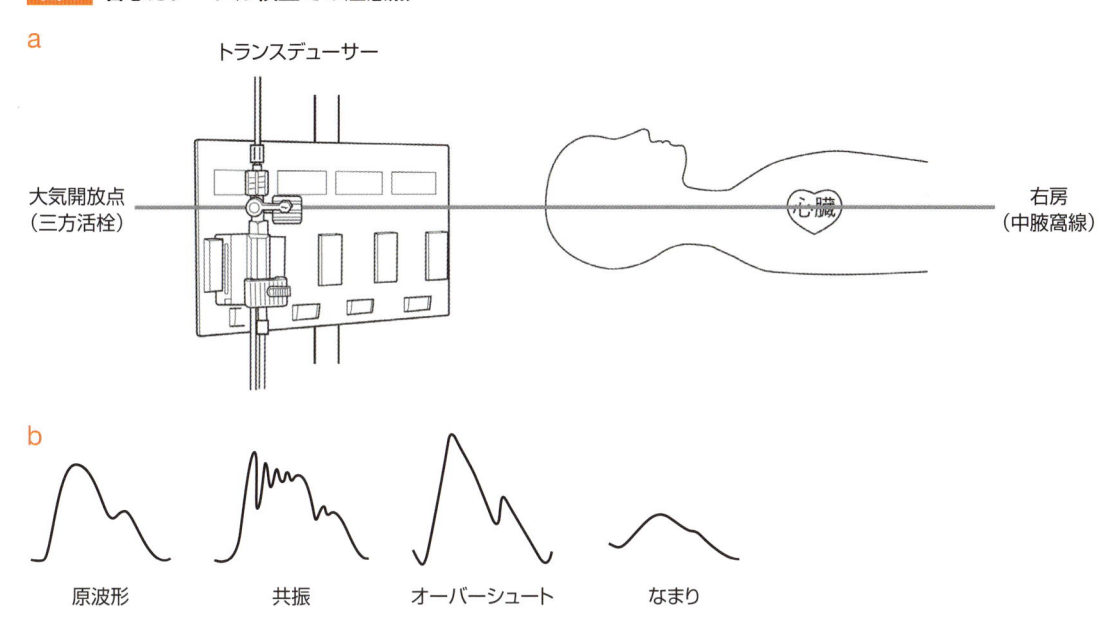

a：右房はおよそ中腋窩線上にある。ゼロ点は患者の中腋窩の高さに合わせる必要がある。
b：トランスデューサーを含めた圧ラインやカテーテルに気泡が残っていたり，カテーテル先端が壁にあたっているなどにより圧波形がなまったり，共振したり，オーバーシュートする。
（日本光電社ホームページより許諾を得て転載
https://medical.nihonkohden.co.jp/iryo/point/catheter/pressure.html）

　検査中は**呼吸状態（呼吸性変動や陽圧換気）**や**カテーテル先端位置**を意識しましょう。基本的に圧データは呼気終末のデータを取得し，陽圧換気も可能な限り避けて測定することが重要です。カテーテル先端位置は圧波形と透視で判断します。使用しているカテーテルがエンドホールタイプか，アンギオグラフィックタイプ（側孔性）かで心腔内に留置するカテーテル先端位置は変わります。カテーテル先端部分が壁にあたっていないか，不整脈が出ていないか，側孔部分も心腔内にしっかり入っているかなどを圧波形で判断します。綺麗な圧波形が出ていなければなんらかの問題がある可能性があります。最後に，検査後に必ず圧波形を自分で読む癖をつけましょう。機械的な自動取得データは間違っていることも多く，オーバーシュートしてしまった波形なども波形のsmoothingで適切な圧を推測することもできます。

　右心カテーテル検査は右心不全の病態評価に必須のツールですが，忙しい臨床現場のなかでは適切なステップを忘れてしまいがちです。検査値はデータになると一人歩きしてしまうため，日頃から"正しい右心カテーテル検査"を心がけましょう。

3 治療経過

　右室梗塞では血行再建後，右室機能が数時間〜数日以内に改善していくことが知られているため，まず血行再建を優先しました。ただし，カテーテル治療を完遂するためにバイタルの安定化は必須です。そこで重要になるのが，急速輸液です。これは右心不全の治療に矛盾しているように思われるかもしれませんが，バイタルを安定化させるための苦肉の策だと思ってください。右室は導管になっていて肺循環に駆出することができません。そこで**急速輸液をして，無理やり右房圧を上げて右室拡張末期圧より高く維持して肺循環へ血液を押し出します**（図5）。また，ノルアドレナリンなどのカテコラミンで末梢血管抵抗値を上昇させて臓器血流を維持させます。血行再建後は，輸液を徐々に絞りながら補助循環装置やカテコラミンを使用してバイタルを維持します。本症例では，カテーテル治療中に体外式ペースメーカと大動脈内バルーンパンピング（IABP）を導入し，ドブタミンとノルアドレナリンを投与して冠動脈疾患集中治療室（CCU）管理としました。いずれのデバイスも12時間後には離脱に成功しました。

図5 右房圧と右室拡張末期圧の関係

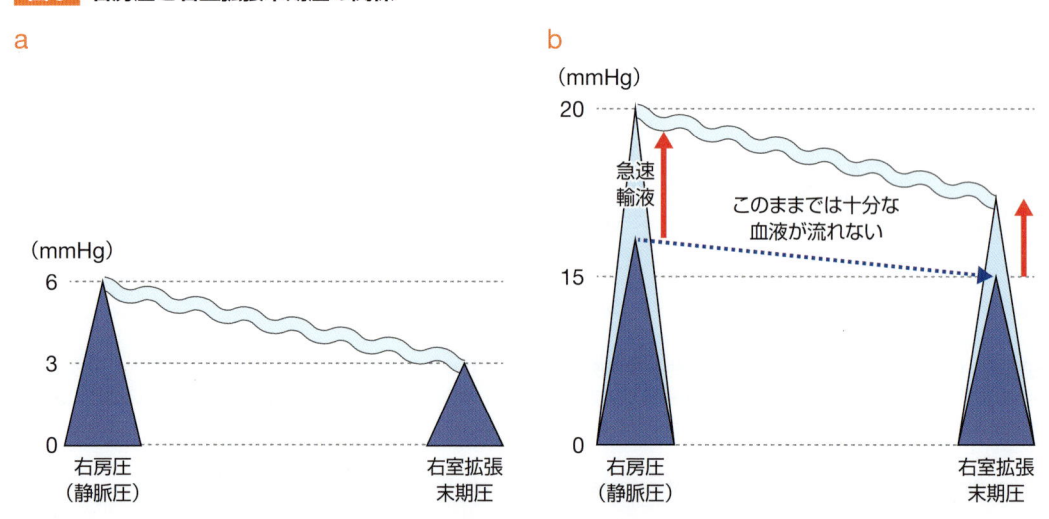

a：正常。血液は圧が高いところから低いところに流れる（川のように）。
b：右室梗塞に対する急速輸液。右室梗塞では右室機能低下に伴って右室拡張末期圧が上昇するため，血液が右房から右室へ流入しにくくなっている。急速輸液により右房圧を無理やり上昇させることで，右室拡張末期圧との圧較差を生み出して右室に血液が流入できるようにする必要がある。急速輸液により右室拡張末期圧はさらに上昇するため，心拍出量を維持するためには，イタチごっこだが急速輸液を続けて右房圧を上げ続ける必要がある。一刻も早く，右室機能を改善させる必要がある。

症例2　心房中隔欠損症＝右室容量負荷による右心不全

年齢，性別	70歳代，女性
主訴	労作時息切れ，下腿浮腫 労作時息切れ増悪と下腿浮腫のため，循環器外来を受診した。
来院時身体所見	血圧 142/70mmHg，心拍数 120/分・不整，SpO$_2$ 94%（室内気），心音：収縮期雑音，Ⅱ音亢進，下腿浮腫あり
心電図	心拍数 120/分，心房細動，右脚ブロック
胸部X線 （図6a）	右第2弓拡大，両側胸水貯留

図6　来院時胸部X線像（a）と入院時右心カテーテル検査（b）

a

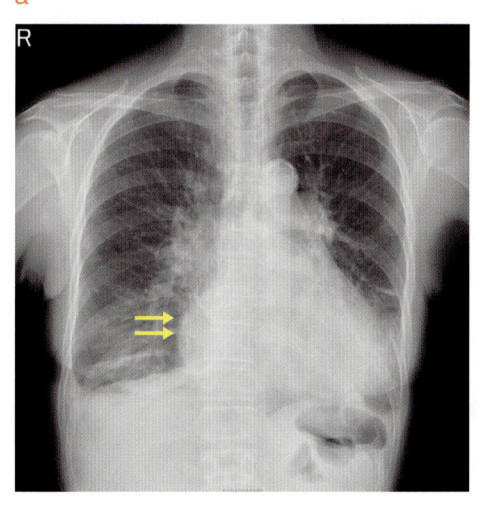

b

平均右房圧	(10) mmHg
右室圧	48/e10 mmHg
肺動脈圧	44/14 (24) mmHg
左房圧	(12) mmHg

a：右第2弓拡大，両側胸水貯留を認めた（矢印）。
b：軽度の肺高血圧症と右房圧上昇を認めた。

　来院時，頻脈性心房細動と下腿浮腫を認め，胸部X線で右第2弓拡大が目立ち，両側胸水が貯留していました。心エコーでは，両房は拡大し，左右シャントを伴う心房中隔欠損症（ASD）を認めました。また左室と比較して右室が著明に拡大し，下大静脈は拡張して呼吸性変動が消失していました。一方で肺うっ血はごく軽度で，右心不全がメインの病態と考えられました。以上より，ASDに伴う右心不全と診断して入院加療を行いました。

1　基本的な考え方

　入院時に右心カテーテル検査で血行動態の評価を行いました（図6b）。
① **右室機能**：右室拡張末期圧は10mmHgと上昇し，右室流入障害を認めますが，心エコーではTAPSE 28mm，RVFAC 42%と右室収縮能は保たれていました。
② **右室前負荷**：右室流入障害のため平均右房圧は10mmHgと上昇し，さらに左房圧は12mmHgでASDを通る左右シャントも多く，右室前負荷が非常に大きい状態であること

がわかります。

③ **右室後負荷**：平均肺動脈圧 24mmHg と上昇していますが，ASD による左右シャントによって肺動脈血流も上昇しており，肺血管抵抗自体はそれほど高くないと考えられました。また拡張期圧較差は，肺動脈拡張期圧－左房圧＝2mmHg（＜7mmHg）と上昇していないため，右室後負荷自体は大きくないと考えられます。

以上より**右室収縮能は保たれており，右室後負荷は小さいですが，右室がパンパンに張った（右室前負荷が非常に大きい）状態**でした。そして後方障害のため全身にうっ血した右心不全でした。本症例では頻脈性心房細動を契機に左房圧が上昇し，ASD による左右シャントが増加して，右室前負荷が急激に大きくなったことが右心不全の原因と考えられました。この血行動態を理解したうえで治療戦略を考えていきます。

2 エキスパートの視点（高齢者の ASD）（図7）

ASD の血行動態について簡単に解説します。ASD は右室の前負荷（＝右室容量負荷）が大きくなる疾患です。基本的に左房圧は右房圧より高いため，左房から右房にシャントしますが，このシャント量が右室の前負荷となります。ASD の症状は基本的にシャント量に依存するので，シャント量が少ないと右心系への負荷も少なく無症状で経過します。ただし成人期には徐々にシャント量が増えていきます。年齢を重ねても欠損孔の大きさは変わらないですが，動脈硬化により左室は硬くなるので，左室のコンプライアンス（膨らみやすさ）が低下し，左房圧は高くなります。その結果，左房と右房の圧較差が増えることになり，左房から右房にシャントする血液が増加するのです。そのため高齢な患者ほど右心負荷が強く，息切れや浮腫，不整脈などで発見されることが多いのです。

図7 高齢者では左右シャントが増える

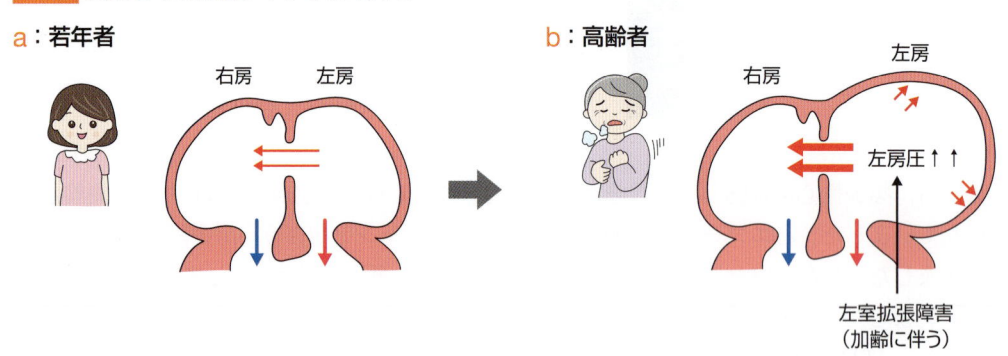

a：若年者　　　　　　　　　　　　　　　b：高齢者

右房　左房　　　　　右房　左房
左房圧↑↑
左室拡張障害
（加齢に伴う）

3 治療経過

本症例の心不全の原因は頻脈性心房細動と ASD なので，最終的には両者にアプローチすることを念頭におきました。急性心不全の治療として，安静と酸素投与，そして利尿薬投与で右室前負荷を低下させる方針で治療を開始しました。心房細動については，抗凝固療法は未導入でしたし，血圧も維持されていたことから，電気的除細動は行わず，ヘパリン化して自然停止を期待することにしました。利尿薬への反応は良好で，入院2日目には心房細動は徐拍化され自然停止しました。その後も胸水，下腿浮腫は順調に改善していき，心不全は改善しました。

そこで次に発作性心房細動の治療です。ASDを閉鎖すると左房にアプローチしにくくなるため、カテーテルアブレーション治療を先行させます。ASDに伴う心房細動も多くは肺静脈が起源（おそらく肺静脈の容量負荷による）なので、本症例では肺静脈隔離術と下大静脈三尖弁輪間峡部ラインのみの焼灼を行いました。

　続いてASD閉鎖です。心不全改善後の経胸壁心エコーでは、ASDは二次孔欠損型で大きさは15mm程度、肺体血流比（Qp/Qs）は2.4で、右心系の著明な拡大もありASD閉鎖の適応と考えられました。経食道心エコーではASDの形態と構造物までの中隔の長さ（rim）がカテーテル閉鎖可能な形態であることを確認しました（**図8a**）。また心不全が改善した後に、O$_2$サンプリングも含めて右心カテーテル検査で血行動態を評価したところ、平均肺動脈圧は21mmHgと上昇していましたが、肺血流量が8.5 L/分と増加しており、肺血管抵抗値は1.53Wood単位と3Wood単位以下だったため閉鎖は可能と判断しました（**図8b**）。最終的には全身麻酔下に17mmのAmplatzer Septal Occluderを留置してASD閉鎖が成功しました。本症例では**左室拡張障害があるため、ASD閉鎖に伴って左房圧が上昇すると想定して一時的に利尿薬を増量して退院**しました。術後半年で利尿薬は中止し、その後も心不全は再燃なく安定して経過しています。

図8 **ASDの形態と右心カテーテル検査**

a

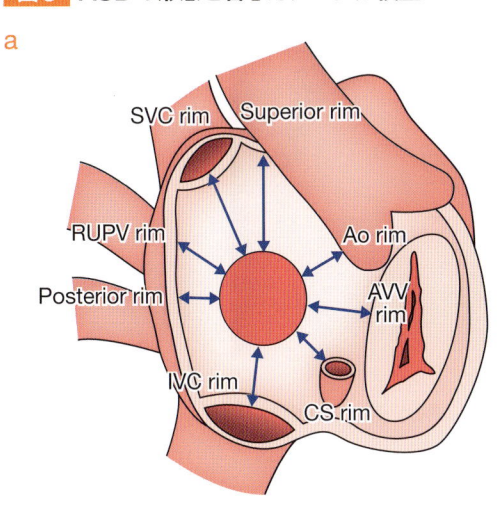

b

平均右房圧	（4）mmHg
右室圧	43/e8 mmHg
肺動脈圧	43/10（21）mmHg
左房圧	（8）mmHg
Qp	8.5 L/分
Qs	2.27 L/分
Qp/Qs	3.75
肺血管抵抗値	1.53 Wood単位

a：二次孔欠損型ASDの形態（経食道心エコー検査）。二次孔欠損型のASDで十分なrimを認めた。
b：心不全改善後の右心カテーテル検査。心不全治療により右房圧，肺動脈圧は低下した。Qp/Qsは3.75と左右シャントに多く，右心不全を伴うことからも早期閉鎖が望ましい状態であった。

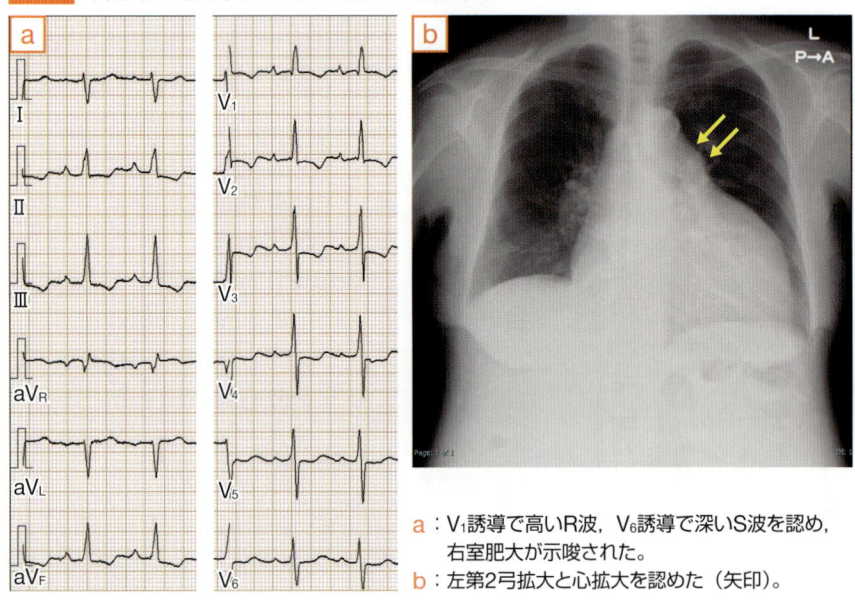

症例3 肺高血圧症＝右室後負荷による右心不全

年齢，性別	60歳代，女性
主訴	労作時息切れ 数カ月前から労作時息切れを自覚していた。徐々に症状が増悪し，倦怠感，食欲低下を認めたため循環器外来を受診した。
来院時身体所見	血圧 110/60mmHg，心拍数 80/分・整，SpO$_2$ 90%（室内気），心音：収縮期雑音，Ⅱ音亢進，腹部膨満感，下腿浮腫あり
心電図（図9a）	心拍数 84/分，洞調律，右脚ブロック
胸部X線 （図9b）	心拡大，胸水貯留，左第2弓拡大

図9 来院時心電図（a）と来院時胸部X線像（b）

a：V$_1$誘導で高いR波，V$_6$誘導で深いS波を認め，右室肥大が示唆された。
b：左第2弓拡大と心拡大を認めた（矢印）。

1 基本的な考え方

　来院時，軽い体動で息切れを起こしNYHA心機能分類 Ⅳ度に近い状態で，腹部膨満感と下腿浮腫を認めました。心エコーでは，心嚢液が貯留し，右房，右室が著明に拡大していました。収縮期末期〜拡張期に心室中隔が左室側に偏位し扁平化して三日月型を呈し，重症の三尖弁閉鎖不全症を認め，三尖弁逆流圧較差は60mmHgでした（図10a）。重症の肺高血圧症を認め，低心拍出症候群（LOS）の状態でした。**肺高血圧症患者の心嚢液貯留は予後不良のサイン**のため，細心の注意が必要です。本症例は，重症肺高血圧症に伴う右心不全の診断で入院加療を行いました。

　肺高血圧症は希少疾患のため一般病院ではなかなか経験しないと思います。本症は原因に

図10 入院時心エコー像（a），右心カテーテル検査（b）

a

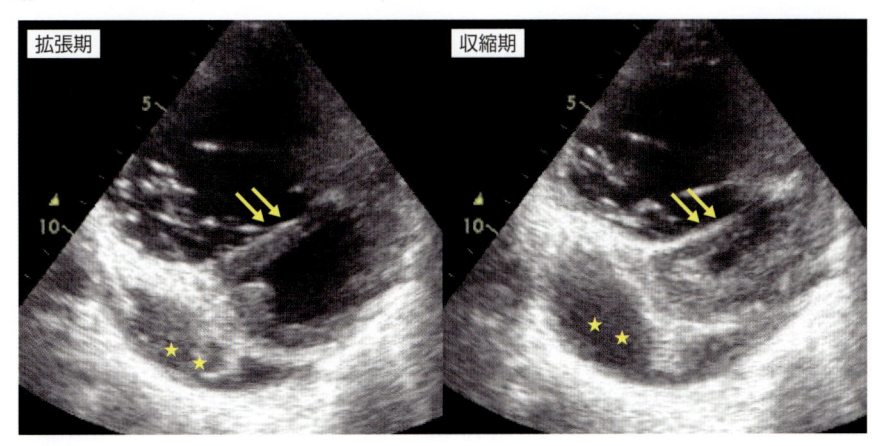

矢印：心室中隔の扁平化
星印：心嚢液

b

平均右房圧	(21) mmHg
右室圧	95/e22 mmHg
肺動脈圧	93/36 (55) mmHg SvO₂ 36%
肺動脈楔入圧	(11) mmHg
動脈圧	120/60 (72) mmHg SaO₂ 81%
心拍出量	2.34 L/分
心係数	1.63 L/分/m²
肺血管抵抗値	18.8 Wood単位
体血管抵抗値	21.8 dynes・秒/cm⁵

よって治療方針が大きく異なりますが，その精査も慣れていないと難しい部分も多く，専門医でも悩むことも多いです。判断の遅れによって致命的にもなり得るため，施設によってはこの時点で専門施設への転院搬送も考慮しましょう。

　肺高血圧症に伴うLOSの状態で，治療方針を立てるにあたり正確な血行動態の評価が必要と判断し，速やかに右心カテーテル検査を施行しました（**図10b**）。

① **右室機能**：右室拡張末期圧は22mmHgと著明に上昇し，右室流入障害を認めました。また心エコーで右室拡大が著明でびまん性に壁運動は低下し，三尖弁輪収縮期移動距離（TAPSE）12mmでした。また心係数1.63L/分/m²と心拍出量は低下し，右室機能は著明に低下していると考えられました。

② **右室前負荷**：平均右房圧は21mmHgと著明に上昇し，深いy谷がみられ，右房のnoncompliant波形でした。右室前負荷が非常に大きくなっていると考えられました。

③ **右室後負荷**：平均肺動脈圧は55mmHg，肺血管抵抗値は18.8Wood単位と著明に上昇した重症の肺高血圧症の状態でした。

　以上より，血行動態評価からは大きな右室後負荷に対して右室機能が低下し代償できない状況となり，右心系への流入障害を伴う重症な右心不全をきたしていました。LOSを認めたため，

速やかな集学的対応が必要と考えられました。

2 エキスパートの視点

　この20年で肺高血圧症の治療は大きく進歩し，予後は改善しつつあります。しかし，現在でも適切な診断や治療がなされなければ命取りになりかねません。特に治療薬がなかった時代には，死因の多くが突然死でした。本症例においては図10aの心エコー所見が示すように，重症の肺高血圧症では著明な右室拡大と右室圧上昇により左室が圧排されて両心不全の様相を呈します。カテーテル検査時は体血圧が120/60（72）mmHgと保たれていましたが，右室と左室がぎりぎりのバランスをとっている状態なので，仮に排泄や痛み刺激などで迷走神経反射が起こると，体血圧（左室圧）が低下して左室は一気に虚脱して心停止に至る可能性があります。排泄管理や採血・カテーテル挿入時の手技1つにも注意を払う必要があります。このような経過をたどる可能性も念頭におき，V-A ECMOの導入も準備したうえで，繊細かつ慎重なモニタリングを行いながら診療を進めていくことが重要です。

3 治療経過

　血行動態評価から非常に重症な右心不全の状態で，V-A ECMO導入なども検討されたため，CCUに入室しました。血圧は維持されていたことから，まずは内科的治療への反応性を確認する方針としました。右室機能低下についてはドブタミン投与，右室後負荷については一酸化窒素（NO）吸入治療を開始しました。右房圧は上昇していますが，症例2とは異なり右室機能低下に伴う二次的な流入障害の結果であり，無理な前負荷低下は心拍出量のさらなる低下につながる可能性もあります（症例1と同様）。利尿薬などは投与せず数時間の治療反応性を確認したところ，幸い尿量が得られるようになり，初期治療の妥当性が確認されました。ドブタミンによって十分な腎血流が得られていると判断して慎重に利尿薬を投与開始することにしました。

　バイタルの安定化が確保できたので，次のステップとして肺高血圧症の原因を精査していきます。肺高血圧症はその原因によって治療法が大きく異なります。例えば第1群「肺動脈性肺高血圧症（PAH）」に対しては薬物による肺血管拡張薬治療が検討されますが，**第2群「左心性心疾患に伴う肺高血圧症」や第3群「肺疾患および/または低酸素血症による肺高血圧症」ではむしろ悪化させる可能性があります**。また，第4群「肺動脈閉塞による肺高血圧症」ではカテーテル治療や外科的治療が選択肢となります。診断手順を示します（図11）。本症例では，換気-血流シンチグラムで楔状の換気血流ミスマッチを認め，胸部造影CT検査では右肺動脈中枢側の壁在血栓とそれに続く右下葉枝の完全閉塞などを認めたため，慢性血栓塞栓性肺高血圧症（CTEPH：シーテフ）と診断できました（図12）。すぐにヘパリンによる抗凝固療法を開始しました。CTEPHにおいても，肺動脈末梢（肺細動脈レベル）にPAHと同様の肺血管病変が認められるため肺血管拡張薬が有効と考えられていて，肺血管拡張薬が血行動態を改善する効果や外科的治療やカテーテル治療実施時の合併症リスク低減が期待されます。本症例では，急性期に開始したNO吸入からリオシグアト内服にスイッチしてリオシグアトを慎重に漸増することでドブタミンを中止することができました。その後は十分な抗凝固療法期間の後に肺動脈血栓内膜摘除術（PEA）を施行しました。

図11 肺高血圧症の分類と診断

a：肺高血圧症の臨床疾患分類

第1群：肺動脈性肺高血圧症（PAH）

1.1 特発性PAH
- 1.1.1 急性血管反応試験不応答者（non-responder）
- 1.1.2 急性血管反応試験応答者（responder）
1.2 遺伝性PAH
1.3 薬物・毒物関連性PAH
1.4 各疾患に伴うPAH
- 1.4.1 結合組織病
- 1.4.2 HIV感染症
- 1.4.3 門脈圧亢進症
- 1.4.4 先天性心疾患
- 1.4.5 住血吸虫症
1.5 静脈病変や毛細血管病変（PVOD/PCH）の特徴を伴うPAH
1.6 新生児遷延性肺高血圧症

第2群：左心系心疾患による肺高血圧症

2.1 心不全
- 2.1.1 左室駆出力が保たれた心不全（HFpEF）
- 2.1.2 左室駆出力が低下した心不全（HFrEF, HFmrEF）
2.2 弁膜症
2.3 後毛細血管性肺高血圧症を起こしうる先天性/後天性の心血管形態変化

第3群：肺疾患および/または低酸素血症による肺高血圧症

3.1 閉塞性肺疾患または肺気腫
3.2 拘束性肺疾患
3.3 拘束性と閉塞性の混合障害を伴うほかの肺疾患
3.4 睡眠呼吸障害
3.5 基礎肺疾患がない低酸素（高所における慢性曝露など）
3.6 成長障害による肺機能低下

第4群：肺動脈閉塞による肺高血圧症

4.1 慢性血栓塞栓性肺高血圧症
4.2 その他の肺動脈性閉塞症

第5群：詳細不明な多因子のメカニズムによる肺高血圧症

5.1 血液疾患（先天性/後天性溶血性貧血など）
5.2 全身性疾患（サルコイドーシス，肺組織球増殖症，1型神経線維腫症など）
5.3 代謝性疾患（糖原病やゴーシェ病など）
5.4 透析あり/なしの慢性腎臓病
5.5 肺腫瘍血栓性微小血管症
5.6 線維性縦隔炎

（平出貴裕，片岡雅晴：肺高血圧症の定義の変更について．心臓 55（11）：1046, 2023より転載）

b：肺高血圧症の診断手順

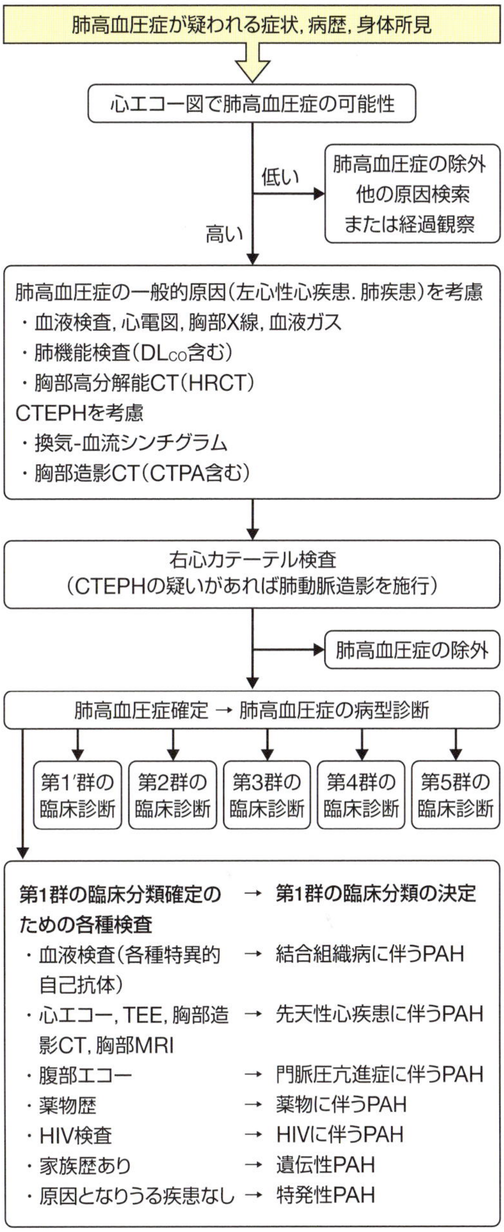

肺高血圧症が疑われる症状, 病歴, 身体所見
↓
心エコー図で肺高血圧症の可能性

低い → 肺高血圧症の除外 他の原因検索 または経過観察

高い
↓
肺高血圧症の一般的原因（左心性心疾患. 肺疾患）を考慮
- ・血液検査, 心電図, 胸部X線, 血液ガス
- ・肺機能検査（DL_{CO}含む）
- ・胸部高分解能CT（HRCT）
CTEPHを考慮
- ・換気-血流シンチグラム
- ・胸部造影CT（CTPA含む）
↓
右心カテーテル検査
（CTEPHの疑いがあれば肺動脈造影を施行）
→ 肺高血圧症の除外
↓
肺高血圧症確定 → 肺高血圧症の病型診断

| 第1群の臨床診断 | 第2群の臨床診断 | 第3群の臨床診断 | 第4群の臨床診断 | 第5群の臨床診断 |

第1群の臨床分類確定のための各種検査 → **第1群の臨床分類の決定**
- ・血液検査（各種特異的自己抗体） → 結合組織病に伴うPAH
- ・心エコー, TEE, 胸部造影CT, 胸部MRI → 先天性心疾患に伴うPAH
- ・腹部エコー → 門脈圧亢進症に伴うPAH
- ・薬物歴 → 薬物に伴うPAH
- ・HIV検査 → HIVに伴うPAH
- ・家族歴あり → 遺伝性PAH
- ・原因となりうる疾患なし → 特発性PAH

（日本循環器学会：肺高血圧症治療ガイドライン（2017年改訂版）. https://www.j-circ.or.jp/cms/wp-content/uploads/2017/10/JCS2017_fukuda_h.pdf. 2024年12月閲覧）

図12 入院時血流シンチグラフィ（a）および造影CT像（b）

a

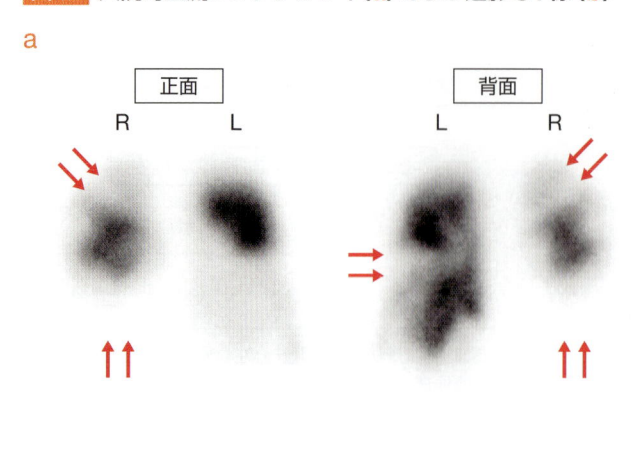

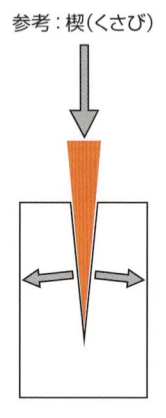
参考：楔（くさび）

b

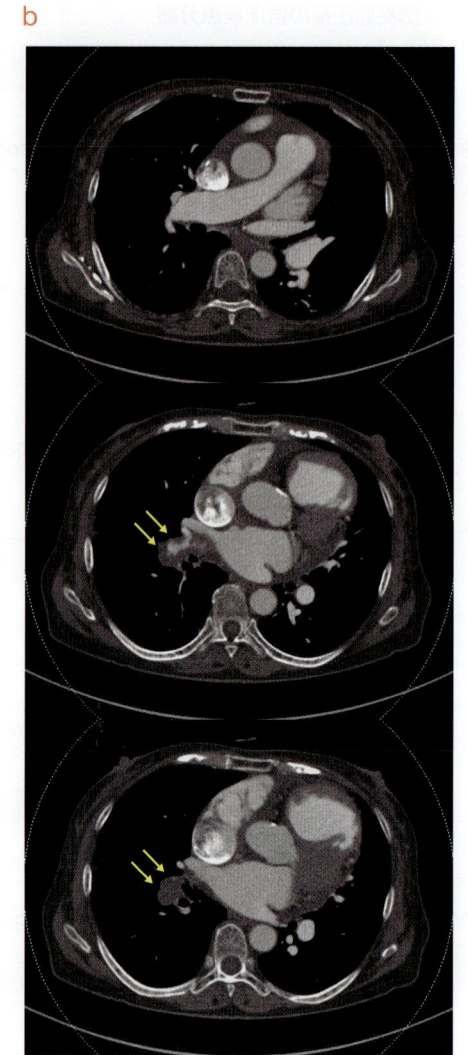

a：楔状の血流欠損（区域性の血流欠損）を認めた（→）。
b：右肺動脈内に中枢性の血栓を認め，右下葉枝は完全に閉塞していた（矢印）。

肺高血圧症と右室機能（図13）

　肺高血圧症は，さまざまな原因により肺動脈圧が上昇し，症例3のように重篤な右心不全を きたす疾患群です。右心不全が肺高血圧症の予後を強く規定しますが，右室特有の形態や収縮 様式のために，一断面をもって右室機能を正確に評価することは困難でした。最近では心臓 MRIや3D心エコー技術の進歩によって，右室の正確な形態評価，機能評価が可能になり治療 方針決定に大きく役立っています。そのなかで，肺動脈圧が高くても右室機能が比較的維持さ れる患者とそうでない患者がいることもわかってきました。例えば，アイゼンメンジャー症候 群のような生まれつき高い肺動脈圧にさらされている患者では，肺動脈圧のわりに右室機能が 維持される傾向があります。また男性は女性と比べて右室が肥大しやすい一方で，右室機能は 悪くなりやすい傾向があることもわかっています。この背景には右室特有の心筋リモデリング のメカニズムが存在するのかもしれません。筆者は，これまでに右室の心筋ダメージを予測す るのに，心電図のQRS幅や心臓MRIの右室T1値が有用であることをみつけてきました。こ れらは右室心筋に特有の線維化パターンをみる方法だと思っています（図13）。左心疾患に合 併する右室機能の変化もなかなかに奥深いです。日常臨床ではあまり気にすることのない右室 機能ですが，たまには一緒に右室にも目を向けて思いをめぐらせてみるのはいかがでしょうか？

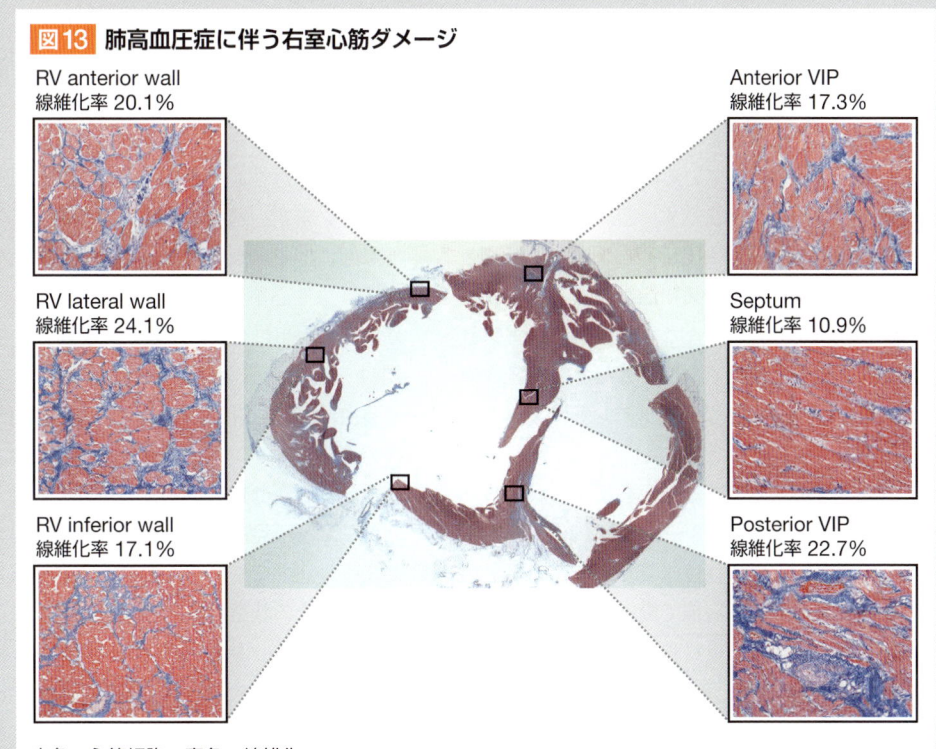

図13 肺高血圧症に伴う右室心筋ダメージ

RV anterior wall
線維化率 20.1%

Anterior VIP
線維化率 17.3%

RV lateral wall
線維化率 24.1%

Septum
線維化率 10.9%

RV inferior wall
線維化率 17.1%

Posterior VIP
線維化率 22.7%

赤色：心筋細胞，青色：線維化
（浅野遼太郎ほか：肺高血圧症における右心機能の評価. Heart View 24(3)：34, 2020より転載）
RV：右室, VIP：接合部

座談会 急性心不全と向き合う
―さらによくするためのヒント―

奥村貴裕
名古屋大学大学院医学系研究科
先進循環器治療学 特任准教授

朔 啓太
国立循環器病研究センター
循環動態制御部 研究室長

坂本隆史
九州大学大学院医学研究院
循環器内科学

朔　急性心不全を語り，その経験を共有していただくことにおいて最適なお二人の先生と座談会を進めてまいります。まず自己紹介と，これまでに対応した急性心不全で印象に残っている症例について教えてください。

奥村　名古屋大学の奥村です。医師になって25年くらい経つのですが，本格的に心不全診療を専門に学び始めてからは17年ほどです。名古屋大学は，この20年の間に左室補助人工心臓（LVAD）や心臓移植をはじめ，さまざまな高度治療が可能になってきました。印象に残っているのは，一番最初に経験した重症心不全のケースです。若い男性で，今のように機械的循環補助（MCS）を迅速に使用できる環境にはなく，なんとか薬物治療でよくしなければならない状況でした。そんななか，ドブタミンとミルリノンをうまく使って管理できたという経験や達成感，そこが一番大きな転換ポイントになってこの領域が楽しくなりました。

坂本　九州大学の坂本です。私が心不全にかかわり始めたのは，医師になって8〜9年目の2011〜2012年頃でした。九州大学は移植施設で，重症心不全が九州中から集まってくる病棟で働いていました。当時面白いと思ったのは，奥村先生とほとんど同じですけど，30歳代の男性，初発の心不全症例で，後に拡張型心筋症と診断がつきますが，左室駆出率（LVEF）が10％程度の心原性ショックの状態でした。循環動態や循環制御，薬物動態の知識を駆使してどうにか治療することができました。今だったらLVADや移植に向けて準備していたと予想される症例を，薬物治療を可能な限り最適化し，LVEF 40％強まで改善できて，移植なしで社会復帰された。そのような症例を経験して，急性心不全の面白さや奥深さを感じたことが印象深く残っています。

朔　ありがとうございます。お二方とも，急性心不全の面白さを認識し特に印象に残った瞬間が，重症患者に対して薬物治療をアセスメントとともに適切に行うことができた症例だったというところが非常に印象的ですね。

循環動態のアセスメントはなにを重視すべきか？

朔　本書は急性心不全のなかでも循環動態に焦点をあてています。適切な治療は循環動態のアセスメントなしにはできないのではないかと考えているからです。急性心不全の循環動態アセスメントで，日頃から特に大事にしている診かたを教えてください。

奥村　急性心不全症例の治療を組み立てる際，①うっ血，②低心拍出症候群（LOS），③心拍数や調律，この3つのポイントで症例を整理するようにしています。うっ血は比較的わかりやすく，むくんでいるとか，X線所見にも現れます。LOSはなかなかとらえにくい病態です。なんとなく患者本人が訴えているけど，その状態はこちらに伝わらずにみすごす場合があります。急性心不全診療でLOSに敏感になることは非常に大事です。また，心不全医は心拍数や調律への介入に注意を払い忘れることがあります。そのため，この3つの観点を意識して，急性心不全治療の青写真を描くようにしています。

朔　非常に整理された3つのポイントをお示しいただきました。坂本先生，今の奥村先生の視点に関連してアセスメントのポイントを教えてください。

坂本　私の心不全の診かたは，奥村先生とほぼ一緒ですが，いわゆるForrester分類のうっ血と心拍出

量というよりも，組織への灌流（perfusion）が足りているかという観点を重要視しています。うっ血は身体所見やX線の胸水所見があるとか，最近では肺エコーを使って知ることができます。Perfusionをどの指標で診るかという点はいろいろな議論がありますが，シンプルに乳酸値とナトリウム（Na）値をみます。より詳細に評価する場合はFENa，BUN，transtubular K gradient（TTKG），尿中Na，尿中クロールなども用います。

朔 うっ血とperfusionのコントロールのどちらを重要視していますか？

坂本 多くの症例で私は優先順位をうっ血のコントロールにおいています。理由は，うっ血が残った状態だと，交換神経を不必要に活性化してしまうからです。例えばうっ血が残っている状態で，perfusionが不足していてLOSという症例は比較的よく遭遇するのですが，若手の先生方とのディスカッションで「腎機能が悪くなってきました」，「低Na血症になってきました」もしくは「血管内脱水だと思います」といって，うっ血があるのに「生食輸液していいですか？」という話になることがあります。それは患者の治療の優先順位をしっかり考えられていないからで，うっ血が残っていてLOSの場合には，血管拡張薬や強心薬を使ってでもperfusionをよくしてうっ血をしっかり改善する必要があると考えています。そのためには，大動脈内バルーンポンプ（IABP）やImpellaになるかもしれないけども，うっ血の残存は復帰を遅らせるということを常に考えながら診療しています。

朔 治療の優先順位はうっ血がきちんと改善すること，そうでないと患者がよくなるサイクルが生まれないという基本の姿勢に感銘を受けました。奥村先生，このうっ血の管理というのは昔も今も変わらないテーマですよね。

奥村 中之島心不全カンファレンスや急性心不全研究会など，ここ20年ずっと同じようなことを議論していますよね（笑）。永遠のテーマです。

朔 うっ血の改善に対して，押すのか引くのかという治療の調節についても昔から議論されている問題です。今は昔よりテクノロジーは進んでいるはずですが，坂本先生がおっしゃるように血管拡張薬や強心薬でポンプ機能を増すことでうっ血を減らす戦略もあれば，血液量自体を下げてうっ血を減らす戦略

もあるわけですよね。うっ血とLOSの評価において，外来診療と入院診療で気を付けるポイントは変わりますか？

奥村 外来から悪くなった患者が入院になるので，連続性があると考えています。基本的に「症状」が非常に大事だと考えています。だるい，なんとなく気持ち悪い，お腹が張る，夜に頻回の便意をもよおすなどの非特異的な症状が大事です。夜によく便が出るケースでは，一気に崩れたりするようなLOSの場合があるんです。入院中，LOSはドブタミンで改善することも多いですが，それでも症状が治まらなければ次のステップ，例えばMCSに進む必要があります。さまざまな治療のエスカレーションで一番大事なのは，症状だと個人的には思います。

坂本 倦怠感はもちろんですが，私がよく観察しているのは食事量です。毎日の食事がどういうトレンドか。あとは心拍数です。5/分程度の上昇も心不全患者では危険が迫っているサインです。もちろん体重増加も大事です。例えば，心不全が落ち着いてきたときにアンジオテンシン受容体ネプリライシン阻害薬（ARNI）を増やしたいと思っても，体重が増え続けるときには，一度立ち止まるようにしています。

朔 このように先生方が日頃感じている感覚のようなものが，もう少し明確化・一般化して，アルゴリズムになると面白いと思いました。

注目したい最近のトレンド

朔 急性心不全の評価は変わらない重要ポイントがある一方，治療現場はダイナミックに変化している時代だと思います。最近のエビデンスやテクノロジーで，特に注目しているものを教えてください。

奥村 1つはMCSの適切な使い方が以前とは異なる議論になっている点です。2017年頃からわが国でも使用可能となったImpellaは今かなり普及しています。またDanGer Shock試験では，心原性ショック患者を対象としたランダム化比較試験（RCT）で，Impellaによる予後改善のエビデンスが発表されました[1]。複雑化する選択肢において，MCSの使い方は大きな議論対象になると考えています。もう1つはSTRONG-HF試験[2]に代表される，診療ガイドラインに基づく標準的治療（GDMT）の適切な実施についての議論です。急性心不全患者は後の慢

性心不全患者であり，れっきとした心不全患者です。その予後を改善するためには慢性心不全の管理につなげることが大事なので，きちんと GDMT を実践していくという点に切り込んだ取り組みが多く行われていることもトレンドだと思います。

朔　今まで助からなかった患者を救うかもしれないデバイスの話と，よいとわかっているけどきちんと行うことが難しい GDMT をどのように最適化するかという大テーマですね。

奥村　Impella が使えるようになって，急性期の救命率は向上していると感じています。ただ，あらゆる MCS を使える施設は限定的なので，やはり後医になるほど名医なんですよ。坂本先生が触れていたように，β遮断薬を入れたらちょっと悪くなって悪化したときにレスキューできるかどうか，大きな施設では果敢に治療を推し進めることができるというのは，より高度な治療のバックアップが備わっているからこそなんですよね。自施設の限界や地域全体の可能性を知っておくこと，また患者の先の展開を常に考えるということ，すべての患者を高次医療施設に送ればいいという話ではないことも重要なポイントです。

朔　患者ごとにゴールは違いますよね。

奥村　実は，急性心不全のなかでも重症心不全治療については及第点の 70 点をとれればいいと思っていて，患者をリスクにさらすよりも，安全を第一にすることが心不全の管理で一番大事なことだと思っています。

朔　坂本先生は私が大学院生の頃によく教えてくれたのですが，急性心不全で一番大事なことは大きく治すことよりも，絶対に状態を不安定化させないようにする選択をとることだと，最近の症例検討会でもよくそのコメントをされています。坂本先生，その発言の意図を教えてください。

坂本　こけてしまって MCS になると，合併症が一定割合起きるリスクがあるからです。もう 1 つの意味は，新しいエビデンスやデバイスはたくさん出てきていますが，心不全の病態をどれだけ正確に把握して対応しているかを常に考えてほしいからです。生理学の知識から紐解いておくと，悪くなることをできる限り防げると思うので，そういう意味を込めた発言です。

朔　ありがとうございます。坂本先生，急性心不全

における Impella の登場をどのようにとらえていて，どのように利活用していくべきとお考えか，教えていただけますでしょうか？

坂本　Impella は強力な左室補助ができるデバイスで経皮的に挿入できるので，基本的に左心機能が低下した心原性ショックの症例には，積極的に検討すべきだと考えています。Impella がなかった時代は，多くの症例は薬で粘っていました。でも，薬でうまく立ち上がったとしても，退院まで半年，下手すると 1 年かかったり，ADL を戻すのに多くの時間がかかるなど，患者の家族にも大きな負担があり，治療のタイムパフォーマンスがよくない状況でした。Impella の立ち位置は，早期の立ち上げ・復帰と GDMT をしっかり導入するサポート役だと考えています。GDMT をしっかり実施することで，Impella 離脱後も心機能の回復を早期から期待することができます。大事なことは，「Impella があるからいいや」ではなく，その先にある薬物治療をしっかり考えたマネジメントを行うことだと思います。

朔　坂本先生，STRONG-HF 試験についてどうお考えでしょうか？

坂本　STRONG-HF 試験は，退院後早期の GDMT タイトレーションが重要という内容なので，急性心不全の治療においても，猪又孝元 先生（新潟大学）のいう「目に見えない治療」，つまり予後改善のための治療をしっかり意識しておくという点で非常に大事な試験だと思います。

朔　急性心不全と慢性心不全は連続していないわけはないので，急性期もしくは退院の段階で将来をみすえた薬物治療を十分に検討し，最適化に向けて退院後の方針・体制を考えておくことも重要ですね。

坂本　本試験は退院時点で，GDMT が最大用量まで投与されていない人が対象で，退院後に積極的にタイトレーションするというプロトコルです。メッセージとして，慢性期のクリニックの先生とともに頑張っていくという意味合いが大きいと思います！

朔　坂本先生が気になる近年のトレンドはなんでしょうか？

坂本　EMPULSE 試験[3] と ADVOR 試験[4] にとても驚かされました。EMPULSE 試験は急性期の SGLT2 阻害薬が中期的なイベント抑制を示したという非常にセンセーショナルな結果でした。しかも HFrEF だけではなく HFrecEF，HFpEF まで含ま

れているので，すべての心不全において急性心不全の早期から SGLT2 阻害薬を使うとその後 90 日予後まで改善するという，臨床現場にとって非常に意味の大きい試験だと思います。また ADVOR 試験のアセタゾラミドは，奥村先生は使われたことがあると思いますが，私も若い頃フロセミドが高用量入っている患者や代謝性アルカローシスになっている患者で使ったことがあります。急性期使用の RCT が出てきたことは非常に意義深いです。

朔　急性心不全の薬物治療のエビデンスが出てきたことは，坂本先生からみて大きなインパクトがあったということですね？

坂本　もう衝撃です。RELAX-AHF 試験など，いろいろ期待される薬があったのになかなか positive result が出てこなかった。この 2 つの薬剤のエビデンスが出てきたことは，大きなパラダイムシフトだと思います。

若手に知ってほしい知識・視点

朔　いよいよ後半戦です。本書は古くて新しい知識である循環動態を中心に構成されていますが，先生方が大事にしている診療の心得は昔から変わらないと思っています。先ほど坂本先生からエビデンスがなかなか出なかった分野だというご指摘もありましたが，若手にこれはぜひ一度通しで読んでもらいたい，詳しく知ってもらいたいというエビデンスや知識を教えていただけますか？

坂本　強心薬を離脱するときにどういうことを考えるかという意味で，吉村道博 先生（東京慈恵会医科大学）が発表されたアンジオテンシン変換酵素（ACE）阻害薬の論文があります[5]。HFrEF 患者にスワン - ガンツカテーテルを挿入してアラセプリルという ACE 阻害薬を投与すると，肺動脈楔入圧が下がって心係数が上がる。Forrester 分類にあてはめると，左上にシフトさせます。心拍出量曲線を立てる治療となることを思うと，例えばドブタミンやミルリノンからのテーパリングのときに ACE 阻害薬もしくは ARNI に切り替えていくことは，HFrEF では循環動態的に妥当ということがわかります。理論を臨床に落とし込んでいる点で非常に大事な論文だと思います。

朔　後負荷抑制による心拍出量曲線の上昇は知られ

た理論ですが，臨床で明確に示されている点が素晴らしいです！

坂本　もう 1 つは交感神経が不活化すると尿量が非常に減るという研究です[6]。急性心不全において，交感神経を適切に落としてあげることで尿量が増え，過剰な利尿薬はいらなくなるという臨床にもつながる内容だと思います。ラットを用いた実験において，両側尿管にカテーテルを入れて，それぞれの腎臓から尿量などを評価しているのですが，片方の腎だけ除神経をしています。除神経をするとナトリウム排泄量も尿量も一気に増える。こういう論文は臨床現場で起きている現象を理解するうえで非常に大事だと思います。

また最近，stressed blood volume という言葉が臨床論文でも出てきますが，Artin A Shoukas 先生の論文は一度読んでほしいと思います[7]。頸動脈洞内圧を横軸にとって，交感神経を上げ下げすると stressed blood volume がもともと 21mL/kg のところ，交感神経を 12mL/kg くらい変化できる。体重 60kg の人で換算してみると，安静時は 1,260mL で，交感神経だけで stressed blood volume をこんなに増やすことができる。これも急性心不全の病態生理を考えるうえでとても大事だと思います。

朔　交感神経は，いつも話題になるのですが，そのアセスメントや治療がすごく進んできたかというと，急性心不全の分野ではそうでもないような気がします。今後，この分野はどうなっていくのでしょうか？

坂本　交感神経は定量化ができませんが，イメージをもつことが重要です。毎日フロセミドを使っている，もしくは急性期にフロセミドの内服を増やしている患者において，うっ血を改善するだけで，自然に尿が出てくるからフロセミドを減量できるかもしれないというようなイメージです。あともう 1 つ，交感神経を落とすだけでも stressed blood volume が下がって，うっ血は改善する。体重変化はほとんどなくても，こういうことが起きるわけです。治療に応用というよりも，病態を正確に知るという意味でやはり交感神経のイメージは大事ですね。

朔　奥村先生，エビデンスに限らないのですが，若手に知っておいてもらいたい知識はありますか？

奥村　急性心不全治療では，ホスホジエステラーゼ（PDE）3 阻害薬はかなり強力な武器になると思っています。強心薬をうまく使えるかは，患者の予後

にも直結すると思います。強心薬はどうしても悪と思われていますが，必要なときにどううまく使うかが大事だと思います。右と左のバランスだけでも全然使い方が違うことがありますし，使うタイミングも含めて，すべてをエビデンスで証明することは難しいという側面があります。本当に1例1例大切に見直して，皆でディスカッションするということを長年続けてきましたが，これからも必要だと感じています。

朔 エビデンスや論文という観点もありますが，1症例ずつを過去から，そして皆から学んで，次の症例に活かしていくことが重要ということですね。

奥村 例えば，安村良男 先生（尼崎中央病院）は心不全治療薬の使い方のスペシャリストです。安村道場という名の懇親会で，夜な夜な議論したり勉強させてもらうんですが，安村先生の頭の中はエビデンスになっていないことがほとんどですよね。その頭の中をどう受け継いでいくのか？　という問いも医師には必要だと思います。万人ができるということも大事ですが，ギルド的な伝承の医学という部分もあると思います。

今後の課題とその解決方法

朔 急性心不全，いろいろなことを理解できた気もするし，意外に変わっていない気もするこの世界ですが，最後のまとめとして今後の課題とその解決方法についてお考えを教えてください。

奥村 急性心不全をまず起こさせないこと，起きた場合も早期に覚知することが大事です。それらを可能にするモニタリング技術が生まれてくることを期待しています。また，朔先生が自動治療の研究をされていると思いますが，私も自動治療の可能性を考えていて，ICUのいろいろなパラメータを組み込むと次の一手がみえてくるという未来も想像しています。飛行機でも自動運転できるので，治療ゴールに向かってなだらかではあるけど，絶対に循環動態を

破綻させないような調節が自動的にできたらよいと思います。さらに今後，幅広いデータの蓄積によって，われわれが普段注意している点と違う視点をAIなどの技術が教えてくれるかもしれません。

朔 実際，心不全患者は増えていますが，これから循環器内科医は確実に減りますからね。救いようがない危機があるなかで，半自動化くらいからスタートさせないといけない気がします。坂本先生，いかがですか？

坂本 急性心不全の一番の課題は，これまでのRCTがうまくいかなかった原因にあると思います。心不全は結構多様でヘテロな病態なんです。同じHFrEFでも右心機能，肺血管，体血管，弁膜症によって異なります。HFpEFにしても同様にヘテロだと思います。この背景のばらつきがRCTがうまくいかない理由だと感じています。うまくクラスタリングできれば，治療効果がある群はみつかるはずだと思いますが，難しさも感じています。そのようななかで，循環動態の理屈，薬物の影響を理解し，その知識を用いて各患者の病態把握と治療最適化を考えるという流れは最も大切だと考えています。さらに先をいうと，ヘテロだけどこういう患者群に効いた，効かないということを，n数は少なくてもいいので，循環動態から構築した仮説に対してエビデンスとして作っていく必要があると思います。

朔 循環動態や心力学の側面から難しさを共有し，それを皆に納得いただくには，小規模でもいいので勘所のよいエビデンスに1つずつしていく必要があります。このことは昔から必要だったのですが，仲間をさらに増やして今後進めていくべき仕事だと改めて気付きました。本書の内容と連続性のあるテーマでお二人の先生にさまざまなお話をお聞きすることができました。座談会のなかでも繰り返し出てくるテーマというのは，本書が信じた循環動態を理解する大事さ，それはすなわち患者を知る大事さというところなのだろうと思います。ありがとうございました。　　　　　　　　　　　　（終）

座談会で登場した論文と内容

文献1

Microaxial flow pump or standard care in infarct-related cardiogenic shock.

Møller JE, Engstrøm T, Jensen LO, et al : N Engl J Med 390(15) : 1382-1393, 2024.

ST上昇型急性心筋梗塞に心原性ショックを合併した患者を，標準治療に併用してImpella CPを使用する群と標準治療のみを行う群に割り付けて，全死因死亡で比較した試験です。Impella CP併用群は179人，標準治療群は176人に無作為に割り付けられ，180日時点での全死因死亡はImpella CP併用群では45.8%，標準治療群では58.5%に発生し，ハザード比は0.74（95%信頼区間：0.55〜0.99），P=0.04と有意にImpella CP併用群で死亡リスクは低下しました。安全性複合評価項目のイベント発生（重度の出血・下肢虚血・溶血など）はImpella CP群で多く発生し（24.0% vs 6.2%），腎代替療法もImpella CP群で多く導入（41.9% vs 26.7%）されました。

本論文はMCSでは最初となる，急性心筋梗塞に起因する心原性ショック患者の生命予後に対する効果を証明したRCTとなりました。有害事象のリスクの増加はみられましたが，Impella CPによる治療の有益性を損なうものではないと考えられています。

文献2

Safety, tolerability and efficacy of up-titration of guideline-directed medical therapies for acute heart failure (STRONG-HF) : a multinational, open-label, randomised, trial.

Mebazaa A, Davison B, Chioncel O, et al : Lancet 400(10367) : 1938-1952, 2022.

急性心不全で入院した患者に対し，GDMTの漸増をする場合と通常治療をする場合で心不全による入院や全死亡リスクに差がないか検証した試験です。GDMTが最大用量投与されていない18〜85歳の患者1,078人を無作為に通常治療（536人）または高強度治療群（542人）に割り付けられました。高強度治療群には退院後2週間以内にGDMTを推奨用量の最大量まで増量し，2カ月間で4回の外来受診を行う介入を行い，両群で180日間の心不全再入院または全死亡の割合を検証しました。

結果は高強度治療群で心不全再入院または全死亡の割合は有意に低くなり（15.2% vs 23.3%，P=0.0021），坂本先生がコメントされたように，早期にGDMTを推奨最大用量まで増量することの有意性を示しました。90日後までの有害事象は，高強度治療群の方が通常治療群よりも多く発生（41% vs 29%）しましたが，重篤な有害事象（16% vs 17%）および致死的有害事象（5% vs 6%）は同程度であり，ベネフィットがリスクを上回ると考えられます。

文献3

Impact of empagliflozin on decongestion in acute heart failure : the EMPULSE trial.

Biegus J, Voors AA, Collins SP, et al : Eur Heart J 44(1) : 41-50, 2023.

急性心不全患者に対してSGLT2阻害薬の投与の有用性と安全性を検証した論文です。急性心不全が安定した入院後24時間以降〜5日以内にSGLT2阻害薬群（エンパグリフロジン10mg/日）265例とプラセボ群265例に無作為に割り付け，最大90日間治療し，全死亡，心不全イベント，90日後のKCCQ-TSS改善などを検証しました。

結果はSGLT2阻害薬群で全死亡率・心不全イベントは少なく，KCCQ-TSSも改善するという結果でした。Win ratio法（評価項目ごとに2群間で勝敗を決め，評価項目の勝/敗比で優劣を比較する手法）ではSGLT2阻害薬群の勝率は1.36（P=0.0054）と有意に高く，HFrEFに続きHFpEFでも転帰を改善したSGLT2阻害薬が，急性心不全例においても臨床的なベネフィットが得られることが示されました。

文献4

Acetazolamide in acute decompensated heart failure with volume overload.

Mullens W, Dauw J, Martens P, et al : N Engl J Med 387(13) : 1185-1195, 2022.

急性心不全患者に対してアセタゾラミドの追加がうっ血を解除するかを検証した論文です。アセタゾラミドは坂本先生がコメントされたように，古くは緑内障・てんかん・肺気腫による呼吸性アシドーシス・代謝性アルカローシスなどに使用されていた，炭酸脱水素酵素阻害により利尿効果を示す薬です。体液過剰の臨床的特徴（浮腫，胸水など）を1つ以上認めた急性心不全患者に対して，ループ利尿薬の静脈内投与に加えアセタゾラミド（500mgを1日1回）を静脈内投与する群259例と，プラセボを投与する群260例に無作為に割り付け，無作為後3日以内にうっ血解除成功するかを検証しました。

うっ血解除の成功率はアセタゾラミド群が42.2%で，プラセボ群の30.5%に比べ有意に優れた結果でした（リスク比：1.46，95%信頼区間：1.17〜1.82，P＜0.001）。入院期間もアセタゾラミド群で有意に短縮し，その効果が退院時まで維持することが示されました。うっ血残存は有害なアウトカムとつながることが知られているので，この結果はうっ血を標的とする早期からの積極的治療の重要性が示されたといえます。

文献 5

Responses of plasma concentrations of A type natriuretic peptide and B type natriuretic peptide to alacepril, an angiotensin-converting enzyme inhibitor, in patients with congestive heart failure.

Yoshimura M, Yasue H, Tanaka H, et al : Br Heart J 72 : 528–533. 1994.

　経口ACE阻害薬であるアラセプリルを慢性心不全患者に投与した際の血中ANPとBNPの反応をみた試験です。慢性心不全患者12人（平均年齢54歳，NYHA心機能分類Ⅲ～Ⅳ度）とコントロール11人（平均年齢51歳）に対してアラセプリル37.5mgが経口投与され，その後24時間にわたる経時的な血行動態や血中ANP，BNP濃度を含むホルモン値を測定しました。

　両群ともに肺動脈楔入圧と体血管抵抗が有意に低下しましたが，心係数上昇は慢性心不全患者群のみにおいてみられました。慢性心不全患者群において，ANPはアラセプリル投与1～6時間後に著減し，肺動脈楔入圧と相関関係がみられたのに対し，BNPはアラセプリル投与6～24時間で低下し，肺動脈楔入圧との相関はみられませんでした。結論としては，ANPとBNPは，異なる合成，分泌，分解の機序をもつことが示唆されました。坂本先生が対談でコメントされたように，ACE阻害薬は血管拡張作用により体血管抵抗（後負荷）を下げ，その結果心係数を上昇させることで肺動脈楔入圧を低下させることが示されました。

文献 6

Effects of acute unilateral renal denervation in the rat.

Bello-Reuss E, Colindres RE, Pastoriza-Muñoz E, et al : J Clin Invest 56(1) : 208-217, 1975.

　片側腎除神経の急性期反応を，ラット（62匹，そのうち7匹はシャムコントロール）を用いて検証しました。全身麻酔下に開腹した後，ラットの左腎動脈に10%フェノール散布することで除神経を行いました。両側尿管にカテーテルを挿入し，左右の尿量や尿中物質を個別に評価しています。

　除神経された左腎の尿量は約2倍に増加し（P＜0.001），尿中ナトリウム排泄量は332neq/分から1,887neq/分に増加しました（P＜0.001）が，除神経されていない右腎では有意な変化はみられませんでした。また，糸球体濾過率および腎血漿流量は両腎で変化はみられませんでした。この結果から，腎神経が近位尿細管の機能に影響を及ぼすことが示唆されました。

文献 7

Epinephrine and the carotid sinus baroreceptor reflex. Influence on capacitive and resistive properties of the total systemic vascular bed of the dog.

Shoukas AA, Brunner MC : Circ Res 47(2) : 249-257, 1980.

　エピネフリンと頸動脈洞圧受容器反射が，イヌの全身血管の容量特性（血液を貯める能力）および抵抗特性（血管抵抗）にどのように影響を与えるかについて検証したものです。9匹のイヌの摘出還流心（静脈系では上大静脈，下大静脈，総腸骨静脈を，動脈系では下行大動脈，総腸骨動脈を含む）を用いて，容量血管と抵抗血管の制御におけるエピネフリン注入と頸動脈洞圧受容器反射との相互作用を定量化しました。

　頸動脈洞を分離して頸動脈洞内圧を50→125mmHg，125→200mmHgに変化させたところ（baroreflexにより交感神経活性が抑制され），それぞれ7.32mL/kg，5.03mL/kg，合計で約12mL/kgの負荷血液量の減少がみられました。この反応がエピネフリン投与下では弱まり，また全血管コンプライアンスや動脈コンプライアンス，血管抵抗の反応がエピネフリン投与前と異なるため，エピネフリンによる血管特性の制御は頸動脈洞反射以外のメカニズムを介しても行われることが示唆されたと結論しています。

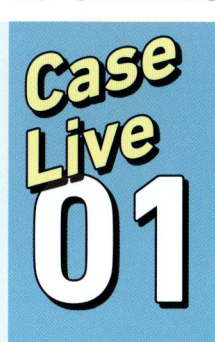

Case Live 01

強心薬依存の虚血性心筋症
―介入点をどこに見出すか？

主治医
大学病院勤務。心不全診療の先頭に立つ若きリーダー

A 医師
普段は循環動態研究者。心不全治療をもっと知りたい。今回の司会を担当

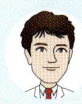

B 医師
大学病院勤務。心不全エキスパートとして地域を守る

🔍 初診時現症

入院時現症	
年齢，性別	60歳代前半，男性
主訴	労作時息切れ
現病歴	11年前に急性心筋梗塞を発症し，3枝病変（#1：99%〔small〕，#6：99%，#13：100%）のため，緊急冠動脈バイパス術（LITA-LAD，SVG-LCX）が施行された。その後，冠動脈の評価は10年間行われていない。 1年前に心不全のため緊急入院し，薬剤調整が行われた。 1カ月前より労作時呼吸困難が増悪し，前医を受診。心拡大と腎機能増悪を認め，心不全増悪の診断で緊急入院となった。
既往歴	高血圧症，2型糖尿病，慢性腎障害，持続性心房細動（発症1年以内），腎細胞癌（3年前に完全寛解／再発なし），腹部大動脈瘤（30mm）
家族歴	特記すべきものなし
生活歴	独身・独居，キーパーソンの兄が近くに在住
嗜好品	喫煙30本/日×35年（10年前に禁煙），機会飲酒
常用薬	オルメサルタン 10mg，アスピリン 100mg，ピタバスタチン 10mg，エゼチミブ 10mg，ランソプラゾール 15mg，カルベジロール 5mg，ワルファリン 3mg，フロセミド 10mg，アログリプチン 10mg，ポリスチレンスルホン酸 75mg
来院時現症	身長169cm，体重69kg，心拍数73/分・不整，血圧 83/60mmHg，経皮的動脈血酸素飽和度（SpO₂）95%（室内気），頸静脈怒張あり，心音：心尖部を最強点とする収縮期雑音あり，Levine Ⅲ/Ⅵ，呼吸音：清，腹部膨満感なし，肝触知せず，四肢下腿浮腫軽度あり，末梢冷感あり
検査所見	【血液生化学検査所見】BUN 62.1mg/dL，Cr 2.91mg/dL（もともと1.7mg/dL前後），eGFR 18mL/分/1.73m²，BNP 1,066.8pg/mL，トロポニンT 0.097ng/mL（**表1**） 【心電図】心拍数84/分，心房細動（AF）調律，心室期外収縮（PVC）あり（**図1a**） 【胸部単純X線】心拡大，両側胸水貯留，肺うっ血あり（**図1b**） 【心エコー】左室拡張末期径（LVDd）/左室収縮末期径（LVDs）拡大，左室駆出率（LVEF）22%と高度の収縮不全を認めた。左房拡大と重症僧帽弁閉鎖不全症（MR）あり。左室流出路速度時間積分値（LVOT-VTI）16.6cm。下大静脈（IVC）28/27mmで呼吸性変動は認めなかった（**図2**）。

表1 血液生化学検査

血算			Na	129 mmol/L
WBC	4,600 /μL		K	3.6 mmol/L
RBC	3.75×10^6 /μL		Cl	96 mmol/L
Hb	11.7 g/dL		**内分泌**	
Plt	11.9×10^4 /μL		BNP	1,066.80 pg/mL
生化学			**免疫**	
BUN	62.1 mg/dL		TnT	0.097 ng/mL
Cr	2.91 mg/dL（もともと1.7前後）		**尿所見**	
eGFR	18 mL/分/1.73m^2		尿蛋白	（2＋）
UA	8.8 mg/dL		尿糖	（－）
AST	41 U/L		尿潜血	（3＋）
ALT	29 U/L		Na	68 mEq/L
LDH	310 U/L		K	12 mEq/L
CK	224 U/L		Cl	62 mEq/L
CK-MB	＜5 U/L		UN	842 mg/dL
HbA1c	6.3 %		浸透圧	507 mOsm/Kg
CRP	0.28 mg/dL		FeNa	1.3 %
			FeUN	36.9 %

図1 入院時12誘導心電図（a）・胸部X線像（b）

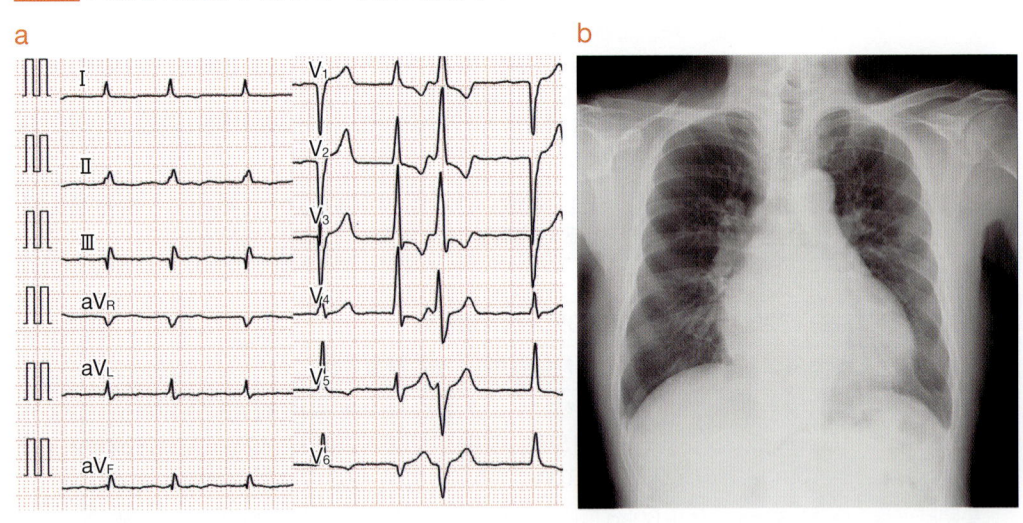

a　b

AF，心拍数 84/分，PVCあり

図2　入院時心エコー像

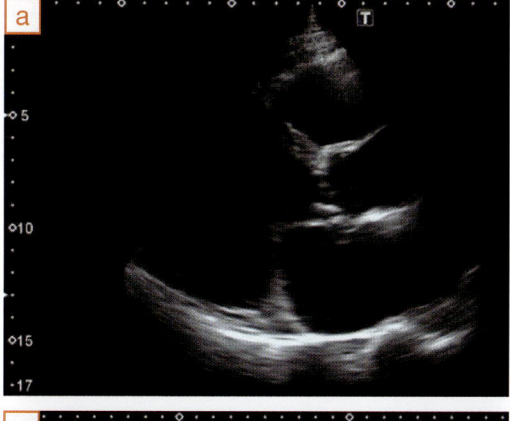
a

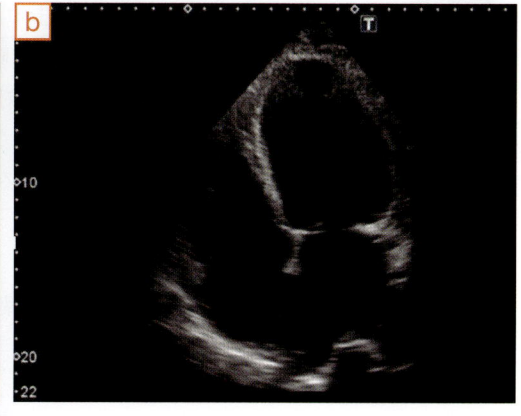
b

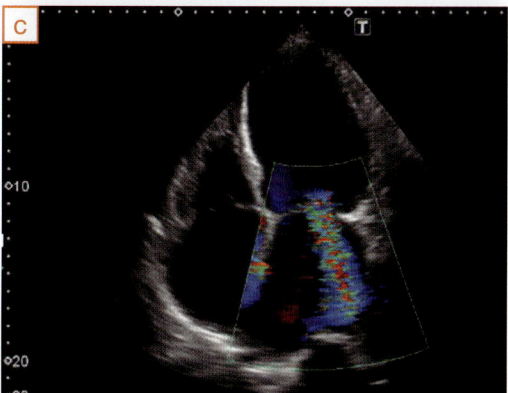
c

a：左室長軸像
b：四腔断面像
c：四腔断面像（カラードプラ）

LVDd/LVDs 72/67mm，IVS/LVPW 9/9mm，
LVEF 22%，LAD 53mm，E波 113cm/秒，
LVOT-VTI 16.6cm，IVC 28/27mm（呼吸性変動なし）
重症MR，中等症TR（TRPG 47mmHg），軽症PR

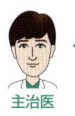
主治医

虚血性心筋症による低心機能症例で，実際の診療で大変苦労した症例です。
症例は60歳代前半の男性です。息切れを主訴に来院しました。11年前に心筋梗塞を発症し，その際，3枝病変に対し緊急で冠動脈バイパス術を受けた既往があります。術後に一度だけ冠動脈造影（CAG）を受けていますが，直近の10年間に冠動脈の評価は行われていません。今回の入院の約1年前に，うっ血性心不全としては初めての入院をしており，そこで薬剤調整が行われています。その後安定していましたが，1カ月前より労作時の呼吸困難が増悪したため前医を受診し，心不全増悪を認め，当院へ紹介となりそのまま入院となりました。

Case Live

病態を整理し，次のアクションを考える

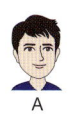
A

症例をまとめると，冠動脈バイパス術の既往がある60歳代の男性が，手術から11年のときを経た現在，心機能は高度に低下し，テザリングを主体とした重症MRを有し，かつ調律もAF調律へ変化し，今回2度目の心不全増悪をきたしたという状況ですね。
入院時所見をみて，まず初期対応はどうしましょうか？

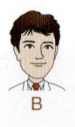
低心拍出症候群（LOS）に至っているか否かをみきわめるのが重要となってくるでしょう。LVOT-VTIは比較的保たれていますが，低血圧，末梢冷感，低ナトリウム血症，Cr値の上昇などの所見からは低心拍出が示唆される状況です。LOSがあるという前提で対応するのがよいと考えます。この状況に対し，強心薬を使用するのか，血管拡張薬を使用するのか，MRがかなり強い症例なので，そのあたりも含めて考える必要があるでしょう。あと，あまり重症化していないのをみると，実は安静，塩分制限，酸素吸入で経過を追うのも1つの手だと思います。

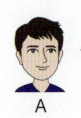
この血圧（83/60mmHg）に血管拡張薬を投与して血圧を下げるのは怖いと思いましたが，いかがでしょうか？

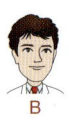
LVEFが高度に低下しMRも併存しているため，後負荷を下げることが血圧低下に直結しにくい症例だと考えます。後負荷を下げると，体血管抵抗（SVR）が下がって血圧も下がりそうですが，本症例は低心機能とMRの存在から，後負荷を減らすと一回拍出量は増えやすい心臓だと思います。もう1つは虚血心ということで，どれだけ効果があるかわかりませんが，冠動脈を広げてくれるような効果も心臓エナジェティクス的に少しでもよい方向に向けてくれるとよいのではないかと思います。
しかし現状でも血圧が低く，腎機能の増悪も認めており，腎機能がこれ以上悪くなることはどうしても避けたい症例だと思うので，血管拡張薬を使用するとしてもドブタミンを併用するのが現実的かもしれません。

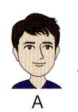
ありがとうございます。では，実際の経過を教えてください。

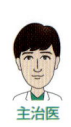
LVOT-VTIは保持されていましたが，血圧低下と経時的な腎機能増悪や本人の倦怠感などの症状から低心拍出状態と判断しました。胸部X線での肺うっ血とIVC拡大からうっ血も示唆されましたが，腎機能増悪もあり，まずは静注強心薬（ドブタミン）を開始し，利尿薬は変更せず経過をみていく方針としました。実際にはドブタミンを1γで開始し，体重は順調に減り，腎機能も軽度改善が得られ初期の治療反応性は良好でしたが，第14病日に持続性心室頻拍（sustained VT）の出現を認め，アミオダロン200mg/日の内服が開始されました。その前後で体重が下がり止まり，腎機能も再度増悪傾向となりました。これに対し利尿薬の増量やドブタミンの漸増を行いましたが，効果はありませんでした。ドブタミン3γでも依然として腎機能は改善せず，体重も上昇傾向であったため，ミルリノンを追加しました。すると体重は減りましたが，腎機能はCr 3.4mg/dL程度で高止まりとなりました。自覚症状としても労作時息切れや倦怠感は改善していませんでした（図3）。

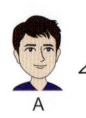
改善に乏しいことは明確ですが，心臓の動きなどはいかがでしょうか？

図3 入院後経過

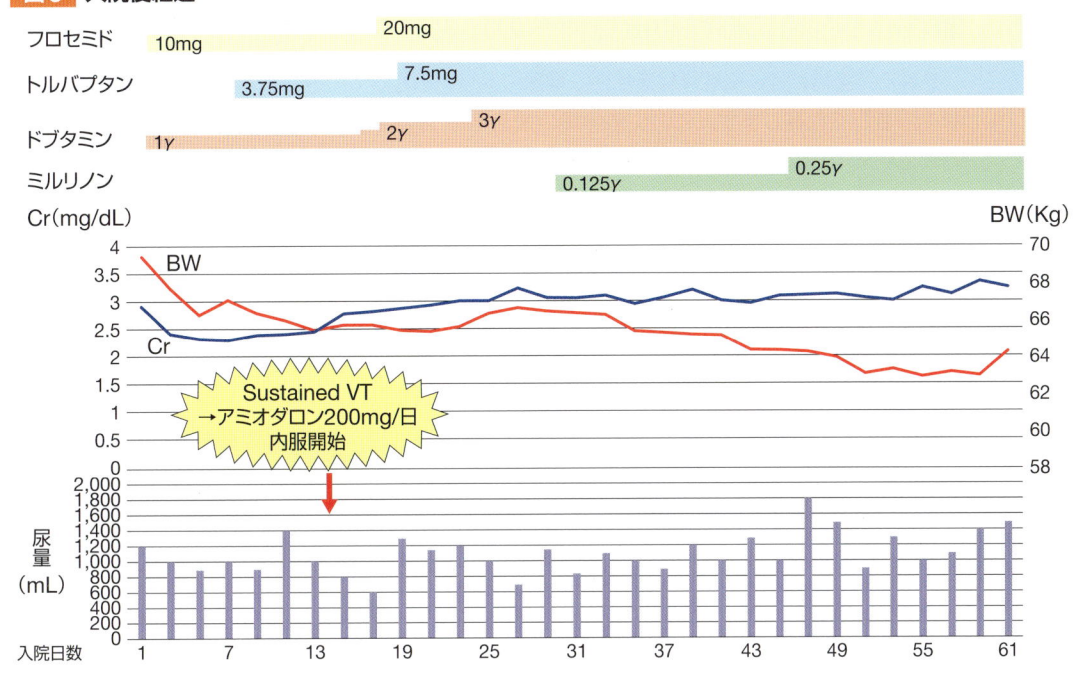

フロセミド	10mg	20mg
トルバプタン	3.75mg	7.5mg
ドブタミン	1γ 2γ	3γ
ミルリノン	0.125γ	0.25γ

Sustained VT
→アミオダロン200mg/日
内服開始

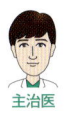

主治医

その際の心エコー所見を示します（**図4**）。入院時と劇的には変わらず，強心薬使用下（ドブタミン3γ，ミルリノン0.25γ）でLVEF 20％，LVOT-VTIも18cmと入院時より高値ですが，重症MR，重症三尖弁閉鎖不全症（TR）は残存し，IVCの拡大もまだ残存している状況でした。

図4 心エコー像

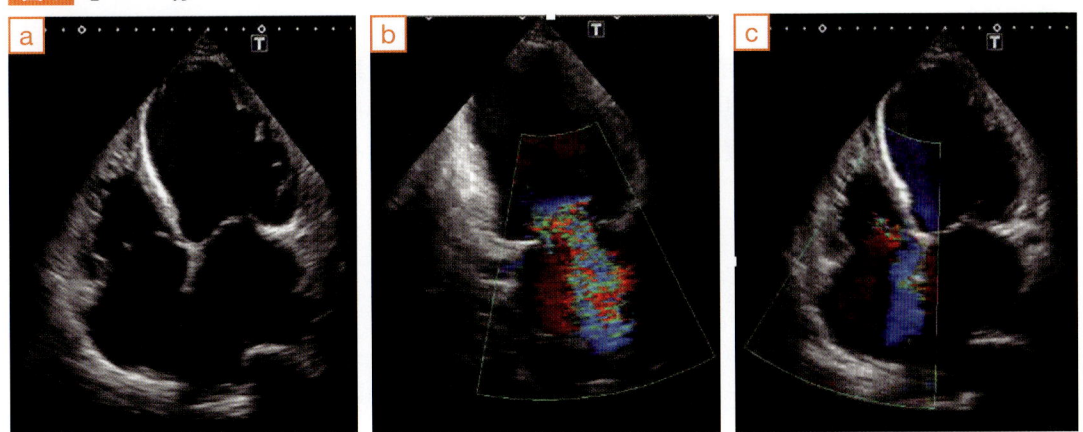

a：四腔断面像　b：心尖部二腔像（カラードプラ）　c：四腔断面像（カラードプラ）
ドブタミン3γ，ミルリノン0.25γ下
LVDd/LVDs 73/66mm，IVS/LVPW 10/8mm，LVEF 20％，LAD 54mm，E波 139cm/秒，DcT 100ミリ秒，
LVOT-VTI 17.9cm，IVC 20/13mm，重症MR，重症TR（TRPG 41mmHg），三尖弁輪径 38mm，軽症PR

急性心不全時における後負荷への介入

急性心不全時には，交感神経活性が，増悪のトリガーとしてのみならず，生体の代償機転として，著しく亢進します。この交感神経の賦活化は，SVR上昇の主な要因となり，後負荷を増大させます。臨床現場において，血圧上昇や頻脈などのバイタルサインの変動は，この交感神経系の賦活状態を反映する重要な指標として位置付けられ，治療戦略の構築における有用な参考指標となります。

後負荷への治療介入といえば，多くの場合，血管拡張薬が選択されますが，単にSVRを低減させることに躍起になるだけでなく，なぜ後負荷が上昇しているか，病態生理学的機序に着目した介入を行うことが大切です。体液貯留，心拍出量低下，組織灌流障害なども，交感神経活性の亢進に影響している可能性があります。

このような観点から，急性心不全における後負荷管理においては，循環動態パラメータの経時的トレンドを注意深く観察しながら，結果としてその介入が上昇した後負荷を効率的に解除できているかを確認していく姿勢が，より効果的な治療転帰につながると考えられます。

Case Live　次にすべきことを考える―虚血・弁・リズム

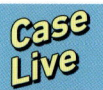
状況打破のために次の一手をどうするか，考えていきましょう。

やはりカテーテル検査がキーアクションだと考えます。入院後2カ月間，経過があまり芳しくない状況ですので，VTが出現したタイミングや強心薬の増量・追加を考慮したタイミングなど，もう少し早い段階での虚血評価を考慮してもよかったと思います。右冠動脈が低形成のバイパス術後で，心エコーでは側壁，後尖のテザリングが強いので，左回旋枝（LCX）領域の虚血が示唆されます。陳旧性心筋梗塞による影響なのか，バイパス血管のトラブルなのか，新規病変なのか，このような症例は心筋シンチグラフィを行ってもよくわからないので，腎機能には十分に注意しないといけませんが，カテーテル検査を実施するのがよいでしょう。

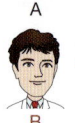
血行動態評価も必要ですね？

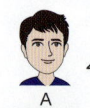
もちろん右心カテーテル評価も追加するとよいと思います。心筋虚血があると，強心薬による前方駆出の増加で血行動態の立ち上がりは得られても，僧帽弁の接合は結局あまりよくならずMRが残存するケースが多くあります。AFへの介入を検討する必要もあるとは思うのですが，それも虚血の評価が終わってからでよいでしょう。

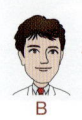
ところで，AFでかつLOSが疑われる状況のわりに，心拍数がそれほど高くないように感じますが。

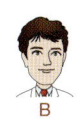

β遮断薬内服の影響もあると思いますが，虚血による影響も考慮されると思います。

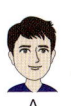

ありがとうございます。実際にはどのような選択をしたのでしょうか？

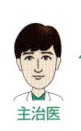

現状の血行動態の把握が必要と判断し，右心カテーテル検査を施行しました。また10年間，虚血評価がされておらず，CAGも行いました。ただしeGFR＜20mL/分/1.73m^{2}であり，補液を可能な範囲で行い，造影剤は最小限の使用を心がけました。

右心カテーテル検査結果はドブタミン3γ，ミルリノン0.25γ投与下の状態で，肺動脈楔入圧（PAWP）は21mmHg，右房圧（RAP）は9mmHgと軽度高値にとどまり，心係数（CI）は3.0L/分/m^2, 混合静脈血酸素飽和度（SvO$_2$）63.6％と保たれ，強心薬投与下ながら，血行動態は保持されている状態でした（図5）。CAG所見では右冠動脈は低形成で，左冠動脈は＃6，＃13が慢性完全閉塞である点は以前と変化なく，バイパスは左内胸動脈も伏在静脈も開存していました（図6）。以上より，冠動脈への追加介入の余地はありませんでした。

図5　右心カテーテル検査

ドブタミン 3γ, ミルリノン 0.25γ下

SVC	9mmHg	CO（Fick法）	5.2L/分
RAP	9mmHg	CI（Fick法）	3.0L/分/m^2
RVP	55/4（8）mmHg	SvO$_2$	63.6%
PAP	40/12（24）mmHg	AOP	114 / 78 / 92mmHg
PAWP	a 19, v 39, m（21）mmHg	SVRI	2,210dynes·秒/cm^5/m^2

SVC：上大静脈, RAP：右房圧, RVP：右室圧, PAP：肺動脈圧, PAWP：肺動脈楔入圧, CO：心拍出量, CI：心係数, SvO$_2$：混合静脈血酸素飽和度, AOP：大動脈圧, SVRI：体血管抵抗係数

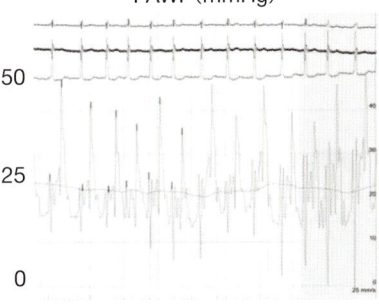

PAWP（mmHg）

図6　CAG像

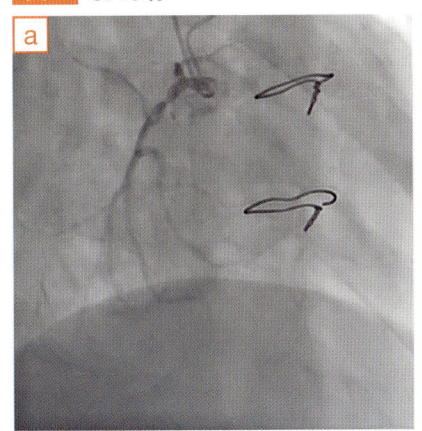
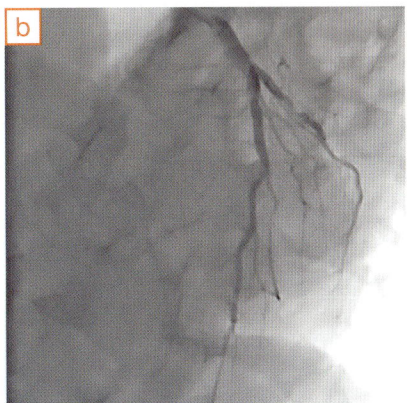
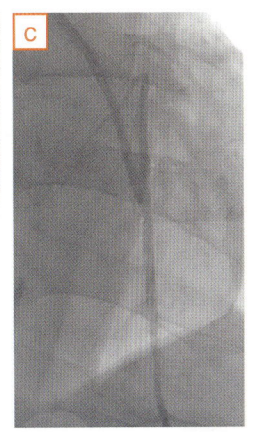

a：右冠動脈 90%，ただし低形成であった。b：左冠動脈。左前下行枝（LAD）#6 100%，#13 100%であった。
c：バイパス（LITA-LAD, SVG-LCX）はいずれもpatentであった。
冠動脈に追加の介入点はなかった。

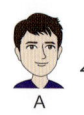

虚血への介入の余地がなかったということは，さらなる一手を考えないといけませんね。

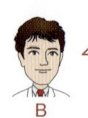

選択肢としては，さらなる薬物調整，弁膜症への介入，AFへの介入といったところでしょうか。心臓再同期療法（CRT）についても検討の余地はありますが，AF調律かつQRS幅は狭く，典型的なレスポンダーではありませんね。

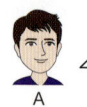

さらなる薬物調整の場合はどのような点を重視すればよいでしょうか？

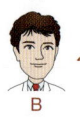

ドブタミンとミルリノンで強心サポートを行っている状況ですが，RAP，PAWPは軽度高値ですので，もう少し厳格なボリュームコントロールが必要と考えます。

AFに対してはいかがでしょうか？

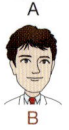

PAWP波形をみてもv波の増高が目立ち，MRが相当効いているのではないかと推察されます。そのなかで心拍出量を増やすべく，洞調律に戻すというのは1つの方法だと思います。AFは約1年の持続なので洞調律へ戻る可能性は高いと考えますが，いきなりカテーテルアブレーションをするには，左房径も大きく心機能も高度に低下していることなどからそう簡単ではないと思います。電気的除細動でAFを止め，心不全に対する有効な効果が得られれば，アブレーションを再検討し洞調律維持を目指すという方向でよいと思います。アミオダロン投与下のため，電気的除細動時の徐脈出現には注意が必要です。

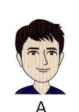

弁膜症への介入については開胸手術での僧帽弁形成術または置換術，三尖弁形成術，Maze手術のほか，経カテーテル的僧帽弁形成術（M-TEER）という選択肢もあるでしょうか。実際の症例ではどのような方針をとったのでしょうか？

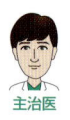

血行動態はある程度保持されている状況でしたが，なんらかの介入なしには強心薬の離脱は厳しいと判断しました。薬物治療で大きく効果のあるものはないだろうと考えました。AFへの介入も考えましたが，MRが後尖のテザリングに伴うもので，これが残存する限り再発リスクも高いだろうと考え，結果的にはリスクは高いですが（STS score 30 day mortality 19.6％，mortality or morbidity 78.8％），機能性MRおよびTRに対し開胸手術での介入を行う方針としました。なおM-TEERは，カテコラミン依存下のため適応外と判断しました。術式としては僧帽弁置換術，三尖弁形成術，左心耳切除術，Maze手術，そして後のCRTを考慮して左室心外膜リードを留置しました。手術は問題なく終了し，循環補助なしで人工心肺を離脱しICUに帰室しました。

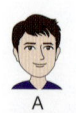

術後の経過を教えてください。

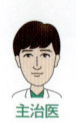

直後の右心カテーテル所見はRAP 12mmHg，CI 2.9L/分/m²，PAWP 27mmHg（ドブタミン3γ，ドパミン2γ，ミルリノン0.25γ，カルペリチド0.025γ投与下）でした。その後の経過を示します（図7）。

図7 術後経過（1）

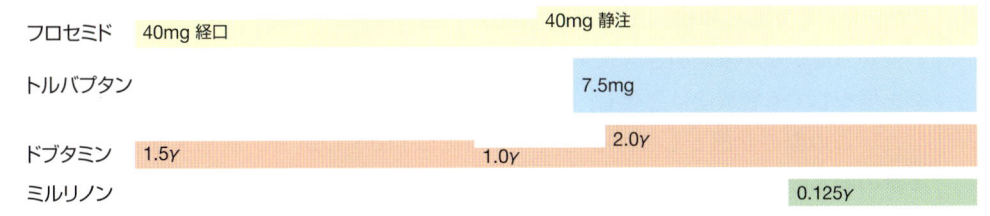

ほかの内服：カルベジロール 0.625mg，ロサルタン 50mg，スピロノラクトン 25mg，アミオダロン 200mg

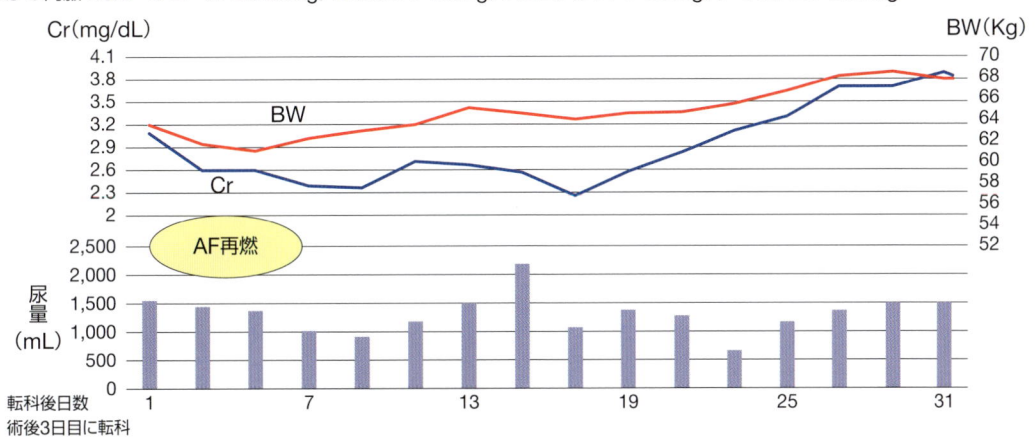

心不全を伴うMRへの外科的介入

　MRへの介入方法はその原因により大きく異なります。僧帽弁自体に異常を伴う器質性MRであれば，原則，外科的介入が行われます。左室機能低下例であっても基本は手術が検討されますが，重症心不全など手術リスクが高い症例では代替療法としてM-TEERも検討されます。

　問題となりやすいのは僧帽弁自体に問題がない機能性MRです。これは左室もしくは左房拡大や機能低下がMRの要因であり，僧帽弁自体に介入しても成績は不良です。唯一高い推奨があるのは，冠動脈病変があり，冠動脈バイパス術とともに僧帽弁への外科的介入を行う場合ですが，これもLVEFが30％以下の重症例では推奨が低下します[1]。冠動脈バイパス術の適応がない場合は薬物治療など最大限の内科治療を行ったうえで，なお重症MRが合併し心不全症状が残存した際に検討されます。このとき外科的介入を行うか，カテーテル治療を行うかは年齢，僧帽弁の形状が手術に適しているか，カテーテル治療に適しているか，併存症を含めた手術リスクなどを多職種チームで決定します。重症心不全は本症例のように腎機能障害など併存症も多く，手術リスクが高いことが多いため，M-TEERを検討されることが多いです。しかしながらM-TEERはLVEF 20％以上でカテコラミン依存していない症例が適応になるため，判断に苦労することも多いです。M-TEERが保険収載されてからしばらくして，一時的なカテコラミン使用症例には治療可能となったことから，強心薬を用いられている重症心不全症例でもM-TEERが行われることが増えています。今後M-TEER以外の経カテーテル僧帽弁治療デバイスの導入も予定されており，そうなればM-TEERが解剖学的問題などで不適な症例でもカテーテル治療の選択肢が増えることが期待されています。

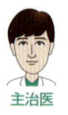

術後3日目に循環器内科に戻り，その際の強心薬は術前よりかなり減り，ドブタミン1.5γでした。しかしその後，AFに対しMaze手術を行いましたが，早々にAFが再燃し，その後からなかなか水が引ききれず，体重は徐々に増加しました。トルバプタンやドブタミンを増やしても腎機能は悪化し，さらに体重は増加したため，ミルリノンも再開となりました。この際の状態として，心電図の心拍数は110〜120/分，胸部X線では入院時より多量の胸水貯留が認められました（図8）。心エコーではMRが制御されていることがわかります（図9）。LVOT-VTIは術前より下がっていて9.4cm，IVCも張っているという状況でした。

図8 12誘導心電図（a）・胸部X線像（b）

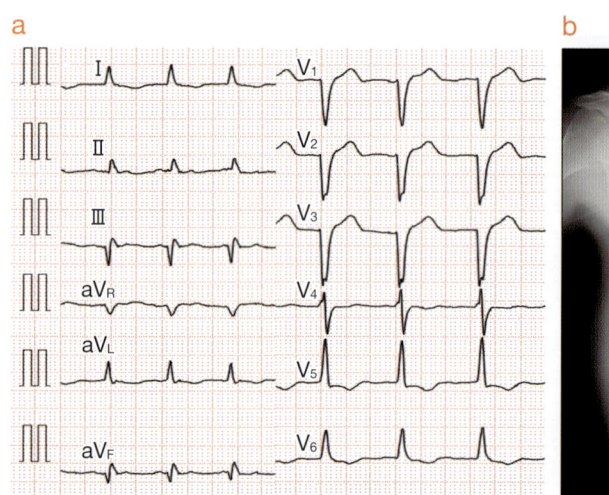

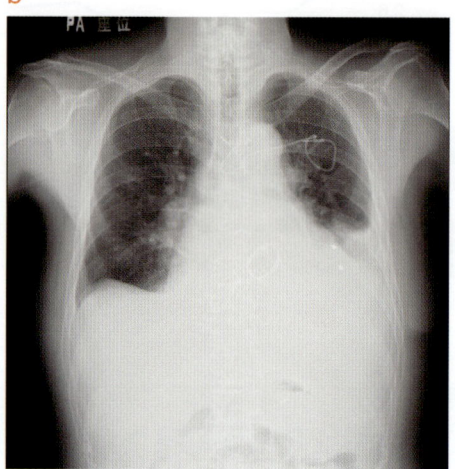

a
b

AF，心拍数 110〜120/分，QRS 124ミリ秒

図9 心エコー像

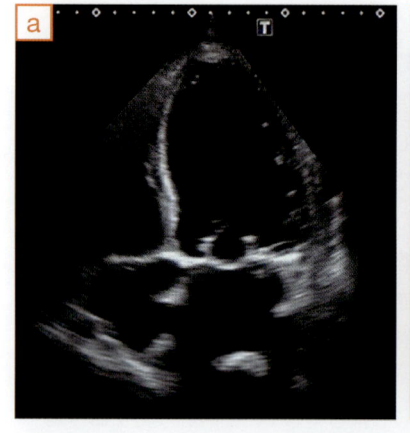

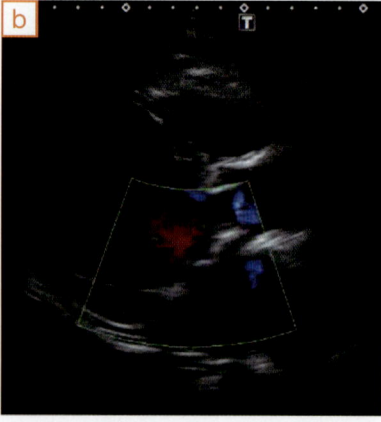

a
b

a：四腔断面像
b：左室長軸像（カラードプラ）

LVDd/LVDs 86/82mm，
IVS/LVPW 9/9mm，
LVEF 14%，LAD 48mm，
LVOT-VTI 9.4cm，
IVC 24/21mm
（呼吸性変動なし），
trace MR，中等症TR
（TRPG 46mmHg）

Case Live 生命維持から社会復帰へ

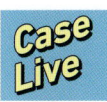

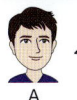
A 弁膜症は制御されるも，AFの再燃などもあり，術後経過は芳しくない状況ですね。

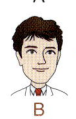
B 経過をみるとAFが悪さをしているのは明確であり，AFを止めたいところですが，こういう症例はAFのコントロール自体に非常に苦労しますよね。術後の心外膜炎に関与したAFの可能性もあるので，この時点で電気的除細動をしても再発してしまうかもしれない。また急性期のアブレーションの効果も限定的である可能性があります。アミオダロンを200mg/日で内服しており，血中濃度も上昇している頃だと思いますので，術後急性期のAFであれば止まる可能性もありますから，私なら一度電気的除細動をトライし，洞調律を維持できなければアブレーションを検討すると思います。Maze手術後で，ある程度，肺静脈隔離ができている状況であればアブレーション時間も短縮できる可能性もあります。

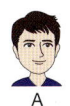
A CRTはいかがでしょうか？

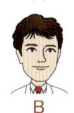
B CRTという選択も悪くないかもしれないですね。心電図のQRS幅が130ミリ秒弱程度で，おそらく左脚前枝が遅れているのでしょう。リードをどこにおいてきたかにもよりますが。

A ありがとうございます。では，続きをお願いします。

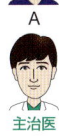
主治医 心エコー所見でのLVOT-VTI低値，腎機能増悪から低灌流のある心不全増悪と判断し，静注の強心薬を増量しました。AFが悪さをしているのは経過からも明らかでしたので，AFへの介入を考えました。いきなりアブレーションは厳しいと考え，まず電気的除細動を行い，その反応をみる方針としました。

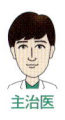
主治医 その後の経過を示します（図10）。ミルリノンを増量したうえで，電気的除細動を行い，同時にアミオダロンを一時的に400mg/日まで増やしたところ，幸い洞調律が維持されました。腎機能は改善に乏しい状況でしたが，体重は減少し，その後は心臓リハビリテーションを行いながら，静注強心薬を約3カ月かけて漸減中止することができました。最終的にsustained VTもあり除細動器が必要だったため，両室ペーシング機能付植込み型除細動器（CRT-D）留置を行ったうえで術後4カ月目に自宅退院することができました。入院中，AFの再燃は認めなかったことからアブレーションは施行せずに退院となりました。その後，退院2年後に腎不全に対し透析導入に至りましたが，社会サービスを導入しながら，なんとか自宅での生活を継続できている状況です。

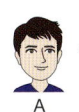
A 貴重な症例の共有をありがとうございます。コメンテーターの先生，最後にまとめとご意見をお願いします。

図10 術後経過（2）─退院まで

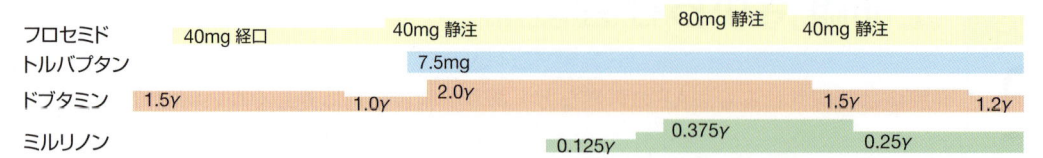

フロセミド
トルバプタン
ドブタミン
ミルリノン

40mg 経口　40mg 静注　80mg 静注　40mg 静注

トルバプタン　7.5mg

ドブタミン　1.5γ　1.0γ　2.0γ　1.5γ　1.2γ

ミルリノン　0.125γ　0.375γ　0.25γ

ほかの内服：カルベジロール 0.625mg, ロサルタン 50mg, スピロノラクトン 25mg, アミオダロン 200mg

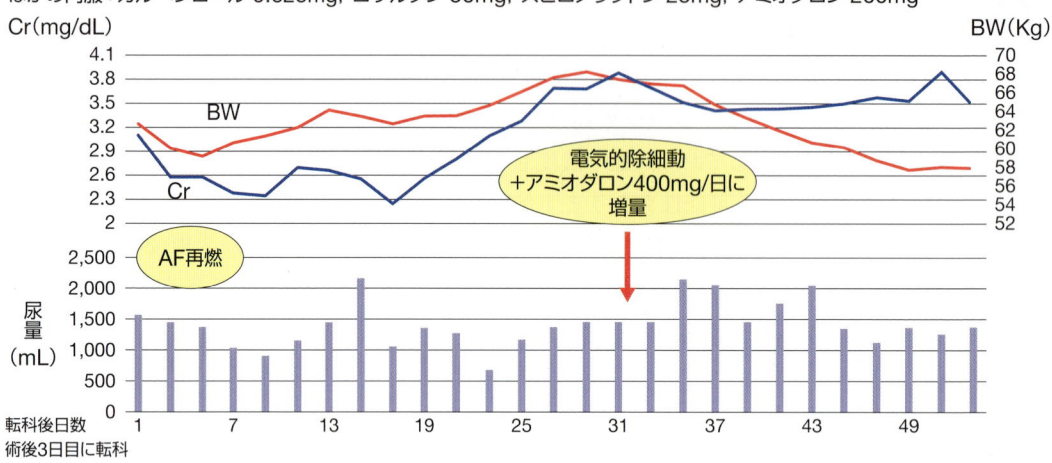

電気的除細動
＋アミオダロン400mg/日に
増量

AF再燃

転科後日数
術後3日目に転科

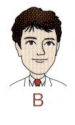

　大変難しい症例でしたが，手術も含めた急性期治療を乗り越え，退院後2年経っても存命で社会生活を続けているというのは非常に素晴らしい経過であると思います。本症例のポイントは，「腎性の腎機能障害」だったのではないでしょうか。循環器内科医は腎機能増悪について低心拍出による影響を考慮しますが，本症例は少なからず「腎性の腎機能障害」という要素があり，腎臓そのもののせいで尿量などの管理が難しかった点も治療に苦渋した要因だったのでしょう。だからこそ退院後，透析導入によりさらに安定して経過しているのだと思います。また腎臓管理において腎血流を増加させるだけでなく，腎うっ血を適切に解除する重要性も近年数多く報告されており，この点も考慮しながら診療を行う必要があるでしょう。　　　　　　　　　　　　　　　　　　　　　　　　　　　　　　　　　　　　（終）

症例のまとめ

 虚血性心筋症を背景とした低心機能，機能性重症MR，AFにより低灌流・うっ血をきたした慢性心不全増悪に対し，集学的治療を行い，自宅退院にもち込めた1例である。

 慢性腎臓病の合併により，管理に苦渋した。

 機能性重症MRに対する治療介入は弁膜症チームによる十分な検討を行い，ときには手術に踏みきる勇気も必要である。

（本症例はHeart Organization 社が運営する専門医向けプラットフォーム「ecasebook」上で開催された「Boot the Heart Team / Acute Heart Failure Casebook」の症例検討を再構成して掲載しています）

循環動態のPoint

朔　啓太

MRのPV loopと逆流制御後の血行動態の変化

　MRは左室からみると大動脈方向だけでなく，左房方向にも駆出先ができてしまう疾患です。僧帽弁に接合不全がある場合，左房方向は大動脈方向よりも低圧で弁が開いてしまうことから，等容性収縮期は短くなり，駆出が早く始まることでPV loopは横に広がった台形に近い形状を示します（図11）。収縮早期より左室から左房への逆流により左室容積は低下しますが，収縮末期に大動脈弁が閉鎖した後も左室圧が左房圧を下回るまで左室容積は低下し続けます。圧が低いところに駆出できるようになることから，後負荷が下がると表現することも可能です。正味の後負荷が低下することにより左室からの拍出量は増加するのですが，大動脈方向への前方駆出は低下します。ここがややこしいところで，PV loopでは横幅が大きくなるにもかかわらず，全身への心拍出量の低下により心拍出量曲線は下方に変位し，動作点が右下に移動するため左房圧は上昇します（図12）。逆流がある状態では，全身の要求量を満たすことができないことから，心臓は遠心性リモデリングすることで全身への一回拍出量を保ちます。ある程度まではこの状態で保たれますが，慢性化すると徐々に収縮性低下が伴い，LVEFも低下します。LVEFがよくみえやすい疾患であるMRにおけるLVESV上昇

図11　MR時のPV loop

a：MR時の左室からの拍出　　　b：MR時のPV loop

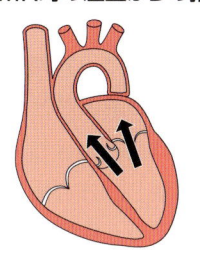
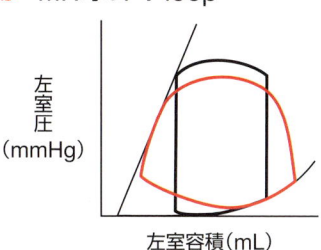

左室圧（mmHg）

左室容積（mL）

MRは心室からみれば出口が2つできた疾患である（a）。本PV loopはわかりやすいよう，急性MRになった場合（正常心にいきなりMRが併存する）を示す（b）。圧が低い左房への出口もできてしまうため，心室からみると駆出がしやすくなり見た目の一回拍出量は増加してみえる。ただ，全身への拍出は低下しているため血圧は低下している（PV loopの収縮末期圧〔左上〕は低下）。

図12　MR時の循環平衡

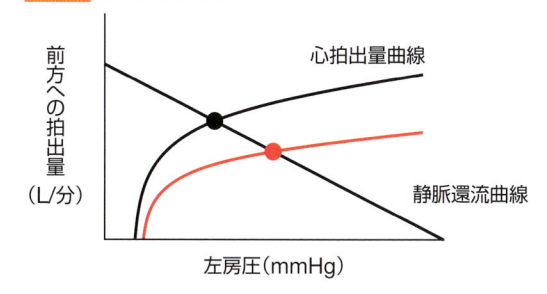

前方への拍出量（L/分）

心拍出量曲線

静脈還流曲線

左房圧（mmHg）

MRは高い左房圧と比較して前方への拍出量が確保できなくなる疾患である。PV loop（図11b）に示したとおり，一回拍出量である横幅は増加するが，全身（前方）への拍出量はその半分程度であることから，心拍出量曲線は下へシフトすることとなる。結果として，左房圧は上昇する。本症例のように低心機能状態にMRが併存すると，心拍出量曲線がさらに低下しており，病態生理の根本をなしている。

を伴ったLVEFの低下は収縮性が高度に低下し始めているサインともいえます。MRを外科的な僧帽弁形成術や置換術，M-TEERで制御すると，術後に左室後負荷の上昇とLVEFの低下を認めます。圧が低い左房への駆出ができなくなったためであり，PV loop上も横幅が狭くなります。このとき，左室収縮性（E_{es}）が変化していなければ，前方駆出は増加しており，心拍出量曲線は上方にシフトし，循環動態は改善します。臨床的には手術侵襲や術前の体液量などを考慮する必要がありますが，MR制御そのもので上昇した後負荷単独で心臓に大きな負荷がかかることは理論上起きにくいといえます。

　本症例は上記のような慢性MRの経過とは少し異なり，虚血性心疾患を基礎として徐々に心臓が拡大し，心拡大に伴った重症MRを呈しています。もともと収縮性が大きく低下した心臓で心機能曲線は低下していますが，MRの存在はさらに心機能曲線を低下させ，左房圧の上昇が誘導されています。MRは増悪原因ではあるのですが，MRのみが本心不全を構成しているわけではないため，手術後もAFの再燃やもともとの低心機能により心不全コントロールに難渋しました。

エキスパートの視点

奥村貴裕

　重症心不全症例に対する管理では，循環動態の破綻リスクの高いチャレンジングな治療より，絶対に落第点をとらない安全な管理が大切です。強心薬，特にドブタミンの使用については，開始用量の設定にも慎重な判断が求められます。

　本症例のような重症心不全では，強心作用による循環動態の改善を期待して，初期用量として3γ程度から開始し，患者の反応をみながら漸減していく方法が1つの選択肢となります。一方，より慎重なアプローチとして，左心系と右心系それぞれへの作用をみきわめながら少量から開始していく戦略もあります。特に右心系への作用が強く出現し，左心系がその血流量を処理できない場合には，肺うっ血を助長する可能性があり（図13），症例ごとに適切な投与量をみきわめることも重要です。また，将来的な治療オプションを見据えた，いわゆる「出口戦略」の検討も不可欠です。本症例は60歳代前半であり，心臓移植の適応年齢ではあるものの，60歳未満の症例と比較して優先順位は相対的に低くなり，事実上植込型補助人工心臓によるdestination therapy（DT：長期在宅補助人工心臓治療）となり得ます。さらに，ケアギバーがこれらの治療を十分サポートし得るかも考慮すべきポイントです。

　このような背景から，心不全増悪が薬物治療のみで解決できそうな課題か，MCSを使用する場合には，その心臓がリカバリーし得るか，より高度な治療に進むことができるかを念頭においた治療戦略の立案が求められます。MCSの適応や種類の選択，そして患者のQOL維持の観点から，早期からの高次医療機関との連携，多科・多職種による情報共有・検討が重要です。

図13 右心優位の強心作用と肺うっ血の懸念

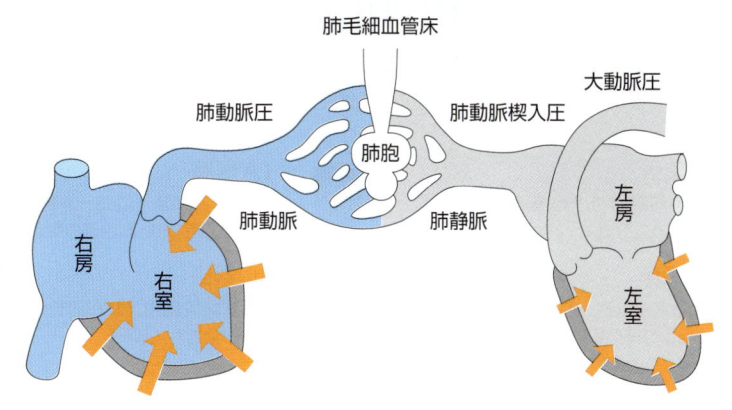

強心作用（矢印）が右室優位に働くも，増加した肺動脈血流（右心から左心へ）を左室が十分に駆出できず，さばききれない場合には，肺毛細管圧の上昇，肺うっ血を惹起する懸念がある。

主治医の感想

鍋田　健

　重症心不全においては，なにが原因でどう介入するかが重要だと考えています。本症例は虚血心，弁膜症，不整脈と複数の介入点がありました。しかし，AFへのアブレーションを行うとしても手技侵襲に加えて再発のリスクが高いこと，弁膜症についてもカテーテル治療は適応外であり最終的に開胸手術へ至っています。結果的には自宅退院を達成できたものの，術後は不安定な状態が続き，難渋しました。

　反省点としては，コメンテーターの先生からの指摘にあったように，早期にCAGや右心カテーテル検査を行い病態評価と次のアクションを検討するべきだったという点が1つ思い浮かびます。また最近ではカテコラミン依存病態の重症MRに対して，Impellaを周術期に用いることで，術後の不安定な状態を乗りきる試みも聞かれます。本症例でも術前のハートチームカンファレンスでそのような提案をしてみてもよかったかもしれません。

　症例検討を行い，実際に行った治療を振り返り，コメントをいただくことでより理解が深まりますし，読者も経験を共有することで似たようなケースと対峙した際に活かすことができると思います。そのため，このような症例検討は定期的に行うことが重要だと思います。

文献

1）　日本循環器学会 / 日本胸部外科学会 / 日本血管外科学会 / 日本心臓血管外科学会：2020年改訂版 弁膜症治療のガイドライン．
https://www.j-circ.or.jp/cms/wp-content/uploads/2020/04/JCS2020_Izumi_Eishi.pdf

Case Live 02

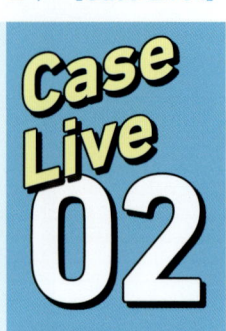

"硬いけど軟らかい心臓?"による急性心不全症例

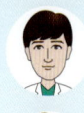

主治医
市中病院勤務。診療は心不全と不整脈の二刀流

A 医師
大学病院勤務。心エコー室を率いて心不全診療にあたる。今回の司会を担当

B 医師
大学病院勤務。心不全インターベンションの専門家

C 医師
大学病院勤務。わが国を代表する心不全エキスパート

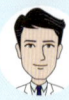

🔍 初診時現症

入院時現症	
年齢，性別	50歳代，女性
主訴	呼吸困難
現病歴	10年前にかかりつけ医で発作性心房細動（AF）の診断となり，その後心不全を繰り返した。当院受診日当日に突然呼吸困難となり，受診した。
既往歴	脳梗塞後・右内頸動脈閉塞後，Basedow病（甲状腺亜全摘後），脂質異常症
生活歴	喫煙：10本/20年，飲酒：なし
常用薬	フロセミド 40mg，スピロノラクトン 25mg，トルバプタン 11.25mg，ロスバスタチン 2.5mg，レボチロキシン 62.5μg，ビソプロロール 1.25mg，エドキサバン 30mg，パロキセチン 25mg，カルバマゼピン 200mg，ダントロレン 25mg
来院時現症	身長160cm，体重53kg，意識 E4V5M6，血圧 124/35mmHg，心拍数 71/分，体温 36.6℃，経皮的動脈血酸素飽和度（SpO₂）93%（室内気），胸部：心雑音（−），ラ音（−），全肺野にcrackle，心音：心雑音なし，四肢：冷感（−），浮腫（+）
検査所見	【血液生化学検査】腎機能障害，炎症反応上昇，BNP上昇を認めた（**表1**）。 【心電図】洞調律，入院後，AFに移行，心拍数 83/分，ST-T変化なし（**図1**） 【胸部単純X線】心胸郭比 58%，軽度の肺うっ血を認めた（**図2**）。 【心エコー】左室駆出率（LVEF）56.9%，左室拡張末期径（LVDd）/左室収縮末期径（LVDs）38/24mm左室狭小，左房径（LAD）46mm，左房容積係数（LAVI）54.3mL/m²，僧帽弁閉鎖不全症（MR）中等症，三尖弁閉鎖不全症（TR）trivial，三尖弁圧較差（TRPG）23mmHg（**図3**） 【胸腹部CT】両側肺野にすりガラス様陰影・右下肺野に浸潤影を認め，腹部CTでは特記事項なし。

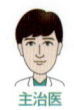

症例は高血圧症を既往にもつ50歳代，女性で，主訴は呼吸困難です。救急外来で病歴聴取をするとともに血液生化学検査（**表1**），心電図（**図1**），胸部X線（**図2**）および心エコー検査（**図3**）を施行しました。

主治医

表1 入院時血液生化学検査

血算						
WBC	6,930 /μL	Na	133 mEq/L	γ-GTP	57 U/L
Hb	11.4 g/dL	K	4.0 mEq/L	TP	6.7 g/dL
Hct	34.1 %	Cl	100 mEq/L	Alb	3.9 g/dL
Plt	22.3 ×10⁴/μL	Ca	8.1 mEq/L	LDL	81 mg/dL
生化学		AST	15 U/L	TSH	1.56 μIU/mL
BUN	34.0 mg/dL	ALT	11 U/L	TnI	<10.0 pg/mL
Cr	1.35 mg/dL	CK	66 U/L	BNP	763.8 pg/mL
		ALP	228 U/L	HbA1c	6.2 %

図1 入院時12誘導心電図

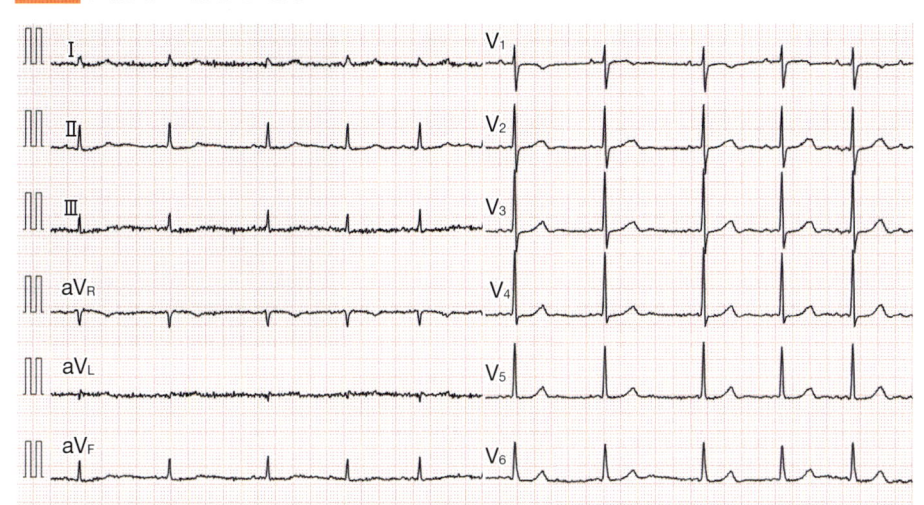

洞性不整脈, 心拍数 60〜80/分

図2 入院時胸部X線像

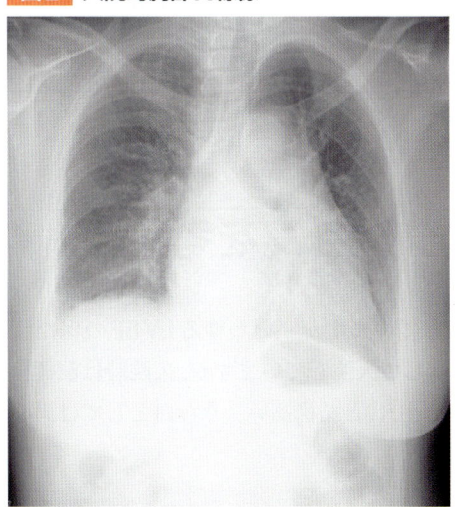

心胸郭比 58%, 軽度のうっ血像あり

図3　入院時心エコー検査

		前回値	m-Simpson法（BP）		前回値	TMF		
HR	87 /分	63	EDV	49.9 mL	56.7	EDT	99 ミリ秒	
AOD	34.3 mm	32.9	ESV	21.5 mL	21.7	E	71.6 cm/秒	
LAD	45.8 mm	48.5	SV	— mL	—	A	— cm/秒	
LAV	79.8 mL	121.5	CO	— L/分	—	E/A	—	
LAVI	54.3 mL/m²	75.9	EF	56.9 %	61.7			

		前回値	Bモード		前回値	TDI		
							sep	lat
RVSP	23 mmHg	23	IVSTd	10.9 mm	10.8			
TRPG	20 mmHg	20	PWTd	10.7 mm	9.1	E'	8.7	13.4 cm/秒
eRAP	3 mmHg	3	LVDd	38.0 mm	39.5	A'	—	— cm/秒
IVC	16.3 mm	15.7	LVDs	23.7 mm	26.3	S'	3.4	7.6 cm/秒
呼吸性変動	良好	良好	LVMI	— g/m²		E/E'	8.2	5.3

超音波診断

#1　MR 中等症
#2　LA dilatation

今回は頻脈。LVEDVやLAVは減少。そのほか，前回と比べて著変はない。

Wall motion : W.N.L
Wall thickness : W.N.L
Cavity size : LA dilatation（＋）
　Sigmoid（＋）SAM（－）
　LVOT stenosis（－）

【大動脈弁】AR : 軽症
　Ao backflow : desAo 軽度（＋），
　abdAo（－）
　AR PHT 459 ミリ秒
　SV（TVI）35.7mL, CO 3.3L/分，
　LVOT-VTI 11.2cm
【僧帽弁】MR : 中等症
　弁輪拡大（＋）
【三尖弁】TR : trivial
【肺動脈弁】PR :（＋）
PH pattern（－）
PA拡大（＋）
心嚢液（－）
心電図 : AF

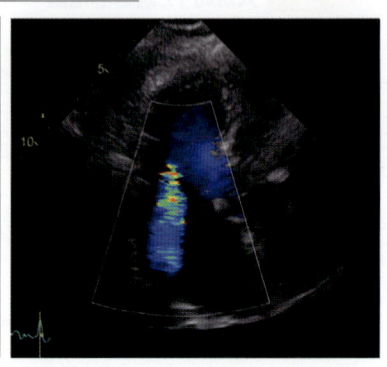

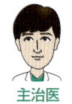
主治医

入院後経過です。フロセミドを連日静注投与し，トルバプタンを15mgへ増量したところ，速やかに利尿を得ました。本症例への介入として，AFがあるのでやはり洞調律維持ができたほうがよいという印象があり，抗不整脈薬としてベプリジルを選択しました。心エコーでは左房の拡大，中等症MRを認めましたが，弁輪拡大が中心で弁形態に異常はなかったため，治療方針としてカテーテルアブレーションなどを考えながら経過観察していました。ただ，速やかに離床できてご主人も早く自宅に帰したいという希望もあったため，心臓リハビリテーションを導入し，第9病日に自宅退院となりました。

Case Live　病態を整理し，次のアクションを考える

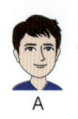
A

50歳代の女性，LVEFが50％代で少し低下していますが，いわゆるLVEFの保たれた心不全（HFpEF）の症例です。今回心不全を発症して入院していますが，入院時は洞調律だったのですね。MRは中等症で，BNPが700pg/dL代と結構高い。うっ血としては両心うっ血のようなイメージでしょうか？

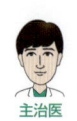
主治医

そうですね。慢性的な両心不全で，軽度の下腿浮腫，起座呼吸，左心不全の徴候があるという患者です。

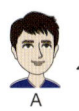

病歴や検査所見などについてコメンテーターの先生方，気になる点はありますか？

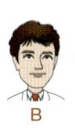

4年前に心不全入院したときの重症MRがどういうものだったのか気になります。入院時の心エコーをみると機能性のMRにみえます。この時点で関与していないとはいいきれないと思います。4年前のエピソードをみると手術のタイミングが遅れたケースかと思ったのですが，意外と弁の状態自体に大きな異常はなくて心房の拡大に伴うものなのかなと思いました。

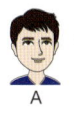

いわゆる小さくて硬い左室のようにみえますが，このHFpEF，小さい心臓についていかがでしょうか？

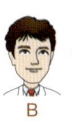

小さい心臓の症例は急性期であれば本当は心拍数が速いはずですが，そのわりに心拍数は遅い。この点がおかしいなという印象を受けます。また脈圧も大きく，これが一体なにを表しているのか気になりました。本症例は動脈硬化がものすごく強いという印象を受けました。脳梗塞や慢性腎臓病の既往，喫煙歴もあって，そのあたりがなにか関係しているのかなと思いました。

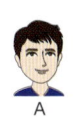

ありがとうございます。拡張期血圧だけが低いという点を考えると，血管の特性からすると，大動脈弁閉鎖不全症がないとすれば，血管のコンプライアンス成分，軟らかさ成分がなくて，血液を収縮期に溜め込めず拡張期に流せないという血管をイメージします。

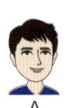

アブレーションは積極的に考えるべきでしょうか？

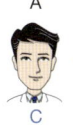

AFが本当に心不全のトリガーだったのかという点は気になります。もしそうであれば，HFpEFであっても予後改善を含めてアブレーションの効果が示されているので，行ってもよいと思います。ただMRがトリガーであれば，AF，MRどちらに介入するかという議論になると思います。

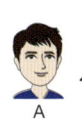

経カテーテル的僧帽弁形成術（M-TEER）はいかがですか？

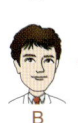

50歳代でMRへ介入するのであれば，通常は開心術を検討すべきだと思います。ただ，発作性のAFで弁輪拡大することはあるのかと違和感があります。MRはそれだけで心房を大きくする病気ではないので，心房拡大の原因はまだはっきりしないと思います。

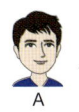

ほかにご意見いかがでしょうか？

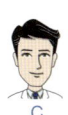

心臓が小さい症例では，やはり心アミロイドーシスなどの心筋の疾患を疑わなければならないと思います。生検は積極的に考えてよいでしょう。小さい心臓は心拍出量を心拍数で稼がなければいけないので，利尿薬は状況に応じた調整でよいと思いますが，いまの薬物治療でもう少し工夫できるか探りたいです。

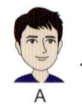
A
M-TEERを行わない理由はなんでしょうか？

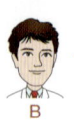
B
M-TEERは基本的に外科治療で，ハイリスクの症例が適応となります。併存疾患にもよると思いますが，本症例はまずは開心術が適応になると思います。肝硬変などの合併で手術できない場合はM-TEERを考えてもよいと思いますが，将来失うオプション，例えば弁形成術ができないことなどを考えないといけません。

もう1つ，本症例のように心臓の構造自体が広がっていく病態に対して洗濯バサミのようなクリップ1つでは対処できないことが私の感覚的に結構多いです。M-TEERでいったんはよくなって薬物治療を強化できるというメリットはあるのですが，この時点でのオプションとしてはちょっとどうかなという感じです。

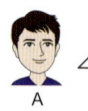
A
ありがとうございます。それでは続きをお願いします。

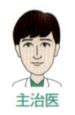
主治医
AFに対する介入としてアブレーションを検討する方針で自宅退院となりましたが，その6日後に安静時呼吸困難と全身倦怠感で受診され，心不全の増悪で再入院となりました。心エコーで重症のMRを呈し，TRPGが72mmHgと非常に右心負荷も強く，E/e' 23，LVOT-VTI 11.3cmで，若干wet & coldのような心不全の再燃という状況でした。入院後，低心拍出症候群（LOS）を疑うような血圧低下と低酸素血症を認め，酸素の投与に加えてドブタミン投与を開始しました。心電図は洞調律＋心房期外収縮（PAC），胸部X線では明らかなうっ血と心拡大を認めました（図4）。

血液生化学検査ではBNP 547.1pg/dL，Cr 1.36mg/dL，eGFR 32mL/分/1.73m^{2}でした。動脈血ガス分析では乳酸が11mg/dLで，心原性ショックの前段階という印象でした（表2）。

図4 再入院時の12誘導心電図（a）・胸部X線像（b）

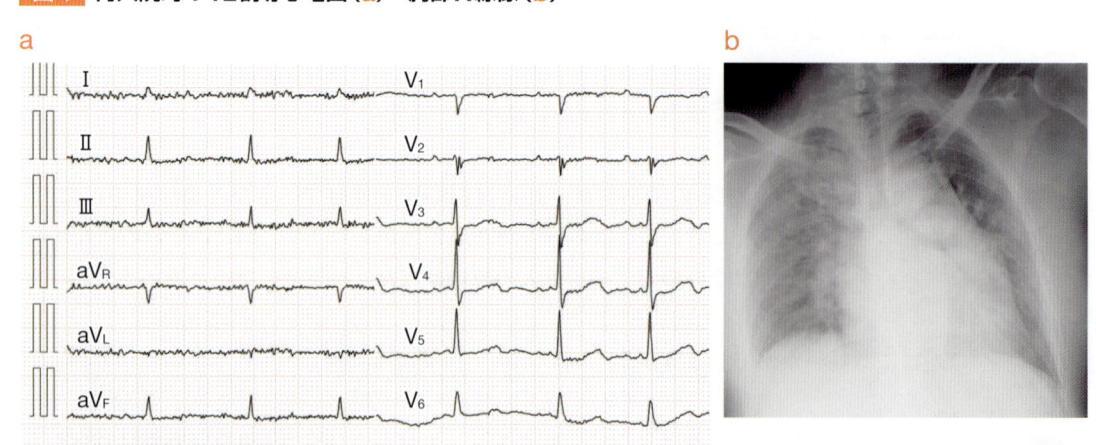

a：洞調律＋PAC，心拍数 70/分
b：心陰影拡大と肺うっ血の増悪を認めた。

表2 血液生化学検査

血算

WBC	8,010 /μL
Hb	11.4 g/dL
Hct	35.4 %
Plt	188 ×10⁴/μL

凝固

PT-INR	1.27
APTT	34.8 秒
D-dimer	<0.5 μg/mL

生化学

T-Bil	0.4 mg/dL
LDH	228 U/L

AST	18 U/L
ALT	10 U/L
ALP	233 U/L
γ-GTP	53 U/L
TP	6.6 g/dL
Alb	3.9 g/dL
CK	41 U/L
BUN	24.1 mg/dL
Cr	1.36 mg/dL
Na	139 mEq/L
K	4.6 mEq/L
Cl	106 mEq/L

Ca	8.7 mEq/L
CRP	0.75 mg/dL
BNP	547.1 pg/dL
HsTnl	<10.0 pg/mL

動脈血ガス分析	O₂ 3L/分 RR 24/分
pH	7.38
PaO₂	91.8 mmHg
PaCO₂	30.5 mmHg
HCO₃⁻	17.6 mEq/L
Lactate	11 mg/dL

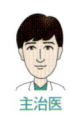

主治医：心エコーではLVEF 59％，LVDd/LVDs 38/26mm，LAD 51mm，LAVI 96.2mL/m²とこの数日で左房がまた張り始め，それによる重症MRを認めました。E/e′ 23と左房圧の上昇を示唆する所見でした。TRは中等症，右室収縮期圧（RVSP）80mmHgでした（図5）。

図5 再入院時の心エコー検査

		前回値	m-Simpson法（BP）	前回値	TMF		
HR	65 /分	87	EDV 69.2 mL	49.9	EDT	123 ミリ秒	
AOD	33.4 mm	34.3	ESV 28.1 mL	21.5	E	124.1 cm/秒	
LAD	51.0 mm	45.8	SV ー mL	ー	A	ー cm/秒	
LAV	130.9 mL	79.8	CO ー L/分	ー	E/A	ー	
LAVI	96.2 mL/m²	54.3	EF 59.4 %	56.9			

		前回値	Bモード	前回値	TDI		
RVSP	80 mmHg	23	IVSTd 9.8 mm	10.9		sep	lat
TRPG	72 mmHg	20	PWTd 9.6 mm	10.7	E'	5.4	7.9 cm/秒
eRAP	8 mmHg	3	LVDd 38.3 mm	38.0	A'	ー	ー cm/秒
IVC	21.0 mm	16.3	LVDs 25.8 mm	23.7	S'	3.5	6.5 cm/秒
呼吸性変動	良好	良好	LVMI ー g/m²		E/E'	23.0	15.7

超音波診断

#1 MR弁輪拡大により重症
#2 TR中等症
#3 LA・RA dilatation

前回と比べて，LVEDVやLAVが増加。僧帽弁は弁輪拡大があり離開している。MRは層流になっており，Gradeは高度。左房圧上昇を疑う。TRも増加している。RVSP・mPAP上昇，肺高血圧症を呈している。経食道心エコー上，心内に明らかな血栓は認めず。

Wall motion : W.N.L
Wall thickness : W.N.L
Cavity size : LA dilatation（+）
Sigmoid（+）SAM（−）LVOT stenosis（−）

【大動脈弁】AR：軽症
SV（TVI）32.9mL，CO 2.8L/分，
LVOT-VTI 11.3cm

【僧帽弁】MR：重症
僧帽弁弁輪拡大（+）僧帽弁後尖の可動性も低下し，離開が生じている。MRは層流。
PV flow：Dのみ，S波逆行

【三尖弁】TR：中等症

【肺動脈弁】PR：（+）

PH pattern（+）LV扁平化ははっきりせず。

PA拡大（+）

心嚢液（−）

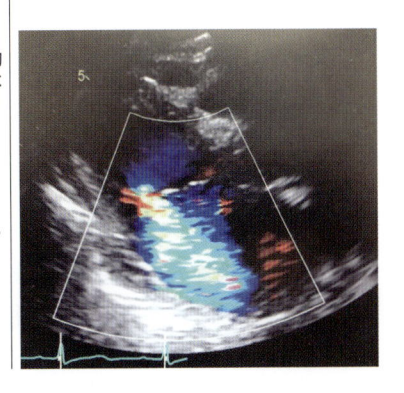

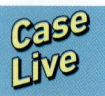

本症例のMRに迫る

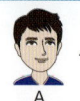
退院直後に悪化して再入院となりました。この経過についてどうでしょうか？

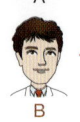
1回目の入院でうっ血があって水を引いて治療して，でもすぐにLOSに近い状態になっている。BNP値は2回目の入院のほうが1回目の入院時より少しだけ低い。だからボリュームを溜め込んで心不全になったという感じではなく，Forrester分類にあてはめるとⅢに近いという印象です。

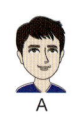
心拍数がこの状態で70/分代というのはやはりおかしいですよね。そこにビソプロロールが効いているのか，最近はHFpEFで心拍数が遅い人は洞調律の構造がおかしいなどの報告がされていますが，私が不思議に思ったのは血圧が低く，MRが重症なのに左室のエコー計測でLVDdが変わらず，LVDsが2mm大きくなっている程度という点です。MRについてはいかがでしょうか？

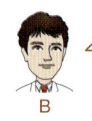
心エコーをみると，弁がまったく接合していない感じになっています。1回目の入院時に虚血は否定的で，本症例では虚血はないですが，弁が接合していないというのは明らかで，私だったら一番に虚血を疑います。

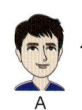
虚血は除外されていますが，気になるところです。本症例が不思議なのは，後負荷が上がってMRが増えるような病態というのは普通血圧が上がるはずですが，血圧が下がるというのはやはり急性MR（acute MR）的な要素があるのではないかと感じました。では，なぜ急性MRになるのか。腱索が切れていないのでどのようにMRが吹き出したのかを考えると，構造的になにかおかしいのではないかと思いました。左室はLVDdもLVDsもほとんど変わっていませんが，左房が大きくなっています。"硬くて軟かい"，つまり左房が大きくなりやすいことが「心房性機能性」としての要素に効いて，急性MRのような病態を作ってしまっているのではないかと考えました。ほかにご意見ありますか？

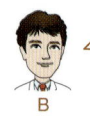
TRPGが一気に変わっていますね。左房も大きくなって，代償しきれてないのかなと思います。TRPGが一気に20→72mmHgになるのはよほどのことだと思うので，左房の機能も相当落ちていると思います。

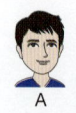
LADは46→51mmと大きくなっています。左房が軟かくて大きくなれることが悪さをしたのではないかと思います。左室は硬くて大きくなれないので，増えた血液量の緩衝を左房がするけど，左房は大きくなってしまって弁輪拡大の要素が出てきたのではないかと想像しました。
もう1つは収縮末期エラスタンス（E_{es}）の考え方です。収縮末期圧容積関係（ESPVR），収縮性の指標である収縮末期最大エラスタンス（E_{max}），E_{es}の考え方でいうと，PV loopを考えると収縮期の容積と平均血圧の比がE_{es}に似たような値になりますが，収縮末期容積がほぼ変わらない。そのため，E_{max}，E_{es}の観点からはなにか収縮力が落ちているので

はないか。交感神経が賦活化していないといけない病態のときに，収縮力がむしろ落ちているような心臓にみえます。では，なにがそうさせているのか，左房が大きくなったことが悪かったのではないかという点についていかがでしょうか？

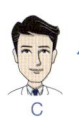

心拍数や収縮機能が低下しているのであればボリュームで稼がざるを得ないので，全身の循環血漿量は上がっているかもしれません。想像ですが，MRが増悪して肺高血圧症となり，右室機能も後負荷が上がって，そこから一気に悪循環が回り始めた。ただ元のスタートは心拍数や収縮機能の低下で，このような要素があったということは重要な仮説だと思います。

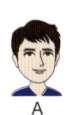

急性MRのような病態という点についていかがでしょうか？　こういう機序はあり得ますか？

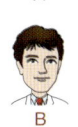

あり得ると思います。あと，血圧全体が低いことで冠血流が落ちて虚血になることにより僧帽弁が接合しなくなるケースがあります。僧帽弁がまったく接合していない様子をみると，心筋は弁が接合するための運動をしていないようにみえます。

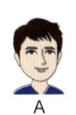

非常に大事なポイントで，私もそう思います。収縮力を落とした原因はベプリジルの開始なのでしょうか？

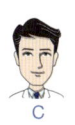

抗不整脈薬の問題点として陰性変力作用があって，もちろんLVEF低下例にはⅠ群薬は禁忌だと思いますが，このくらいのLVEFでベプリジルを使ったらどの程度影響があるかは正直わからないです。ほかに原因がなければ，確かにそうだったのかなと思いますが。

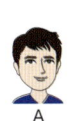

病態をどう考えるか，それを基にチームでディスカッションしてどう決めていくかということが大事ですね。僧帽弁への介入の可能性はありますでしょうか？

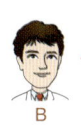

今回悪くなっているのは前方に血液がいっていない，MRが効いているためだと考えると，やはりMRへの介入は必要だと思います。ショックの症例に対するM-TEERのオプションは実は出てきていて，いったん循環動態安定化目的で行い，落ち着いたところで検査を行って将来的に僧帽弁置換術も含めて検討するという道は検討してもよいと思います。M-TEERのオプションは，1回目の入院ではそれほどないと思いますが，2回目の入院の状況ではあると思います。

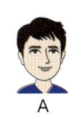

時系列で考えて治療方針が色々と変わるということですね。これまでの議論を踏まえて，本症例への至適な治療方針はありますか？

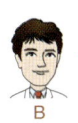

虚血がないとなると，やはり脈を整えるリズムか，弁形態のどちらかに介入することになると思います。ですからAFアブレーションもM-TEERも可能性を考えるのですが，私個人はその治療後にどのくらいの効果があるか，例えば一回拍出量が戻ることなどが重要だと思います。アブレーションの先生は，本症例ではatrial kickをどのくらい期待できると予測しながら手技を行えるのでしょうか？

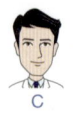

心房の機能をどう評価するか，それをアブレーションでどう改善できるかはあまり議論されていないところです。本症例はなんらかの心房筋の異常があるのではないかと最初から気になっています。心電図の所見，また40歳代でBasedow病とはいえ脳梗塞になっていて，心房が悪いかもしれません。中年女性のAF，特に心筋障害がある患者は肺静脈だけでなく，色々なところからAFのトリガーが生じ得るので，本症例に対するアブレーションは決して成功率が高くないかもしれないという印象で，心房の状況からその効果を定量的に評価することは現時点では難しいです。

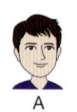

病態の機序，治療介入の選択肢，またその効果をどのくらい各スペシャリストが期待しているかまで議論が進んで，本症例の病態がみえてきたのではないかと思います。続きをお願いします。

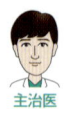

まとめます。左房のボリュームがダイナミックに変動している。逆にいうと，線維化などの心房変性はそこまで進行していないという可能性も考えられました。心房頻拍や低電位領域がある患者なのかという懸念はあったのですが，弁輪拡大が起きると"大きいが軟らかい左房"による心房性機能性MR (atrial functional MR) が増悪しやすいという状況でした。またE/e'が上昇してもLVDdがほぼ変動しないことは拡張障害の非常に強い"小さくて硬い左室（small & stiff LV）"を示唆している可能性が考えられ，このような心臓に陰性変時/変力作用のある薬剤を投与すると低心拍出/低灌流になりやすいということを本症例を通じて感じました（図6）。

図6 "大きいが軟らかい左房"と"小さくて硬い左室"

▶ 左房のボリュームはAFや心不全の病勢に応じてダイナミックに変動している症例であった
　＝線維化などの心房変性はそこまで進行していない？
▶ AFの病勢とともに，心房性機能性MR (atrial functional MR) が容易に増悪しやすい
　→"大きいが軟らかい左房"の可能性

▶ 左房圧（E/e'）が上昇しても"LVDd"がほぼ変動しない！
　→ EDPVRの傾きが非常に急峻＝左室は高度拡張障害あり
▶ LVEFは良好だが，"小さくて硬い左室"の可能性

《仮説》
• "軟らかい左房"と"硬い左室"のミスマッチによる"心房性機能性MR"を容易にきたしやすい
• 陰性変時/力作用の薬剤投与下では，低心拍出/低灌流になりやすい

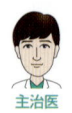

EDPVRについては，本症例のようにE/e'が上昇してもLVDdが変わらないと，左室の拡張特性を示すEDPVRの傾きが急峻になり，拡張不全が非常に強いと考察されます。また拡張不全においてはフランク・スターリング曲線の傾きが非常に低下すると予想されますので，左室のボリュームが小さいHFpEF患者には薬剤介入後の変動をしっかりみきわめて対応しなければならないと反省しました（図7）。

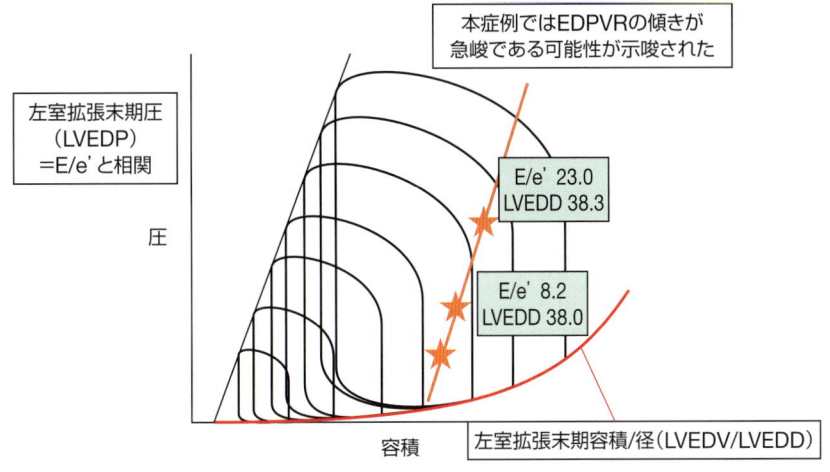

図7 本症例におけるPV loopのイメージ

本症例ではEDPVRの傾きが
急峻である可能性が示唆された

左室拡張末期圧
（LVEDP）
＝E/e'と相関

圧

E/e' 23.0
LVEDD 38.3

E/e' 8.2
LVEDD 38.0

容積

左室拡張末期容積/径（LVEDV/LVEDD）

拡張末期圧容積関係：EDPVR＝拡張特性

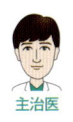

主治医　ベプリジルについては，ナトリウム遮断のⅠ群薬は心不全では禁忌で，アミオダロンは甲状腺疾患既往があるので使用したくない，LVEFも50％あるしベプリジルなら使用してよいかと思ったのですが，カルシウム拮抗薬という側面があり心筋収縮を落とし得るマルチチャネルブロッカーという位置付けのため，この薬剤の陰性変力作用は余力のない患者には注意しなければならないと考えました．Sicilian Gambitの表をみても，ベプリジルはナトリウムチャネルの遮断作用がわずかながらあり，カルシウムハンドリングの抑制という部分では心筋収縮機構を抑制する方向に働く薬剤といえます．

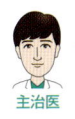

主治医　腱索断裂したかのような急性MRと心原性ショックの病態として，硬い左室＋大きな左房で心房性機能性MR，ベプリジル＋β遮断薬併用の薬剤調整（β遮断薬も本当に必要なのか，実際β遮断薬を中止してよくなっている），さらに"とりあえず利尿薬"を入れたことがとどめになってしまったかなと思います．今回は機能性MRに対してどう介入していくかが議論になっていると思います．

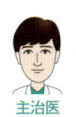

主治医　その後，ドブタミンと利尿薬で治療して比較的速やかに血行動態は安定化しました．退院前の心エコーではLVEFが60％でしたが，LVDd/LVDsは39/27mmと変わらない値でした．MRは軽症～中等症程度まで軽減してTRPGも数値としては落ち着いていました．M-TEERやアブレーションなども検討しながら経食道心エコーも行いましたが，MRは軽症～中等症と判定されました（図8）．両心カテーテルも行いました．肺動脈楔入圧（PAWP）14mmHg，平均肺動脈圧（mean PAP）19mmHg，心係数（CI）の熱希釈法は1.6L/分/m²，Fick法だと2.03L/分/m²でした（表3）．

図8 退院前の心エコー検査

		前回値	m-Simpson法（BP）	前回値	TMF		
HR	63 /分	65	EDV 65.5 mL	69.2	EDT	153 ミリ秒	
AOD	33.1 mm	33.4	ESV 26.2 mL	28.1	E	45.8 cm/秒	
LAD	43.7 mm	51.0	SV ― mL	―	A	32.9 cm/秒	
LAV	108.2 mL	130.9	CO ― L/分	―	E/A	1.4	
LAVI	72.2 mL/m^2	96.2	EF 60.0 %	59.4			

		前回値	Bモード	前回値	TDI		
RVSP	23 mmHg	80	IVSTd 9.6 mm	9.8		sep	lat
TRPG	20 mmHg	72	PWTd 10.0 mm	9.6	E'	4.4	11.7 cm/秒
eRAP	3 mmHg	8	LVDd 39.1 mm	38.3	A'	5.1	3.9 cm/秒
IVC	14.6 mm	21.0	LVDs 26.6 mm	25.8	S'	5.5	7.2 cm/秒
呼吸性変動	良好	良好	LVMI 79.4 g/m^2		E/E'	10.4	3.9

超音波診断

#1　MR 軽症〜中等症
#2　LA dilatation

＊前回と比べ，LAVが縮小し，MRも減少している。
＊今回，僧帽弁の離開は認めず。

Wall motion : W.N.L
Wall thickness : W.N.L
Cavity size : LA dilatation（＋）
　Sigmoid（＋）SAM（－）LVOT stenosis（－）

【大動脈弁】AR：軽症
　LVOT-VTI 16.3cm

【僧帽弁】MR：軽症〜中等症
　弁輪拡大（＋）
　弁輪の離開（－）

【三尖弁】TR：軽症

【肺動脈弁】PR：（＋）

PH pattern（－）

心嚢液（－）

心電図：洞性不整脈疑い

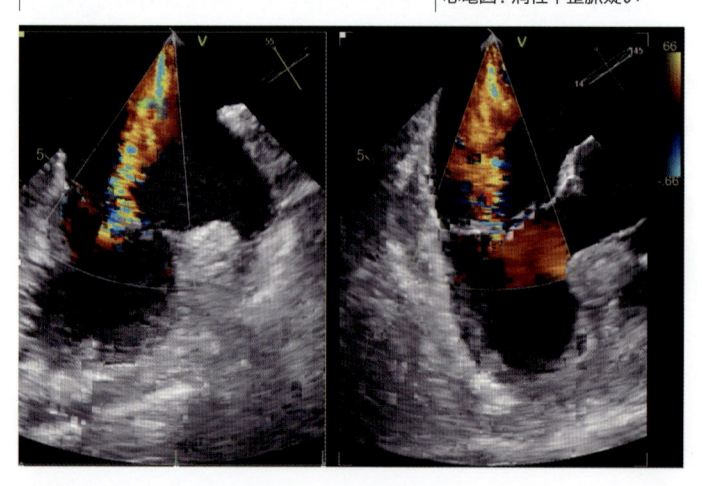

表3 心不全改善後の右心カテーテル検査

CAG		有意狭窄なし
RAP	a / v / m	5 / 4 / 3 mmHg
RVP	s / d / e	24 / - / 5 mmHg
PAP	s / d（m）	28 / 14（19）mmHg
PAWP	a / v / m	18 / 17 / 14 mmHg
AOP	s / d（m）	139 / 46（104）mmHg

CO	3.4 L/分（熱希釈法）
	3.12 L/分（Fick法）
CI	1.6 L/分/m^2（熱希釈法）
	2.03 L/分/m^2（Fick法）

心拍数 62/分，Ht 160cm，BW 50.2kg，
BSA 1.54m^2，Hb 10.7g/dL

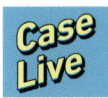

A 2回目の病態は非常に重篤でしたが，ドブタミンなどでうまく治療されて患者は非常に落ち着いた状態で退院することができました。本症例は，その形態および心臓機能特性から非常に安全域の狭い心臓であるため，AFや酸素需要供給バランスの不一致などの外乱に弱いということが垣間みえてきたのではないかと思います。コメンテーターの先生方，いかがですか？

B 最初の血圧や心拍数への気付き，この症例少しおかしいという気付きがあるからこそ，ここまで深められるのだと思います。

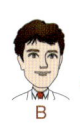

A AFについてはいかがでしょうか？

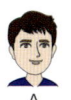

C アミオダロンは甲状腺疾患の既往があるので扱いにくかったということでしたが，手術をしていて，いま甲状腺機能正常症候群の状態ですよね。

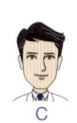

主治医 亜全摘のため甲状腺組織が少し残っている可能性はあり，そういう場合にアミオダロンを使った経験がなかったので使用を避けました。

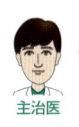

C 甲状腺機能低下症の場合は，レボチロキシンを足してアミオダロンは継続できます。逆に亜急性甲状腺炎などの甲状腺機能亢進症になるとアミオダロンは中止せざるを得ないですが，本症例では使えないことはないと思います。

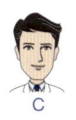

A それでは続きをお願いします。

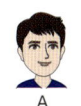

主治医 結局，退院1カ月後にアブレーションを行いました。僧帽弁に対するM-TEERの適応も考慮されたのですが，本症例は高度左片麻痺とフレイルがあったので，まずは低侵襲にアブレーションから介入しようということになりました。Voltage mapを描いてみると，そこまで痛んでいなかったので，すごく驚きました（図9）。肺静脈隔離術＋下大静脈三尖弁輪間峡部アブレーションを行い，終了しました。

図9 本症例の3Dマッピングシステム（左房 voltage map とアブレーションタグ）

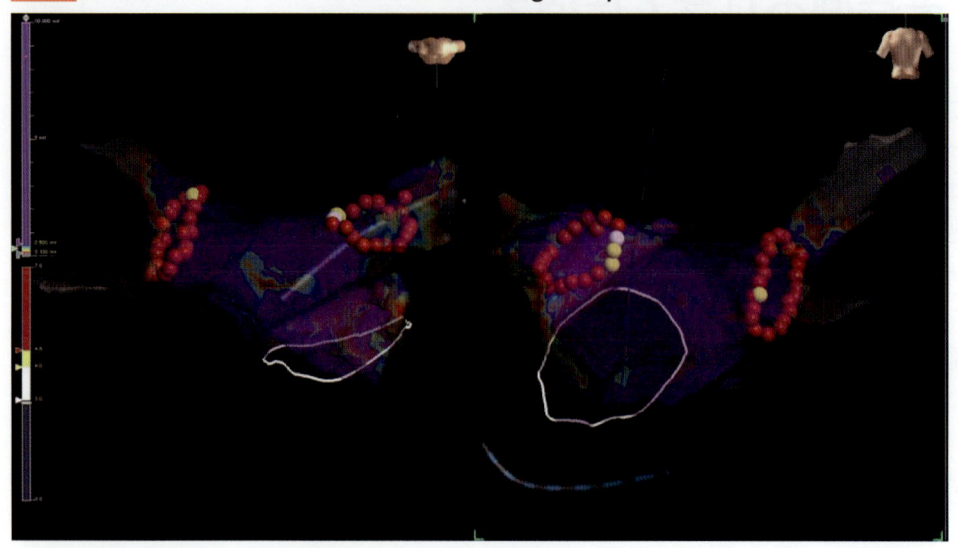

左房に低電位領域は認めず，肺静脈隔離のみでAFの制御に成功した。

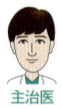
主治医

アブレーション後の経過は非常に良好でした。術後6カ月の心電図は洞調律でした（**図10a**）。患者自身の洞不全症候群を考慮してベプリジルとビソプロロールは中止してもAFを制御することに成功しました。胸部X線を示しますが（**図10b**），それ以降は心不全の再燃なく経過しています。心エコー所見はLVEF 60％，LVDd/LVDsは39/23mmとあまり変わりませんが，左房径 28mm，LAVI 52mL/m^2，MRは軽症まで改善しており，術後6カ月には僧帽弁の接合も戻ってきました（**図11**）。この経過をどう予測するかは今後の課題だと思いますが，本症例では非常に奏功しました。

図10 アブレーション6カ月後の12誘導心電図（a）・胸部X線像（b）

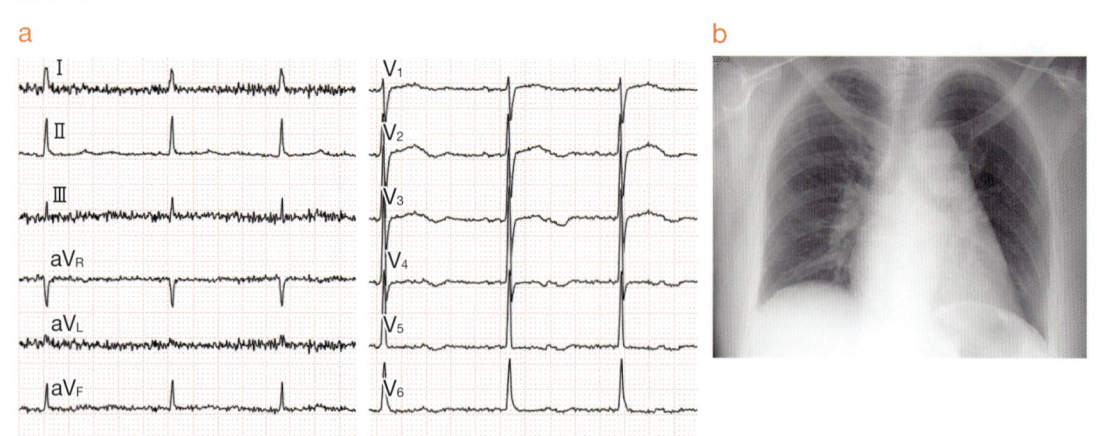

a：ベプリジルとビソプロロール中止下でも，洞調律維持が可能となった。心拍数 65/分。
b：肺うっ血像は認めなかった。

図11 アブレーション6カ月後の心エコー検査

		前回値	m-Simpson法(BP)		前回値	TMF	
HR	67 /分	63	EDV	51.0 mL	65.5	EDT	132 ミリ秒
AOD	37.0 mm	33.1	ESV	20.0 mL	26.2	E	60.9 cm/秒
LAD	27.9 mm	43.7	SV	― mL	―	A	32.8 cm/秒
LAV	78.6 mL	108.2	CO	― L/分	―	E/A	1.9
LAVI	52.4 mL/m²	72.2	EF	60.7 %	60.0		

		前回値	Bモード		前回値	TDI		
RVSP	18 mmHg	23	IVSTd	11.9 mm	9.6		sep	lat
TRPG	15 mmHg	20	PWTd	9.5 mm	10.0	E'	5.8	9.9 cm/秒
eRAP	3 mmHg	3	LVDd	38.7 mm	39.1	A'	4.0	4.1 cm/秒
IVC	15.7 mm	14.6	LVDs	23.4 mm	26.6	S'	5.4	7.8 cm/秒
呼吸性変動	良好	良好	LVMI	88.7 g/m²	79.4	E/E'	10.5	6.1

超音波診断
#1　MR軽症〜中等症
#2　LA dilatation

＊前回と比べ，EDV・LAVが縮小しMRも減少している。
＊今回も僧帽弁の離開は認めず。

Wall motion：W.N.L
Wall thickness：W.N.L
Cavity size：LA dilatation（＋）
　Sigmoid（＋）SAM（－）
　LVOT stenosis（－）

【大動脈弁】AR：軽症〜中等症
　LVOT-VTI 15.3cm（前回16.3cm）
【僧帽弁】MR：軽症
　弁輪拡大（＋）
【三尖弁】TR：軽症
【肺動脈弁】PR：（＋）
PH pattern（－）
心嚢液（－）
心電図：洞性不整脈疑い

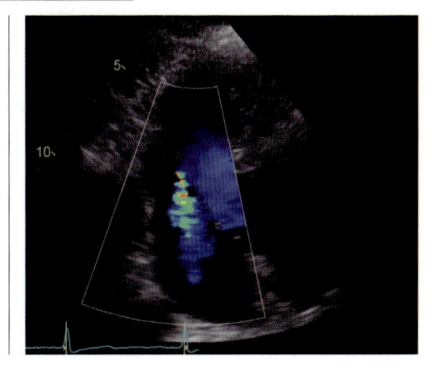

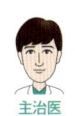

主治医　治療経過をまとめると，小さくて硬い左室と大きいが軟らかい左房のミスマッチで，余力のない心臓であったと考えました。治療介入後の急性MRのような病態でショックへの進展を経験しました。心房性機能性MRへの介入はやはり必要で，AFに対するアブレーションが非常に有効でした。経過によってはM-TEERを追加するという方針でしたが，現在のところ回避できている状態です。

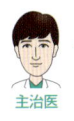

主治医　最後に考察を示します。心房性機能性MRは，わが国の2020年改訂版 弁膜症治療ガイドラインにも記載されており，心室性のテザリングによるMR以外にもう1つ考えなければならない機能性MRといわれています[1, 2]。機能性MRの心室性と心房性の違いについてですが，心房性機能性MRはHFpEFの半数以上に合併する，左室機能・弁尖運動は問題ないですが，左房拡大に伴う弁輪収縮力の低下など複合的な要素により僧帽弁の接合不全を引き起こすとされています。治療オプションとしては，危険因子に対する介入，利尿薬による薬物治療，早期の洞調律維持療法など，AFの早期除去を考えることが挙げられています。弁形成術，M-TEERについては効果が不明で検証が必要とされています[3]（**図12**）。

図12 機能性MR：心室性と心房性の違い

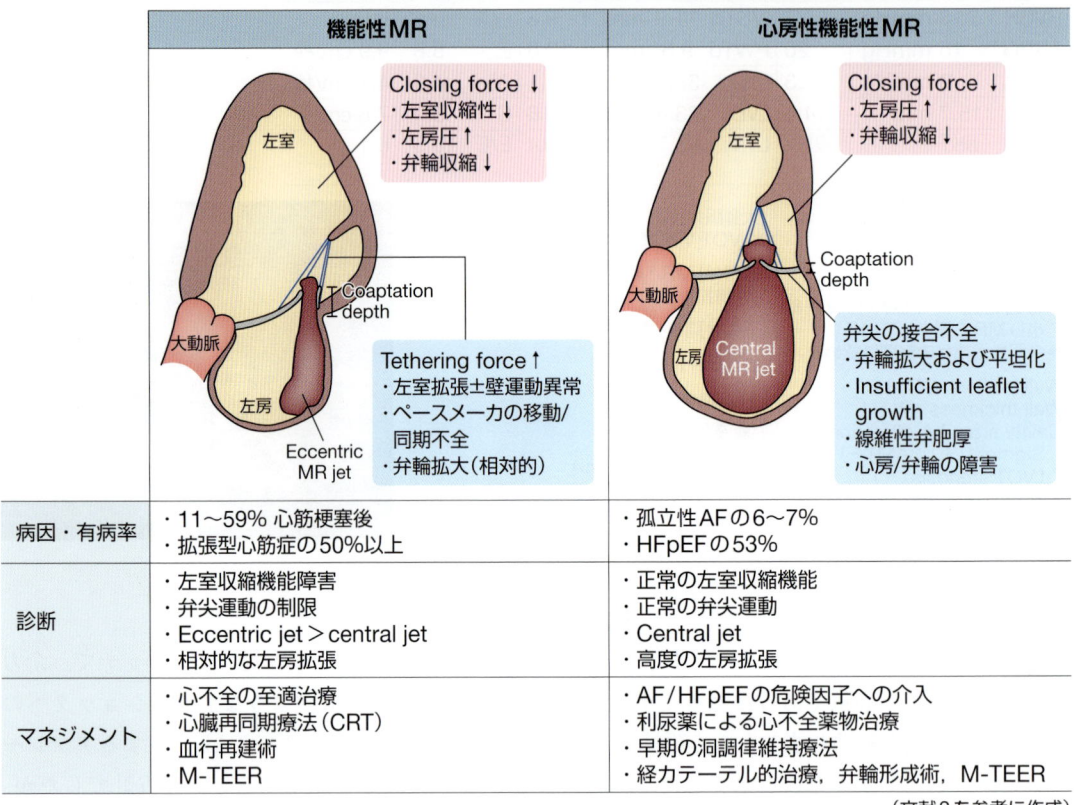

心房性機能性MRの特徴	心房性機能性MRの治療オプション
・HFpEFの半数以上に合併 ・左室機能, 弁尖運動は正常 ・高度な左房拡大（左房圧上昇） ・弁輪収縮力の低下 →僧帽弁閉鎖が阻害され僧帽弁接合不全を引き起こす	・AF / HFpEFリスクに対する介入 ・利尿薬を中心とした薬物治療 ・早期の洞調律維持療法 ・弁形成, M-TEERの効果は不明

	機能性MR	心房性機能性MR
病因・有病率	・11〜59% 心筋梗塞後 ・拡張型心筋症の50%以上	・孤立性AFの6〜7% ・HFpEFの53%
診断	・左室収縮機能障害 ・弁尖運動の制限 ・Eccentric jet＞central jet ・相対的な左房拡張	・正常の左室収縮機能 ・正常の弁尖運動 ・Central jet ・高度の左房拡張
マネジメント	・心不全の至適治療 ・心臓再同期療法（CRT） ・血行再建術 ・M-TEER	・AF／HFpEFの危険因子への介入 ・利尿薬による心不全薬物治療 ・早期の洞調律維持療法 ・経カテーテル的治療, 弁輪形成術, M-TEER

（文献3を参考に作成）

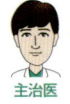

主治医　アブレーションの効果については，中等症以上のMRが残存する場合予後が悪いことが報告されており，またアブレーションを行うとMRが改善することも古くから知られています（図13）[4, 5]。後ろ向き研究ですが，中国から発表された背景をマッチングさせた試験を紹介します。中等症MRを合併したAFに対してアブレーションを行った群と行わなかった群で比較すると，中等症または重症のMR患者にアブレーションを行うと大体半減すること，アブレーションを行ったMR患者は心不全再入院という主要評価項目で有意差をもって予後がよかったことが報告されています（図14）[6]。

図13 心房性機能性MRの予後とアブレーションによる改善効果

a：心房性MRは中等症以上で予後不良

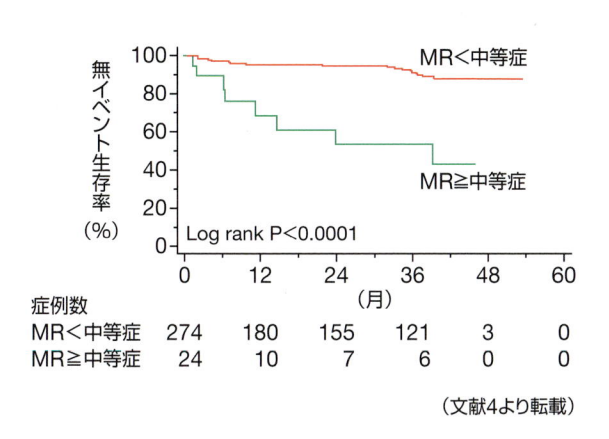

（文献4より転載）

b：アブレーションを行いAFの再発がなければ MR Gradeは改善する

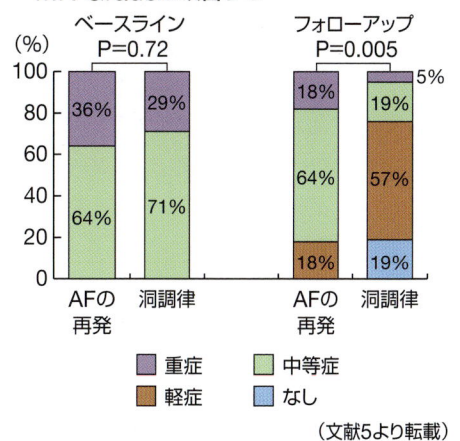

（文献5より転載）

図14 MR合併AFに対するアブレーションはMRを軽減させ心不全再入院を抑制する

▶ 中国, プロペンシティスコアにマッチングした46組を対象とした後ろ向き研究
▶ n=151, 中等症以上のMRを合併したAF, アブレーション施行群 vs 非施行群

a：臨床転帰

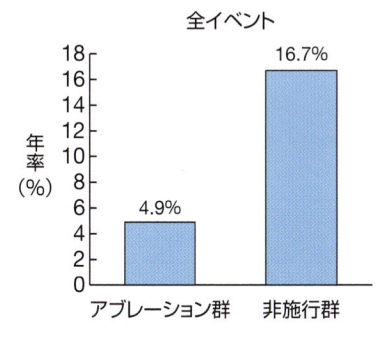

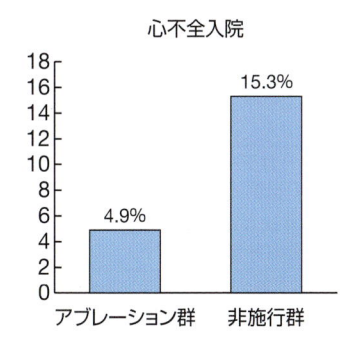

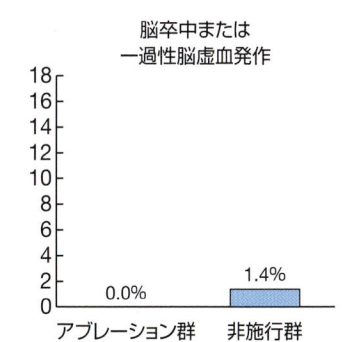

b：MR Grade

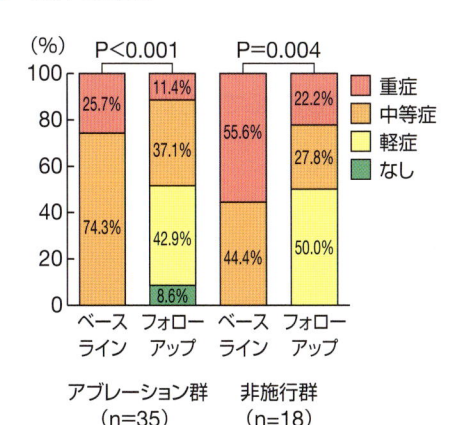

c：イベント抑制率

主要評価項目：心不全入院＋脳卒中

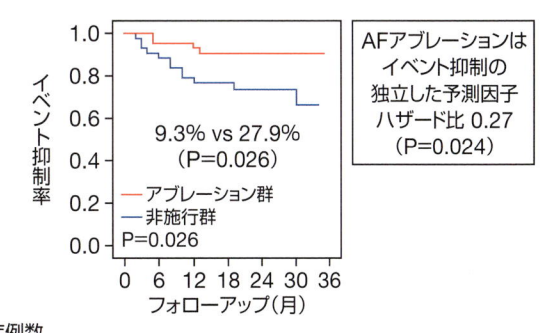

（文献6より転載）

心房性機能性MRに対する治療

　心房性機能性MRの治療は，2020年改訂版 弁膜症治療ガイドラインで初めて言及されるようになりました（**図15**）[1]。まずは抗凝固療法，心拍数コントロール，心不全治療薬を含む十分な至適薬物治療下に，AF関連のパラメータ（AFの持続時間，左房サイズ，TRの重症度）やMRの機序（弁変性，心筋虚血の有無）をみきわめてアブレーションの適応を検討します。本症例は「発作性AF，LAD46〜49mm，軽症TR，有意な弁変性なし，残存心筋虚血なし」という状況であり，これらを考慮すると不整脈医とともにアブレーションを一度は検討すべき症例と判断されます。

　しかし，アブレーションだけでなく，外科手術も選択肢に入れて検討することが重要です。機能性MRのなかでも心室性（左室機能低下＋テザリング）に対する外科治療は長年議論が続いており，こちらはクラスⅡbの位置付けです。一方，心房性では三尖弁形成術，Maze手術，左心耳閉鎖術などを同時に手術介入できるメリットがあり，ガイドライン上もクラスⅡaと比較的高い推奨度にあります。昨今話題のM-TEERは2020年ガイドラインの時点では明確なエビデンスがなく記載がありませんが，心房性では後尖hamstringingによって"flat valve"といわれるクリップの把持が難しい形状をしていることも多いため，インターベンション医とエコー医が協働で手技の実現性・成功率をみきわめて治療適応を検討します。

図15 心房性機能性MRに対する治療の推奨とエビデンスレベル

	推奨クラス	エビデンスレベル	
有症候性心房性機能性MRの心不全に対する十分な薬物療法	I	C	
有症候性心房性機能性MRのカテーテル・アブレーションによる心房細動の洞調律化治療[注1]	Ⅱa	C	2020年の改訂で二次性MRのなかで初めて心房性MRが個別化された
薬物治療によっても心不全症状を繰り返す重症心房性機能性MRに対する僧帽弁手術[注2, 注3]	Ⅱa	C	

注1：心房細動の持続期間や左房サイズ等から推測される治療後の洞調律維持率も考慮して適応を考える。
注2：安静時MRが中等症であっても，心不全増悪時や運動負荷時に重症に悪化する場合を含む。
注3：TR合併に対しては積極的に三尖弁手術の同時手術を考慮する。

▶ 十分な至適薬物治療（クラスI）
▶ カテーテルアブレーション（クラスⅡa）
　・MRの改善効果について初めて言及
　・持続時間，左房サイズを参考に治療後の洞調律維持も考慮して検討する
▶ 僧帽弁手術（クラスⅡa）
　・機能性MRのなかでも外科治療の推奨度が高い位置付け
　・安静時のみならず運動時の重症度に注目する
　・TR合併例では三尖弁手術との同時手術を考慮する
　・Maze手術，左心耳閉鎖，左房縫縮との併用も検討する
　・M-TEERについての記載はいまだなし

（文献1を参考に作成）

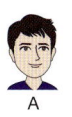非常に興味深い症例，ありがとうございました。本症例はよくみてみると，mitral annular disjunctionといって心筋と弁輪が少し離れているようにみえたので，そのような要素も今回のMRの増悪機序に関与しているのではないかと思いました。こういう硬くて小さい心臓というのは，一回拍出量をどう決めているかというと，拡張期の容積が一緒なので，収縮期容積を小さくするしか一回拍出量を増やせません。このような場合に陰性変力作用のある薬剤は要注意という教訓のあった症例だったと思います。本症例はアブレーションが本当に効いたかはわからないのですが，興味あるのはアブレーション後にベプリジルやβ遮断薬を入れてみたらどうなるかということですね。

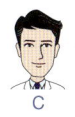アブレーションでよくなるという確信は，ディスカッション時点ではなかったのですが，ベプリジルやβ遮断薬を減らせたということ以外に効果があるとすれば，アブレーションというものに，われわれがまだ確実に手に入れていない効果が予測できるはずだと思います。Atrial stiffeningのようなものを予測できればよいと思います。

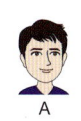左房機能から左室機能，血行動態，いろいろな意味で盛りだくさんの非常に興味深い症例でした。ありがとうございました。 （終）

症例のまとめ

高度左室拡張障害を有した心房性機能性MR合併HFpEFに対してAFカテーテルアブレーションが奏功した1例を経験した。

"軟らかい左房"と"硬い左室"のミスマッチは，"pseudo acute MR"が起きることに要注意！

AF合併心不全症例に対する安易な抗不整脈薬の使用には要注意！

心房性機能性MRに対する治療戦略として，非薬物治療としてのAFカテーテルアブレーションは有効であり，選択肢の1つとして考えられる。

（本症例はHeart Organization社が運営する専門医向けプラットフォーム「ecasebook」上で開催された「Boot the Heart Team / Acute Heart Failure Casebook」の症例検討を再構成して掲載しています）

循環動態の Point

朔　啓太

心房が硬いとなにが起きるのか？

　本症例は心力学的考察が症例検討のなかで詳細に出てきたので，少し視点を変えて左房の PV loop について解説します。左房の役割とは左房圧を左室拡張末期圧に変えることです。これによって，左房から左室への血液流入と左室からの心拍出が生まれます。

　左房の PV loop を実測したものが**図16a**となります[7]。右側の loop は V loop とよばれ，左房への血液の充満と拡張早期の左室流入によって loop が形成されます。一方，左側の loop は左房の収縮によって形成される A loop です。左室と同様に基本的には反時計回りであり，駆出とともに容積が小さくなります。AF になった際は A loop がなくなりますが，これが症例検討のなかでも登場した atrial kick の消失という現象です（**図16b**）[8]。

図16 心房の PV loop（a）と AF 時の左房 PV loop（b）

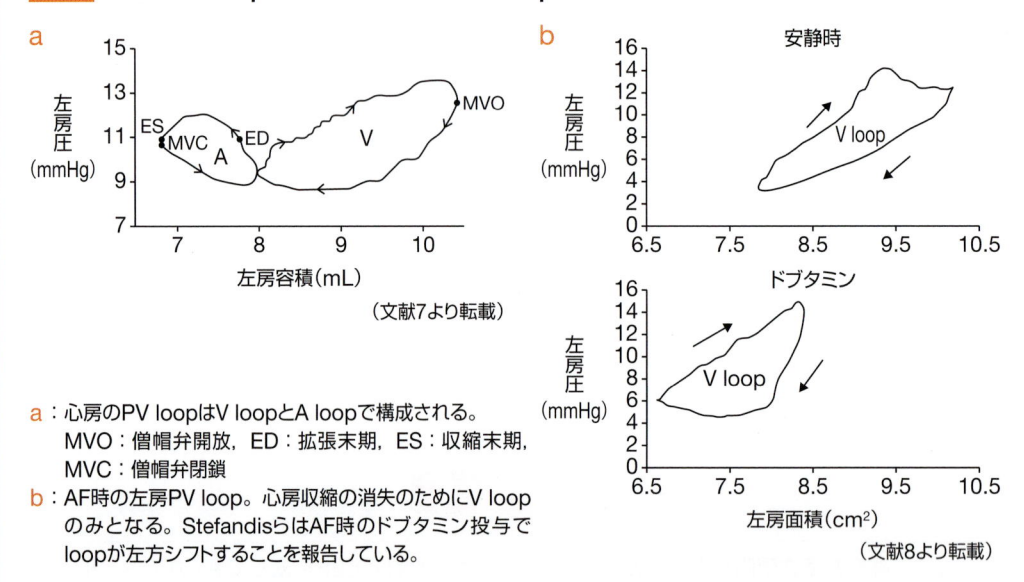

（文献7より転載）

（文献8より転載）

a：心房の PV loop は V loop と A loop で構成される。
　　MVO：僧帽弁開放，ED：拡張末期，ES：収縮末期，
　　MVC：僧帽弁閉鎖
b：AF 時の左房 PV loop。心房収縮の消失のために V loop
　　のみとなる。Stefandis らは AF 時のドブタミン投与で
　　loop が左方シフトすることを報告している。

　左房が硬いという状態は，PV loop 上で示すと血液流入によって容易に圧が上がってしまう状態です。多くの症例では，左房は拡大しつつも，ある大きさからは大きくなれないことが硬さ（圧 mmHg/容積 mL）の増加としてグラフ上で表現されます。ここに，左心の収縮性低下や拡張性低下，AF，MR のように左房への血液うっ滞が起きやすい状況が併存すると，点が右上に移動することで左房圧がより上がりやすいことが**図17**（stiff LA と MR の合併）の左房 PV loop からもわかります[9]。一方，巨大左房のような病態は，本症例のように心房性 MR の出現がなければ，PV loop が大きく右シフトした状態であり，左房圧上昇に対しては抑制的な現象です。「大きくて軟らかい左房」とは，左房拡大によって同じ容積に対しての圧が低い状態を軟らかいと表現したものであり，左室における遠心性リモデリングと類似した変化ととらえることもできます。

図17 正常に対して左房が硬い（stiff LA）と表現される場合の典型例

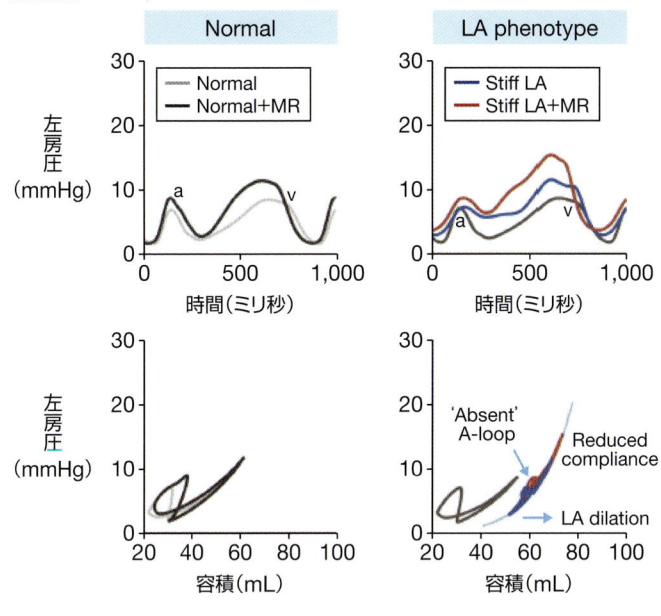

左房拡大はPV loopを右へシフトさせ、この現象自体は左房が軟らかくなる変化である。しかし心不全では、圧容積関係が急峻な範囲で左房循環が動作するために、左房圧は高くなりやすくなる。またMRが合併すると、左房圧はより高い範囲で動作する。

（文献9より転載）

エキスパートの視点

奥村貴裕

　本症例から学ぶべき重要な教訓は、AFを伴う心不全における病態の複雑性とその理解に対するアプローチの重要性です。注目すべき点は、AFに関連した心房性機能性MRの病態です。通常、背景にある心房心筋症もしくはAFによる持続的な心房負荷と拡大が、心房の構造的・電気的リモデリングをさらに助長し、僧帽弁輪の拡大と左房機能不全を引き起こすことで、MRの重症度に大きく影響を与えます。近年、HFpEF症例でも、心房性機能性MR患者は予後不良であることが明らかにされ、その重症度は心イベントの独立した予測因子とされています[10]。

　本症例では、硬い左室と軟かい左房により、左房サイズとMRの程度が変動し、さらに心不全治療薬が病態を修飾することで、pseudo acute MR、LOSの特徴を示したと考えられました。このような複雑な病態に対する治療戦略として、本症例ではAFに対する治療介入（レートコントロール、リズムコントロール）が優先され、その後の病態変化を慎重にみつつ、必要に応じてM-TEERなどの治療介入を検討しています（**図18**）[11]。心房性機能性MRでは、長期にわたる心房負荷により巨大左房を合併する場合でも、一般的には弁形成術のみが行われます。一方、巨大左房が心囊内スペースを著しく占拠した心房性機能性MR合併HFpEF例で、MRが重症にもかかわらず左室拡張末期容積（LVEDV）が小さいままLOSを惹起した例も報告されており、左房縫縮術の有用性も認識されてきています[12]。これにより、MRが改善し、圧排症状の改善、血栓塞栓症の予防、AFから洞調律への回帰などが得られる可能性にも言及されています。

AF，MR，HFpEFという複数の病態を統合的に考察し，構造的心疾患（SHD），不整脈，心不全などさまざまな観点から病態を考察し，介入アプローチを議論していくことが，治療成功のカギとなります。また，基礎疾患としてのHFpEFに対する精査・介入も並行して行っていく必要があります。特に左房拡大が顕著な例では，リウマチ性弁膜症や肥大型心筋症，心アミロイドーシス，抗ミトコンドリアM2抗体陽性筋炎に伴う慢性炎症性心筋症なども想起され，その背景になにがあるのか，科学的興味も絶えません。

図18 心房性機能性MR（AFMR）の治療戦略

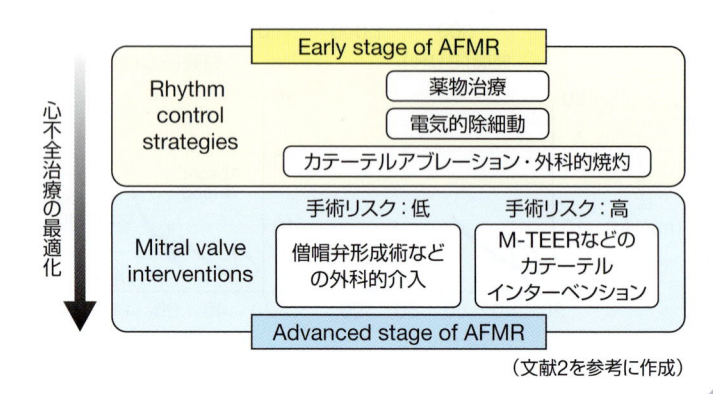

（文献2を参考に作成）

主治医の感想

佐藤宏行

　本症例はダイナミックに変動するMRを伴うHFpEFであり，薬物治療オプションが限られるなかで，AF累積持続時間（AFバーデン）がどの程度MRに関連しているかの予測が難しい症例でした。そこに"とりあえず抗不整脈薬＋β遮断薬＋利尿薬"など血行動態に影響を与える複数の治療を短期間に導入したことでLOSをきたしてしまったことは反省すべき点でした。非薬物治療としてのカテーテルアブレーションやM-TEERはこのジレンマを改善し得る切り札であり，特にアブレーションではわれわれの予想以上のMR，TRの改善効果をもたらしてくれることを実感しました。AFの視点からは，AFの診断から治療までの時間（diagnosis to ablation time：DAT）が短いうちに洞調律維持療法を検討することが非再発率や長期予後につながるというエビデンスは確立しつつあるため，ほかの危険因子がなければ，"HFpEF"だとしても一度はアブレーションによる介入を検討すべきと考えます。

　不整脈医が心不全治療・ハートチームに参画する機会は増えつつあり，本症例以外のパターンでは心臓再同期療法（CRT）によるMRの改善効果などを経験します。"M-TEER全盛期"の時代になったからこそ，ほかのオプションの可能性や優先順位に目を向けてディスカッションすることが重要なのではないでしょうか。

※症例発表時は手稲渓仁会病院循環器内科に所属。

文献

1) 日本循環器学会/日本胸部外科学会/日本血管外科学会/日本心臓血管外科学会：2020年改訂版 弁膜症治療のガイドライン. https://www.j-circ.or.jp/cms/wp-content/uploads/2020/04/JCS2020_Izumi_Eishi.pdf

2) Kagiyama N, Mondillo S, Yoshida K, et al : Subtypes of Atrial Functional Mitral Regurgitation: Imaging Insights Into Their Mechanisms and Therapeutic Implications. J Am Coll Cardiol Img 13(3) : 820–835, 2020.

3) Deferm S, Bertrand PB, Verbrugge FH, et al : Atrial Functional Mitral Regurgitation : JACC Review Topic of the Week. J Am Coll Cardiol 73(19) : 2465-2476, 2019.

4) Abe Y, Akamatsu K, Ito K, et al : Prevalence and Prognostic Significance of Functional Mitral and Tricuspid Regurgitation Despite Preserved Left Ventricular Ejection Fraction in Atrial Fibrillation Patients. Circ J 82(5) : 1451-1458, 2018.

5) Gertz ZM, Raina A, Saghy L, et al : Evidence of atrial functional mitral regurgitation due to atrial fibrillation: reversal with arrhythmia control. J Am Coll Cardiol 58(14) : 1474-1481, 2011.

6) Wu JT, Zhao DQ, Zhang FT, et al : Effect of catheter ablation on clinical outcomes in patients with atrial fibrillation and significant functional mitral regurgitation. BMC Cardiovascular Disorders 21 : 587, 2021.

7) Gare M, Schwabe DA, Hettrick DA, et al : Desflurane, Sevoflurane, and Isoflurane Affect Left Atrial Active and Passive Mechanical Properties and Impair Left Atrial–Left Ventricular Coupling In Vivo. Anesthesiology 95 : 689-698, 2001.

8) Stefanadis C, Dernellis J, Stratos C, et al : Assessment of left atrial pressure-area relation in humans by means of retro-grade left atrial catheterization and echocardiographic automatic boundary detection : eVects of Dobutamine. J Am Coll Cardiol 31 : 426-436, 1998.

9) Dhont S, van den Acker G, van Loon T, et al : Mitral regurgitation in heart failure with preserved ejection fraction: the interplay of valve, ventricle, and atrium. Eur J Heart Fail 26 : 974-983, 2024.

10) Abe Y, Akamatsu K, Ito K, et al : Prevalence and Prognostic Significance of Functional Mitral and Tricuspid Regurgitation Despite Preserved Left Ventricular Ejection Fraction in Atrial Fibrillation Patients. Circ J 82(5) : 1451-1458, 2018.

11) Saito C, Minami Y, Hagiwara N, et al : Treatment options for the management of atrial functional mitral regurgitation. Heart 107(18) : 1448-1449, 2021.

12) Apostolakis E, Shuhaiber JH : The surgical management of giant left atrium. Eur J Cardiothorac Surg 33(2) : 182-190, 2008.

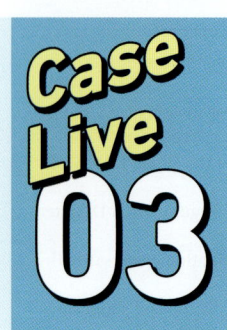

Case Live 03

急性心筋梗塞に伴う心原性ショック後の進行性重症ポンプ・リズム異常に対する複合的カテーテル治療戦略

主治医
救急が多い都内病院で修行中
主に急性冠症候群などの診療に従事

A 医師
循環器救急エキスパート
今回の司会を担当

B 医師
医師20年目。冠動脈インターベンションのエキスパート

C 医師
救急も多い大学病院において不整脈専門の教授として診療を先導

🔍 初診時現症

入院時現症	
年齢，性別	80歳代，女性
主訴	胸痛，体動困難
現病歴	自転車に乗っている際に胸痛を自覚し，帰宅後も経過をみていたが，その後体動困難となり，発症3時間で救急要請となった。
既往歴	高血圧，骨粗鬆症，両側白内障
家族歴	なし
喫煙歴	なし
常用薬	テルミサルタン 40mg，ファモチジン 40mg，エルデカルシトール 0.75μg
来院時現症	身長 157cm，体重 50kg，意識 E3V5M6，血圧 87/47mmHg，心拍数 56/分，呼吸回数 17/分，体温 36.3℃，経皮的動脈血酸素飽和度（SpO$_2$）96%（室内気）→100%（10Lリザーバー），顔面蒼白，胸部：心雑音（−），ラ音（−），四肢末梢：冷感（＋），浮腫（−）
検査所見	【血液生化学検査】乳酸軽度上昇，肝酵素・心筋逸脱酵素，NT-proBNP上昇を認めた（**表1**）。 【心電図】洞性徐脈，心拍数 52/分，V$_1$〜V$_4$誘導でST上昇，V$_5$〜V$_6$誘導，Ⅰ，aV$_L$誘導で陰性T波，aV$_R$誘導でST上昇（**図2**） 【胸部単純X線】心胸郭比 61%，心拡大と軽度の肺うっ血を認めた（**図3**）。 【心エコー】左室駆出率（LVEF）32%で前壁中隔〜心尖部に高度の壁運動低下を認めた。中等症の僧帽弁閉鎖不全症（MR），三尖弁閉鎖不全症（TR）を認め，下大静脈（IVC）22mmで呼吸性変動は低下していた。E/e'は23.2と高値で左房圧の上昇が示唆され，左室流出路速度時間積分値（LVOT-VTI）は5cmと低値を示した（**図4**）。

表1 血液生化学検査

動脈血液ガス（10Lリザーバー）	
pH	7.48
PaCO$_2$	28.4 mmHg
PaO$_2$	184 mmHg
HCO$_3$	20.9 mEq/L
BE	－1.2 mmol/L
Lactate	2.09 mmol/L

血算	
WBC	6,500 /μL
RBC	403 /μL
Hb	12.0 g/dL
Ht	36.9 %
Plt	17.9 /μL

凝固系	
PT-INR	1.00
APTT	25.4 秒
D-dimer	2.7 μg/mL

生化学	
Alb	3.4 g/dL
T-Bil	0.54 mg/dL
AST	259 U/L
ALT	221 U/L
LDH	534 U/L
CK	366 U/L
CK-MB	11.9 U/L
Hs-TnT	0.136 ng/mL

BUN	25.0 mg/dL
Cr	0.77 mg/dL
Na	145 mEq/L
K	4.3 mEq/L
Cl	111 mEq/L
CRP	0.39 mg/dL
NT-proBNP	6,047 pg/mL
血糖値	186 mg/dL
HbA1c	5.6 %
HDL-C	56 mg/dL
LDL-C	82 mg/dL
TG	45 mg/dL

図1 入院時12誘導心電図

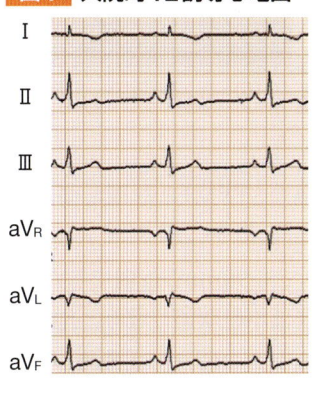

図2 入院時胸部単純X線像

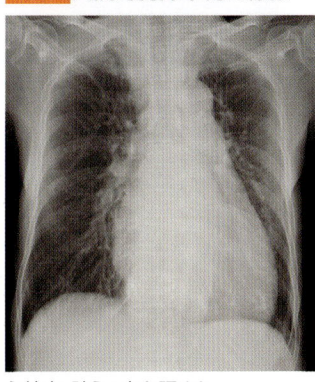

心拡大，肺うっ血を認めた。

図3 入院時心エコー像

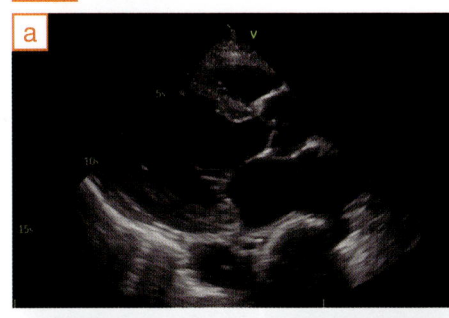
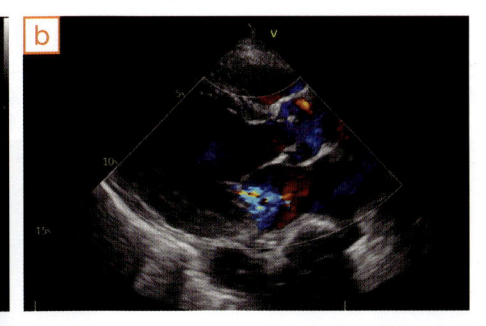
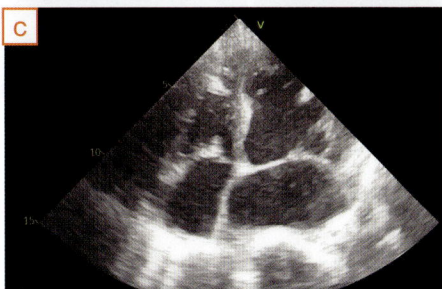

a：長軸像。前壁中隔〜心尖部の高度壁運動低下を認めた。
b：長軸像（カラードプラ）。中等症MRを認めた。
c：四腔像。前壁中隔〜心尖部の高度壁運動低下を認めた。

IVST 6.8mm，PWT 8.6mm，LVEF 32%
前壁中隔〜心尖部：高度壁運動低下，中等症MR，中等症TR
IVC 22mm（呼吸性変動なし），E波 54cm/秒，A波 85cm/秒，
E/A 0.64，E/e' 23.2，LVOT-VTI 5cm

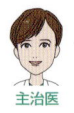 主治医 症例は高血圧症を既往にもつ80歳代，女性。主訴は胸痛，体動困難です。入院時に病歴聴取とともに，採血，心電図，胸部X線および心エコーを施行しました。

来院時所見よりST上昇型心筋梗塞（STEMI）を疑い，緊急冠動脈造影（CAG）を行いました。左冠動脈は左前下行枝（LAD）近位部で完全閉塞を認め，左回旋枝（LCX）#13で亜完全閉塞を認めました。右冠動脈は低形成で，#2で100%閉塞を認めました（図4）。

図4 CAG像

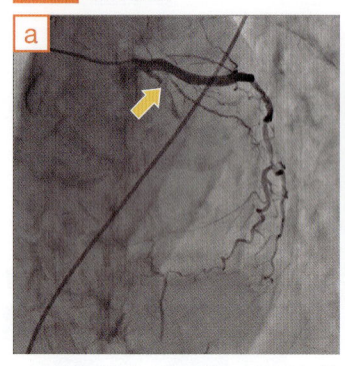 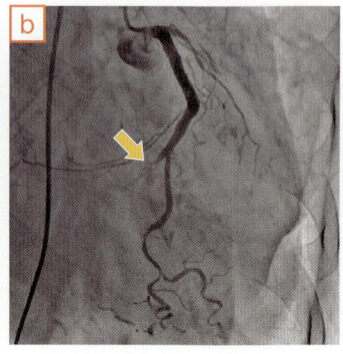 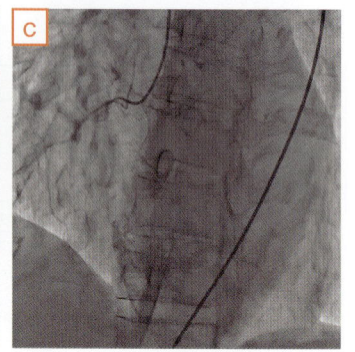

a：LAO-CRA。LAD#6：100%（矢印）　b：RAO-CAU。LCX#13：99%（矢印）　c：右冠動脈。低形成

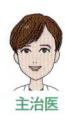 主治医 心電図，CAG所見からLADを責任病変とする前壁中隔のSTEMIと診断しました。カテーテル室入室時は強心薬を用いず収縮期血圧90mmHg前後でしたが，CAGを終了するころには血圧が低下し，ノルアドレナリン0.2γ投与下でも90mmHg弱でした。一方，左室拡張末期圧（LVEDP）30mmHgと高値でした。患者は不穏状態になり，泡沫状喀痰を排出，呼吸状態の悪化をきたし気管内挿管に至りました。この時点で乳酸値の経時的上昇を認めました（図5）。

図5 モニター心電図と圧波形

a：カテーテル室入室時
血圧 93/53(66)mmHg
動脈血酸素分圧(PaO₂) 184mmHg(10L室内気)
乳酸値 2.09mmol/L

b：CAG後
血圧 89/48(62)mmHg
動脈血酸素分圧(PaO₂) 72.8mmHg(10L室内気)
乳酸値 2.66mmol/L

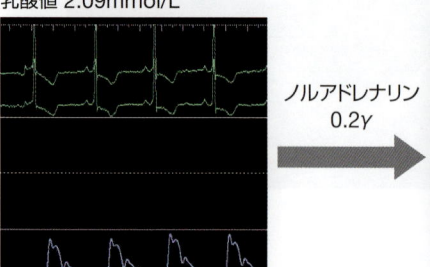

ノルアドレナリン
0.2γ

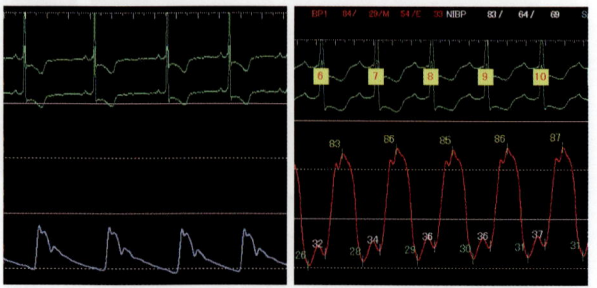

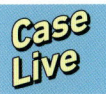
病態を整理し，次のアクションを考える

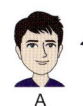
症例をまとめると，高血圧症の既往がある80歳代の患者が急性冠症候群（ACS）疑いにてCAGを行ったところ，造影検査後から心原性ショックを呈し人工呼吸器管理も開始されたという状況ですね。

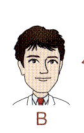
ACSに合併した心原性ショックであり，機械的循環補助（MCS）を検討すべき状況です。Impella使用可能施設であればImpella挿入，非使用可能施設であればIABPの挿入を検討する必要があります。心停止などの完全な循環破綻には至っていないため，V-A ECMO導入は時期尚早と考える人も多いかと思います。また，MCS挿入のタイミングについては意見が分かれるところですね。

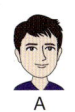
詳しく教えてください。

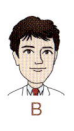
病歴などを含め，かなりACSが疑わしい状況ですし，入院時の心電図ではV_1〜V_4誘導のST上昇とaV_Rの上昇を認めます。結果的に左主幹部（LMT）病変ではありませんし，責任病変はLCXの可能性もありますが，いずれにせよLMTと同等の循環破綻リスクを伴った症例であり，入室時から収縮期血圧90mmHg前後という状況であれば，重症虚血による心原性ショックが濃厚に疑われる状況としてCAG前に最初からImpellaの挿入を検討してもよいでしょう。

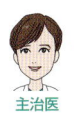
主治医

続きを示します。本症例はカテーテル室で米国心血管インターベンション学会（SCAI）の心原性ショック分類Stage BからCに進行したと判断しました（表2）。当院のショックプロトコル（図6）にしたがい，冠動脈所見，LVEF，LVEDP，心不全の悪化状況から総合的に判断し，Impellaを導入しました。

表2 SCAI shock分類（2022年更新版）
カテーテル室で状態増悪，SCAI B（beginning CS）→C（classic CS）へ

Stage	患者像	身体所見	
		典型的所見	可能性のある所見
A At risk	現在心原性ショックの所見はないが，心原性ショックに今後陥る危険な状態。広範囲急性心筋梗塞や心筋梗塞既往のある患者の急性心不全あるいは慢性心不全増悪例を含む	頸静脈圧正常，末梢冷感なし ・脈を正常に触知 ・意識障害なし	肺音正常
B Beginning CS	相対的血圧の低下，頻拍を含む血行動態の不安定化の所見は生じているものの，低灌流所見は認めない病態	頸静脈圧上昇，末梢冷感なし ・脈を正常に触知 ・意識障害なし	肺音にラ音あり
C Classic CS	低灌流の所見を呈する。緊急輸液療法に加え，少なくとも1種類の治療介入（強心薬や昇圧薬，循環補助）を必要とする。典型的には相対的低血圧を呈すが，血圧低値は必須ではない	体液貯留 不穏 肺野広範にラ音聴取 四肢冷感 皮膚蒼白 斑状・暗赤色	・気分不良，不穏，精神状態の急激な変化 ・四肢冷感，冷汗 ・肺野広範囲にラ音聴取 ・皮膚蒼白，斑状暗赤色 ・毛細血管再充満時間遅延 ・乏尿（＜30mL／時）
D Deteriorating	Stage Cに該当する患者に初期治療介入を行っても状態が悪化し，低血圧や臓器灌流不全が増悪し，乳酸値上昇を伴う病態	Stage Cと同様の所見が改善せず，初期治療を行っても低灌流所見が増悪	—
E Extremis	急速もしくは持続する循環動態の破綻	意識障害	・脈圧触知不良 ・循環虚脱 ・複数回の除細動

▨ 本症例の来院時患者の該当する所見　▨ 本症例カテ室入室後の所見
SBP：収縮期血圧，MAP：平均動脈圧，PAWP：肺動脈楔入圧

図6 ショックプロトコル（日本医科大学付属病院）

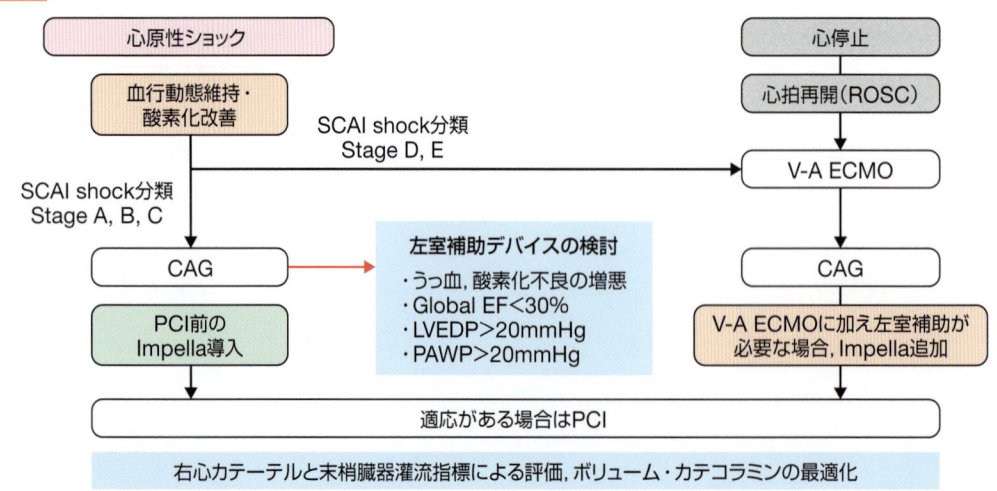

生化学マーカー		血行動態	
典型的所見	可能性のある所見	典型的所見	可能性のある所見
乳酸値正常	異常所見なし ・腎機能正常	正常血圧 SBP≧100mmHgもしくは患者のベースライン	右心カテーテルが可能な場合 ・心係数≧2.5L/分/m² 　（急性の場合） ・中心静脈圧≦10mmHg ・PAWP＜15mmHg ・PaO₂≧65%
乳酸値正常 乳酸値 2mmol/L	・軽微な腎機能障害 ・BNP値上昇 NT-pro BNP高値 肝機能異常	低血圧 ・SBP＜90mmHg ・MAP＜60mmHg ・頻脈の基準から 　30mmHg低下 ・心拍数≧100/分　　低血圧 　　　　　　　　SBP＜90mmHg 　　　　　　　　MAP＜60mmHg	— 来院時
乳酸値 ≧2mmol/L 乳酸値 ≧2mmol/L	Cr値上昇，正常値の1.5倍 （もしくは0.3mg/dLの上昇） もしくはeGFRが50%低下 肝機能異常，BNP値上昇 NT-pro BNP高値 肝機能異常	右心カテーテルが可能な場合 （強く推奨される） ・心係数＜2.2L/分/m² ・PAWP＞15mmHg 低血圧 SBP＜90mmHg MAP＜60mmHg 血圧維持のため薬物使用 PAWP＞15mmHg	— カテ室
Stage Cの所見のいずれかを満たし，乳酸値＞2mmol/Lが持続	・腎機能障害増悪 ・肝機能異常増悪 ・血中BNP値の増加	Stage Cの所見のいずれかを満たしたうえ，複数の昇圧薬またはMCSを導入している。最大限の補助下で低血圧の持続。	—
乳酸値 ≧8mmol/L*	心肺蘇生処置（A-modifier），高度なアシドーシス ・pH＜7.2 ・不足塩基量＞10mEq/L	最大限の循環補助にもかかわらず低血圧著明	昇圧薬の急性静注

＊：ステージに関係なく心停止を起こした場合は，A-modifierと記載する。

（文献2を参考に作成）

急性心筋梗塞に伴う心原性ショック（AMI-CS）における SCAI shock分類の有用性

　SCAIにより心原性ショックのリスク段階から重度のショックまでの重症度を分類したSCAI shock分類が提唱されており，患者像，身体所見，生化学マーカー，血行動態で構成されるこのStage分類を用いることで，そのときどきのタイミングでの患者の状況を適切に把握することができます[1, 2]（表2）。段階的に院内死亡率が上昇（院内死亡率：Stage Aは3.0%，Stage Eは67.0%）するのはもちろんですが，経過中にステージが上昇した群（ショックが進行した群）はステージ不変群と比較して院内死亡率が有意に高い（31.4% vs 7.4%）ことが知られています[3]。

　AMI-CSは重症ポンプ失調による左心不全だけでなく，機械的合併症や致死性不整脈など多様な病態を示すため，経時的に変化する病態に対し迅速な評価と介入が求められます。病態生理を時間軸に沿って網羅的に把握し，転帰に影響を与える可能性のある全身の循環不全のパラメータを用いて，心原性ショック患者の状態の進行を素早く察知し，適切なタイミングで的確な治療介入を行うことが重要です。

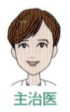

その後，LAD#6を責任病変と考え治療を開始しました。ガイディングカテーテルからの最初の造影ではLCX#13の再灌流が得られており，狭窄度は90%でTIMI 3 flowを呈していました。LADの病変は血栓性で軟らかく，#6起始部にバルーン拡張後，薬剤溶出性ステントを留置し，良好な血流を得ることができました。LCXはこの時点では責任病変とは判断せず，治療を行っておりません。経皮的冠動脈インターベンション（PCI）後，血行動態評価目的で右心カテーテル検査を行いました（図7）。Cardiac power output（CPO）は0.69と低値でしたが，乳酸値のさらなる上昇はなく，血圧も上昇し，Impellaのみで CCUへ帰室しました。帰室後も少量のノルアドレナリン，Impella駆動下での血行動態は安定しており，CK 4,376U/L，CK-MB 123.1U/Lでピークアウトしました。

図7 PCI後の右心カテーテル評価

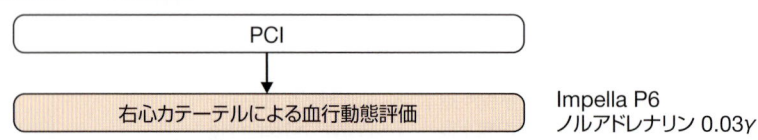

Impella P6
ノルアドレナリン 0.03γ

RAP (mmHg)	PAP (mmHg)	PAWP (mmHg)	AP (mmHg)	CO (L/分)	CI (L/分/m²)
16	36/25 (28)	22	114/85 (94)	3.3	2.2

Cardiac power output（CPO）
MAP×CO/451=0.69

SvO₂ 55.2%
乳酸値 1.67mmol/L

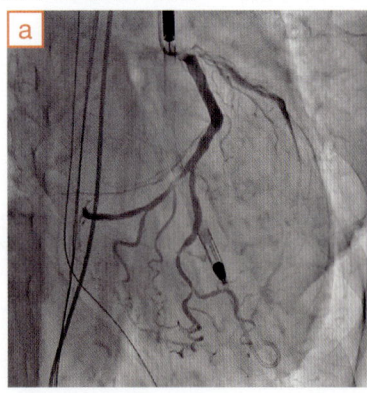
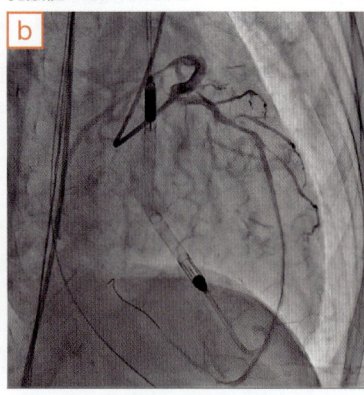

a：RAO-CAU。
　Impella挿入後#13：
　自然再灌流
b：RAO-CRA。
　#6：Synergy
　3.5/20mm

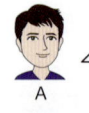

治療ストラテジーについてコメンテーターの先生，ご意見ありますでしょうか？

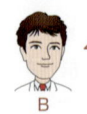

まず面白いのはImpellaによる補助を開始するだけでLCXが再灌流している点ですね（**図7**透視像）。これはさまざまな施設で報告されている事象ですが，LVEDPが低下したことによるauto reperfusionという現象として知られています。

PCIをLADのみ行うか，LADおよびLCXの2枝を一期的に行うかについては議論があるところでしょう。CULPRIT-SHOCK試験（2017年）[4]では複数血管のPCIを行うほうが予後が悪いと報告されています。一方BIOVASC試験（2023年）[5]では，即時完全血行再建術と段階的完全血行再建術群では両群間で全死因死亡の発生に有意差はないものの，心筋梗塞発症やあらゆる予定外の虚血による血行再建治療は段階的治療群で有意に増加したという結果があり，一定の見解はまだ得られていません。

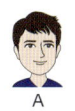

A

来院時50/分程度と低値だった心拍数がImpella導入後に上昇した点はいかがでしょうか？

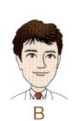

B

伝導系に影響を及ぼす枝の虚血が解除された，つまりLCXの再灌流に影響している可能性もあり，LCX病変についてもACS病変だった可能性はあると思います。

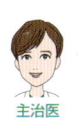

主治医

続きを示します。帰室後しばらくは安定して経過していましたが，第2病日朝，覚醒後から非持続性心室頻拍（NSVT）および心室頻拍（VT）を頻回に認めるようになり，心室細動（VF）へ移行しました。電気的除細動で一度停止はするものの，その後も心室期外収縮（PVC）が出現し，NSVTを認めたことから，アミオダロンの持続静注を開始しました。しかしながら，その後もPVC/NSVTが持続したため，順次リドカイン，ニフェカラント，ランジオロール持続静注を併用し深鎮静としましたが，約40分の間にVTからVFに何度も移行し，電気的除細動を繰り返す状況でした（図8）。24時間以内に3回以上のVFおよび血行動態的に不安定なVTが出現したため，electrical stormの状態と判断しました。モニター心電図ではVFの始まりに同じ極性のPVCが多くとらえられました（図9）。

図8 モニター心電図（VF storm，矢印：電気的除細動）

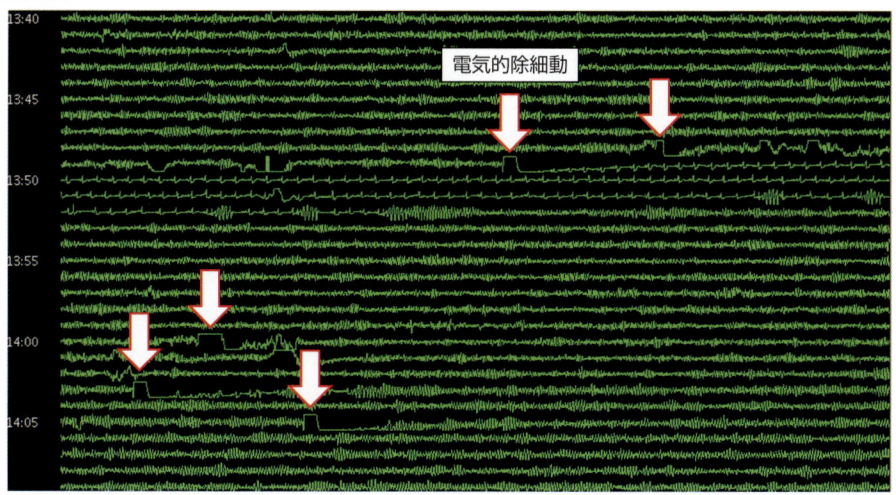

電気的除細動

VT/VFを繰り返したため約20分間に5回の電気的除細動を施行したが，VT/VFは停止しなかった。

図9 モニター心電図（矢印：PVC 。その後続くNSVT）

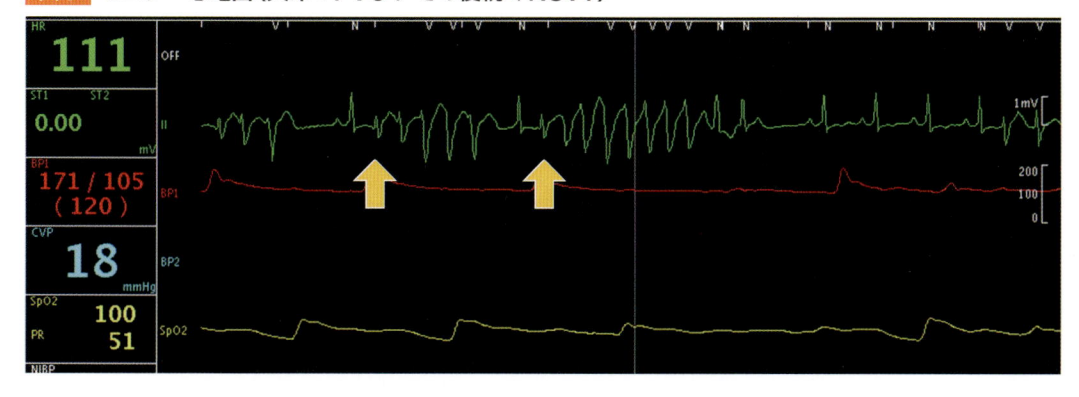

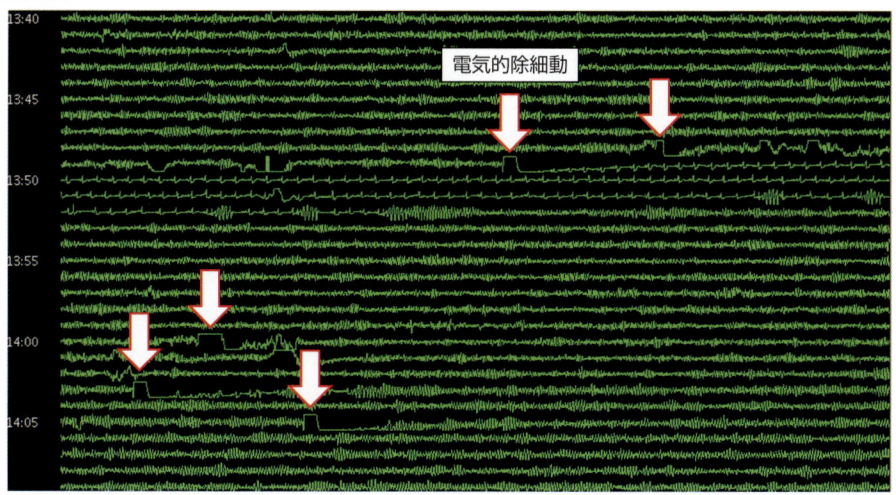 の横に縦書きで：

II章 Case Live 03 急性心筋梗塞に伴う心原性ショック後の進行性重症ポンプ・リズム異常に対する複合的カテーテル治療戦略

心原性ショックに合併した electrical storm の治療戦略を考える

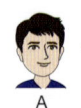

血行動態サポートももちろんですが，VFが停止しない場合の循環維持と，さらなるunloading目的でECMOによる血行動態サポートの追加も検討されるでしょうか？

A

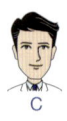

そうですね。またVFということで急性虚血の残存の関与を考慮してのLCXへの追加血行再建術の施行も検討されるでしょう。そのほか，薬物治療はすでに手を尽くされている状況ですが，薬剤の投与調整や，Ⅰ群薬を思いきって追加するなどの余地もあるでしょう。オーバードライブでペーシングしておけばカップリングの長いPVCは出にくくなるので，それも1つの方法です。心機能を考えると心房ペーシングにしたいところですが，心房で安定した一時的ペーシングをするのはかなり難しいので，通常の施設ではやはり右室（RV）ペーシングでやらざるを得ないでしょう。

C

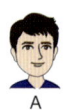

カテーテルアブレーションはいかがでしょうか？

A

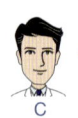

アブレーションを緊急でできるかは施設の状況によるところも大きいでしょう。星状神経節ブロックもVF storm解決の一手になる可能性があります。循環器内科医からすると聞きなれない治療かもしれませんが，ガイドラインでもクラスⅡaで記載があります。

C

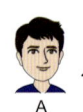

それでは実際の状況を教えてください。

A

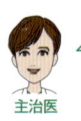

Impella単独サポートでもVF時の血行動態は安定していたため，V-A ECMOの挿入は行いませんでした。新規虚血の有無を評価するため再度のCAGを行いましたが，ステント再狭窄や新規病変はなく，LCXの最初に気になっていた箇所も中等度狭窄の病変で新規虚血はないと判断しました。ハートチームでカンファレンスを行い，モニター心電図でも単一波形のPVCが頻発しており，VFのトリガーとなっていることが考えられたため，虚血に伴うプルキンエ線維起源のVFと考え，当院では，緊急アブレーションを選択しました。また，手技中もImpella駆動下で行いました。

主治医

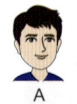

Impella下アブレーションの内容を教えてください。

A

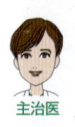

アブレーションでは，VFトリガーの12誘導心電図波形は上方軸の右脚ブロック型で，マッピングを行いました。左室前壁を中心に低電位領域が確認され，側壁は健常電位でした（**図10**）。トリガーPVCをパターンバンクに登録しペースマッピングを行うと，前壁中隔でほぼパーフェクトなマッチングが得られ，同部位で記録されたトリガーPVCで早期性のあるプルキンエ電位が記録され（**図10**心電図↑），同PVCより非持続性VFに移行しました。同部位周囲を通電し，PVCの頻度は減少しました。これによってVT/VFを抑制することができました。

主治医

図10　カテーテルアブレーション

電極カテーテルの配置

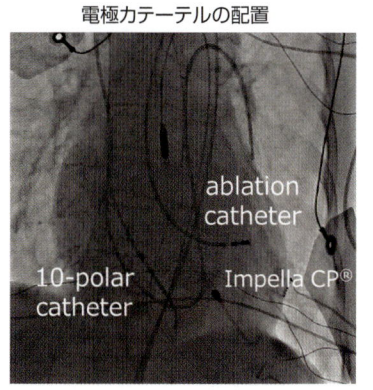

ablation catheter

10-polar catheter

Impella CP®

Anteroposterior view

トリガー PVC

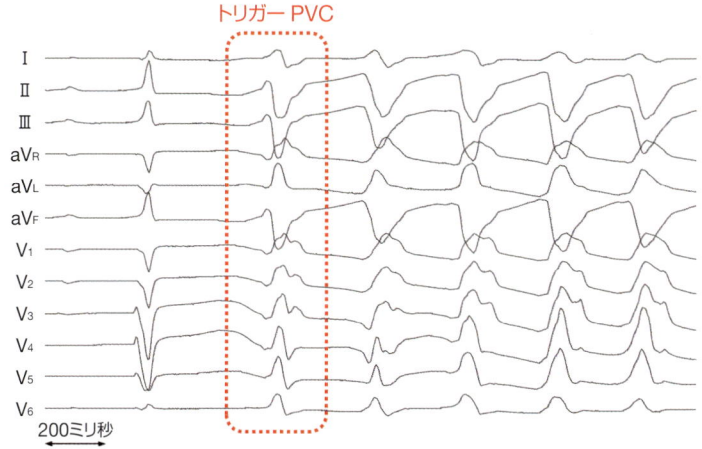

I
II
III
aVR
aVL
aVF
V1
V2
V3
V4
V5
V6

200ミリ秒

トリガー PVCの12誘導心電図波形は上方軸, 右脚ブロック型

Score 96.1
S-QRS 45ミリ秒

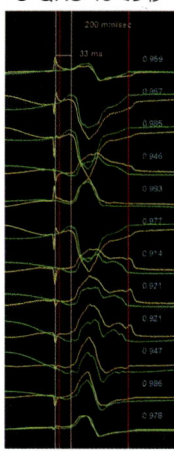

Voltage map

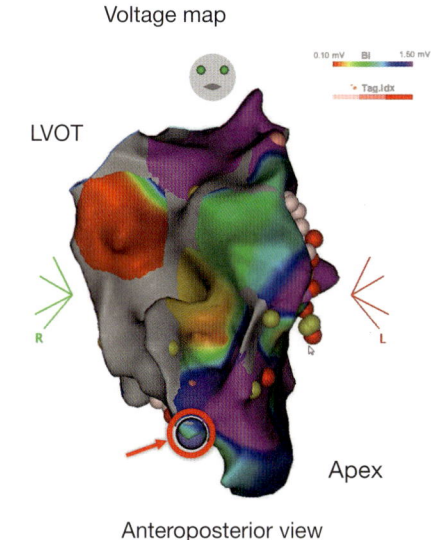

0.10 mV　BI　1.50 mV

Tag.Idx

LVOT

R　L

Apex

Anteroposterior view

左室前壁：低電位
側壁：健常電位

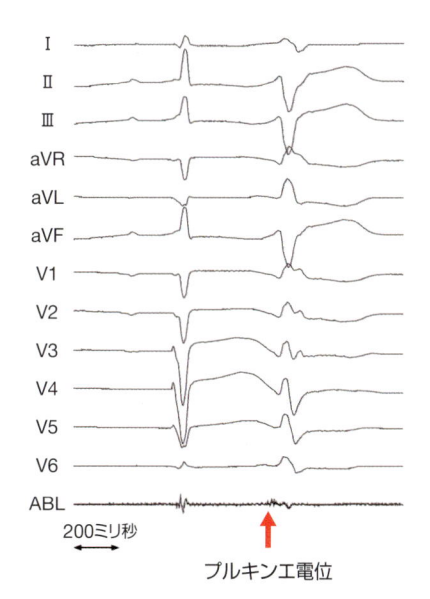

I
II
III
aVR
aVL
aVF
V1
V2
V3
V4
V5
V6
ABL

200ミリ秒

プルキンエ電位

コラム

急性心筋梗塞後の electrical storm

　　急性心筋梗塞後の electrical storm は，梗塞巣で残存するプルキンエ細胞由来のPVCから VT/VF が発生することが多いといわれています。プルキンエ線維は虚血に対する耐性が強く，境界領域に残存するため，異常自動能やリエントリーを機序として同部位から発生するPVC が electrical storm のトリガーになるとされています[6]。急性心筋梗塞後のプルキンエ起源の トリガーPVCを標的としたカテーテルアブレーションは有効であり，VF 発症からアブレーション治療までの時間は院内死亡率と有意に関連することが報告されています[7]。

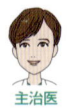
主治医 その後の経過です（**図11**）。アブレーション後，再度NSVTを頻回に認めるようになり，テンポラリーペースメーカでオーバードライブペーシングを行いましたが効果なく，持続性VTも認めるようになりました。電気的除細動で停止はしたものの，その後はニフェカラントの増量やメキシレチンの投与も開始しましたが，自然停止するVFも頻回出現するようになりました。そこで2度目のアブレーションを行いました。

図11 急性期経過

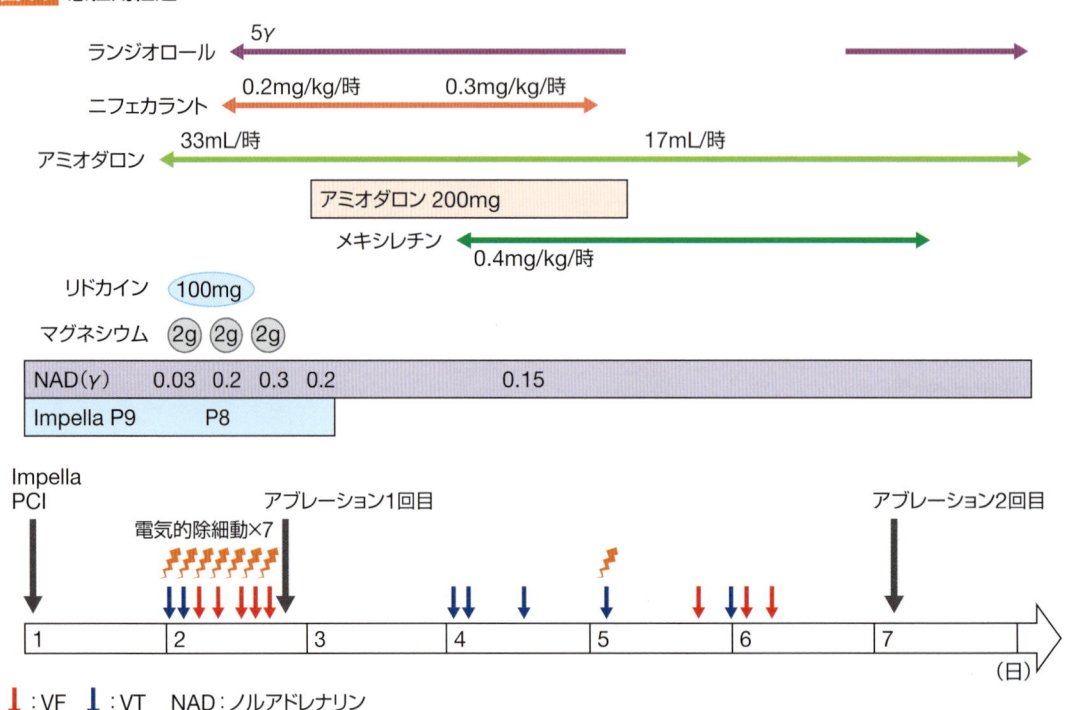

↓：VF ↓：VT　NAD：ノルアドレナリン

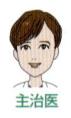
主治医 2度目のアブレーション後（**図12**），急性期は冠静脈洞（CS）ペーシングによるオーバードライブペーシングを行いました。術後はメキシレチン，ランジオロール，アミオダロン持続静注を継続しました。一過性にVFのトリガーではないPVCを認めましたが，VT/VFは認めずに経過しました。第9病日にアミオダロン持続静注を中止，第15病日にランジオロールを，第16病日にメキシレチンを終了しました。その後アミオダロンは内服へ移行しました。フロセミドやトルバプタンでの心不全治療を行いながら，ドブタミンのサポートでImpellaを離脱し，第15病日にImpellaを離脱しました。抜管へ向けて鎮静をオフし覚醒が得られるようになるとPVC単発も認めましたが，カルベジロールを増量し，以降はPVCの出現を抑えられました。Impella抜去時，抜管時，一般病棟転出時のX線像を示します（**図13**）。その後は，第50病日に両室ペーシング機能付植込み型除細動器（CRT-D）を植込み，第101病日にリハビリ転院となっています。LCXの狭窄病変はリハビリ後に外来で虚血評価を行う予定です。

図12 Impella離脱に向けた管理

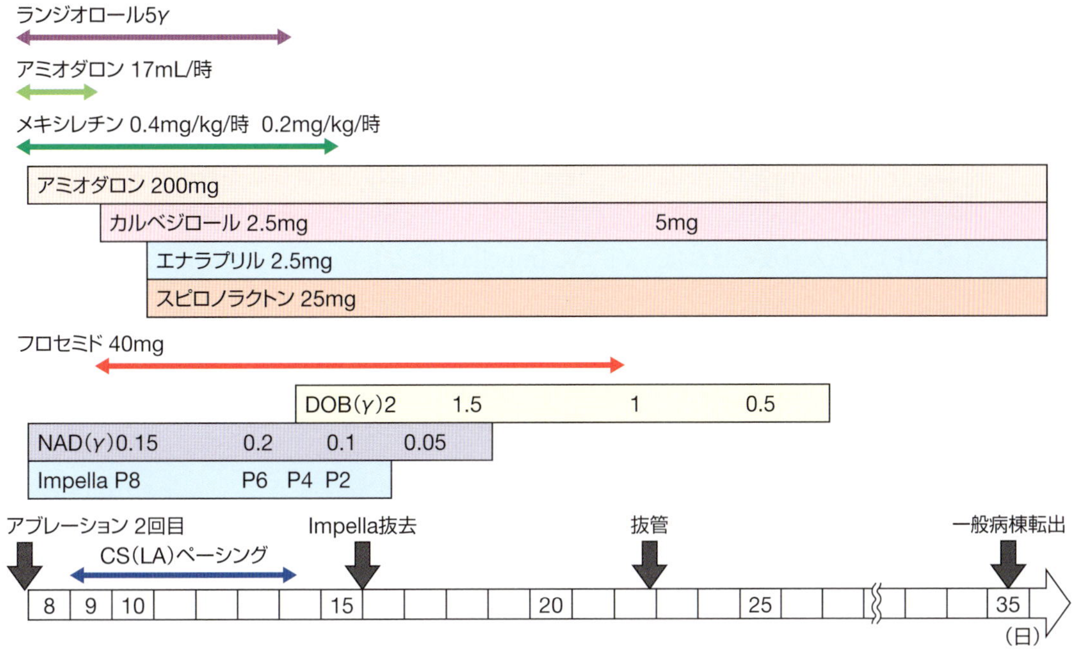

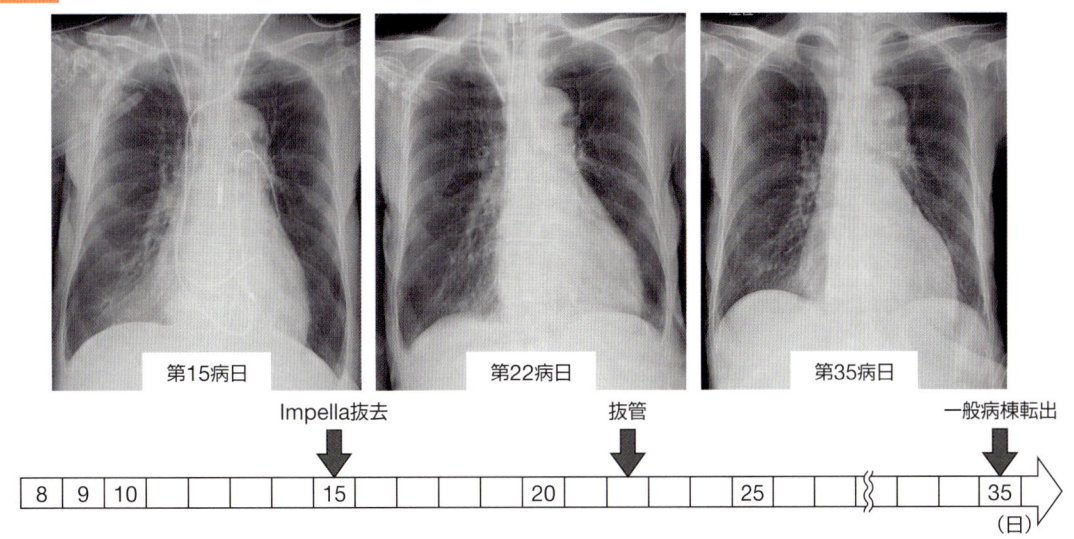

ランジオロール5γ

アミオダロン 17mL/時

メキシレチン 0.4mg/kg/時　0.2mg/kg/時

アミオダロン 200mg	
カルベジロール 2.5mg	5mg
エナラプリル 2.5mg	
スピロノラクトン 25mg	

フロセミド 40mg

DOB(γ)2　1.5　1　0.5

NAD(γ)0.15　0.2　0.1　0.05

Impella P8　P6　P4　P2

アブレーション 2回目　　Impella抜去　　抜管　　一般病棟転出

CS(LA)ペーシング

| 8 | 9 | 10 | | | 15 | | | 20 | | | 25 | | ⁑ | | 35 |

（日）

図13 胸部X線の経過

第15病日　　第22病日　　第35病日

Impella抜去　　抜管　　一般病棟転出

| 8 | 9 | 10 | | | 15 | | | 20 | | | 25 | | ⁑ | | 35 |

（日）

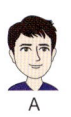

A　治療が非常にうまくいった症例で，electrical storm を Impella でベイルアウトするという，少し前だと絶対にあり得ない方法だったと思います。ある意味 Impella の可能性を示唆するのではないかと思いますが，本当に皆がこれを真似してよいのかという懸念も感じました。コメンテーターの先生はいかがですか？

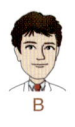

本症例は，速やかな不整脈専門医の介入により絶妙なタイミングでアブレーションが施行できたことがポイントです。このような症例では，血行動態が刻一刻と変化し，Impellaや肺動脈カテーテルでアプローチできる血管に制限があり，さらに出血傾向などの併存病態を有しているため，アブレーション施行のハードルが高いと思います。主治医と不整脈専門医の密な連携が功を奏した症例であったと思います。

Electrical storm を Impella 単独で乗りきれるかは，右心および肺血管の状況がポイントになると考えます。肺血管抵抗（PVR）が低いことがすごく重要な条件で，中心静脈圧（CVP）がある程度高ければ，VF でも Impella は回ると考えられます。

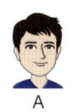

B先生のご指摘のように，本症例では施設内での専門チームの連携が重要だったと思います。施設では循環器内科医同士もしくは心臓外科医とどのように情報の効率的な共有をしているのですか？

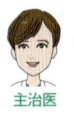

当院の心臓血管集中治療科は，専従の循環器内科による重症の心臓血管疾患に特化したICUで，高度救命救急センター内の1ユニットとして機能しています。普段から重症な不整脈患者がいる場合は不整脈チームと患者情報を共有し，治療方針についてディスカッションし，心臓外科医とも常に外科治療介入が必要となる可能性がある患者について情報共有するようにしています。ベッドサイドで実際に患者の状態をみながら話し合うようにしています。 （終）

症例のまとめ

 ACSおよびそれに伴う心原性ショックを呈する症例に対し，MCS（Impella）を用い治療を行った。

 心原性ショックに合併した薬物抵抗性のVF stormに対し，トリガーPVCを標的とした緊急カテーテルアブレーションによりVF stormの抑制に成功した。

 Impella駆動下でVF stormやアブレーション中も安定した血行動態を維持することができた。

（本症例は Heart Organization 社が運営する専門医向けプラットフォーム「ecasebook」上で開催された「Boot the Heart Team / Acute Heart Failure Casebook」の症例検討を再構成して掲載しています）

循環動態のPoint

朔　啓太

低左心機能＋VT時にImpellaでサポートする意義

　心機能が低下した症例，循環動態的にハイリスクな症例に対してのImpellaの有用性は認識されてきていますが，どのように循環を支えるか？という点について低左心機能＋VTを例に説明します。低左心機能におけるMCSの心力学・循環動態的効果については，「機械的循環補助と循環動態」（p72）を参照してください。

VTのPV loop

　VTのPV loopは高度頻脈によるEₐの上昇と弛緩障害がポイントとなります。もし心収縮能が正常のままであったとしても，Eₐの上昇は一回拍出量を低下させることにつながります。また，弛緩障害は心室充満を低下させます。もし弛緩能低下がなかったとしても，頻脈により，心室圧が十分に落ちきる前に左房収縮や次の心室収縮がくると，左房圧が適切にLVEDPに変わることができず一回拍出量が低下してしまいます。また，障害を受けた低心機能状態では，後負荷依存性の増加，弛緩障害の存在，心拍数増加による心筋酸素消費増加およびそれに伴うさらなる収縮性の低下などが同時に起こることによって，頻脈が循環動態を悪化させていきます。**図14**は心筋梗塞のイヌでペーシングによる頻脈を誘導した実験です。頻脈によって，左室が大きくならない循環破綻が誘導されていることがわかります。VTはまさにこの状態であるといえます。

図14 イヌにおいて心臓ペーシングにより心拍数を上昇させた実験

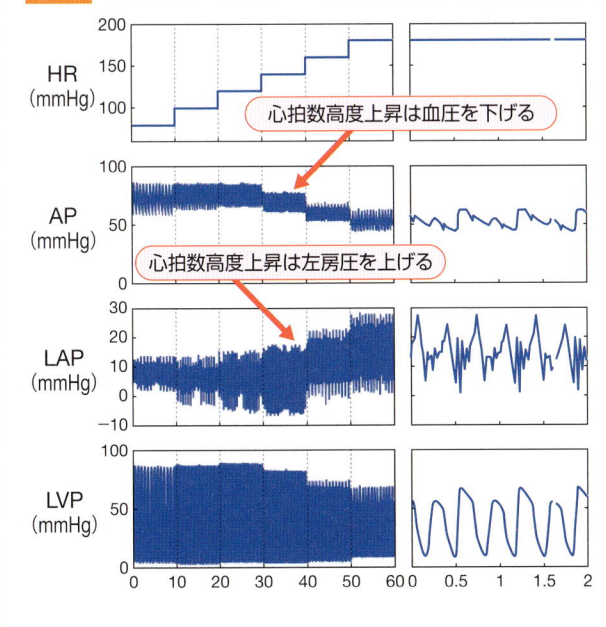

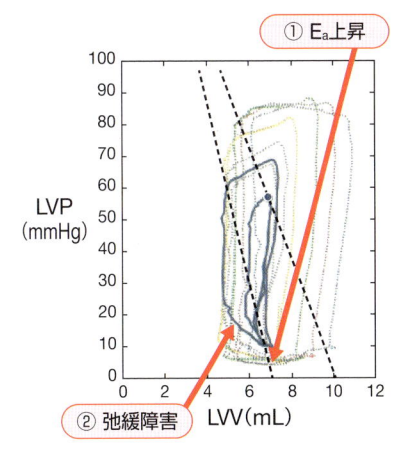

心拍数上昇はある範囲までは血圧を上昇させるが，高度に上昇するとEₐ上昇に加えて，左房-左室の連関が悪化し，弛緩障害も前面に出てくるために，一回拍出量が高度に制限される。

VTにおけるImpellaの効果

図15はVT時にImpellaを使用した場合のシミュレーションです[8]。上記のような理由で自己心拍出が落ちてしまう危険性がある場合，Impellaは左室の変わりとなって循環を支えることが可能になります。もちろん，VTの際は右心もVTであることから，Impella CPで左室補助人工心臓（LVAD）のように長期間のVTもサポートできるとはいいきれないのですが，短時間であれば，循環を支えることによって手技が安定化したという報告は多く存在します[9]。本症例は，ACS治療においてもImpellaが有用であったことが示唆されていますが，electrical stormのベイルアウトが可能であった背景は，上記のような循環維持効果にあると考えられます。

図15 VT発生時のImpellaの効果

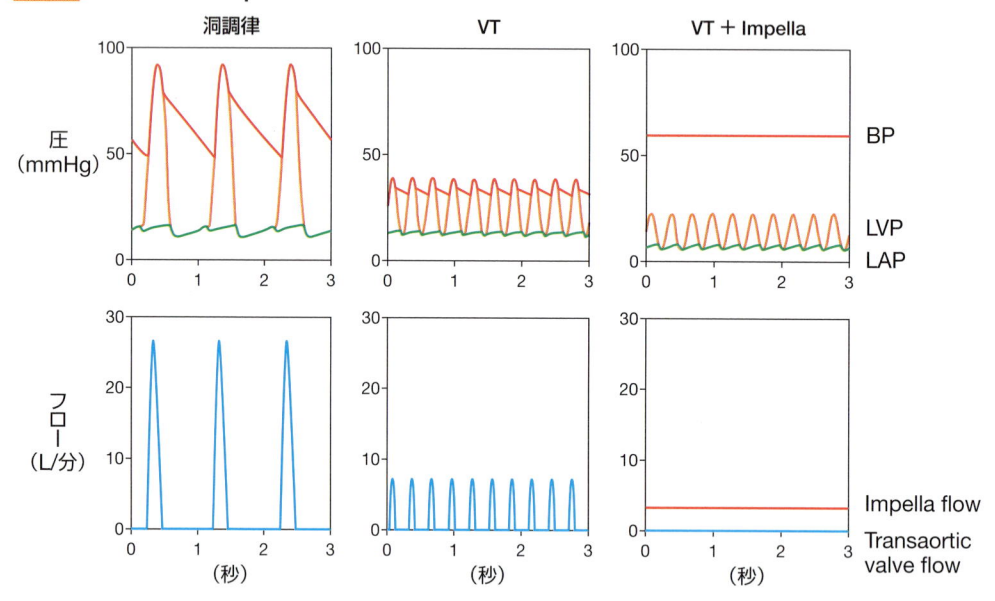

高度頻脈によって血圧が低下したVTを再現し，Impellaを挿入した。Total supportによって最低限の心拍出を保つことが可能となるために，完全な循環破綻を予防することが可能になる。

（文献8を参考に作成）

エキスパートの視点

池田祐毅

　本症例の初期対応の経過はACSに伴うショックの進行性の病態を表す代表的なものといえます。冠動脈多枝病変を合併する急性前壁心筋梗塞でSCAI shock分類Stage BからCへと病態の悪化を認めました。ACSに伴うショックでは，限られた時間・状況で正しい臨床判断を行うため，プロトコルの活用が推奨されています。National Cardiogenic Shock Initiative（NCSI）のプロトコル（**図16**）[10]では，心原性ショックを合併するACS患者に対して，大腿動脈アプローチの確保とともに血行動態評価（左室圧測定，肺動脈カテーテル検査）を行い，左室拡張末期圧（LVEDP）＞15mmHgまたは心係数＜2.2L/分/m^{2}を必要条件としImpella適応判断・導入を行い，続きCAGおよびPCI施行を推奨しています。本症例では施設独自のプロトコルを用いている点が初期対応の重要なポイントです。NCSIのプロトコルでは，CAG前に血行動態評価とImpella導入を行いますが，本症例のプロトコルではImpella導入判断前にCAGを行っていました。ACS診断の確実性，冠動脈病変の把握という点では，Impella導入前のCAGも有意義であり，各施設の特性に合ったプロトコルを構築することが重要です。一方で，PCI前のImpella導入はNCSI/本症例の両プロトコルに共通します。Impellaがもたらす冠血流への好影響，PCI中の血行動態破綻リスク回避などを考慮するとPCI前のImpella導入は合理的と考えられます。

　Impella導入後の管理において，本症例ではelectrical stormへの対応がポイントでした。Electrical stormの管理は，不整脈専門医との連携が肝です。血行動態の変化，血管アプローチ部位の制限，出血傾向などの併存病態を考慮し，薬剤，オーバードライブペーシング，カテーテルアブレーションなど，適切な方法とタイミングで介入する必要があります。できる限り早期から不整脈専門医と連携し，不整脈の種類，発生起源，発生機序などとともに有効な治療法について議論することが重要です。また，Impella実施施設ではこのような特殊環境でのカテーテルアブレーションを普段より想定し実施体制を構築しておく必要があります。

図16　NCSIショックプロトコル

急性心筋梗塞（STEMIまたはNSTEMI）
・心筋梗塞を疑う症状 ・急性心筋梗塞を疑う心電図，バイオマーカー所見

心原性ショック
・低血圧（＜90/60mmHg）または血管収縮薬が必要 ・末梢臓器低灌流（冷感, 乏尿, 乳酸値上昇）

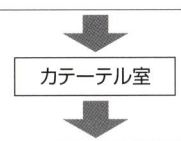

カテーテル室

評価と血行動態サポート
・大腿動脈アプローチの確保 ・静脈アプローチの確保（大腿静脈または内頸静脈） ・LVEDP, 心係数の測定 心係数＜2.2L/分/m^{2}またはLVEDP＞15mmHgで解剖学的問題がなければImpella導入適応

CAGとPCI
・すべての主要冠動脈血流 TIMI 3以上を目標

（文献10を参考に作成）

主治医の感想

塩村玲子

　本症例では来院時収縮期血圧90mmHg未満と低血圧を呈しながらも血中乳酸値は正常，胸部X線のうっ血は軽度であり，SCAI shock分類Stage Bと判断していますが，カテーテル室入室後，CAGの途中でさらなる血圧低下をきたし昇圧薬が必要となり呼吸状態も増悪しStage Cへ移行しています。重要なのは，本症例のようにStageの増悪に対する処置に遅れをとらず，速やかな対応ができるかにあります。MCSを入れるタイミングや気管内挿管のタイミングに遅れをとらないことであり，本症例ではタイミングを逃すことなく治療を進められたのではないかと思います。状態を安定化させ臓器灌流を維持させることで，循環不全増悪の負の連鎖を断ち切ることが予後改善のポイントであると思われます。

　またVFが停止せずに血行動態が破綻するリスクがある場合は速やかなV-A ECMO挿入が必要ですが，本症例ではImpellaサポート下でVF時も血行動態は安定しており，V-A ECMOの挿入までは要さず，Impella駆動下でカテーテルアブレーションを施行できた点も治療経過としてよかったと思います。

※症例発表時は日本医科大学付属病院心臓血管集中治療科に所属。

文献

1) Baran DA, Grines CL, Bailey S, et al : SCAI clinical expert consensus statement on the classification of cardiogenic shock: This document was endorsed by the American College of Cardiology (ACC), the American Heart Association (AHA), the Society of Critical Care Medicine (SCCM), and the Society of Thoracic Surgeons (STS) in April 2019. Catheter Cardiovasc Interv 94 : 29-37, 2019.

2) Naidu SS, Baran DA, Jentzer JC, et al : SCAI SHOCK Stage Classification Expert Consensus Update: A Review and Incorporation of Validation Studies: This statement was endorsed by the American College of Cardiology (ACC), American College of Emergency Physicians (ACEP), American Heart Association (AHA), European Society of Cardiology (ESC) Association for Acute Cardiovascular Care (ACVC), International Society for Heart and Lung Transplantation (ISHLT), Society of Critical Care Medicine (SCCM), and Society of Thoracic Surgeons (STS) in December 2021. J Am Coll Cardiol 79(9) : 933-946, 2022.

3) Jentzer JC, van Diepen S, Barsness GW, et al : Cardiogenic Shock Classification to Predict Mortality in the Cardiac Intensive Care Unit. J Am Coll Cardiol 74(17) : 2117-2128, 2019.

4) Quayyum Z, Briggs A, Robles-Zurita J, et al : Protocol for an economic evaluation of the randomised controlled trial of culprit lesion only PCI versus immediate multivessel PCI in acute myocardial infarction complicated by cardiogenic shock : CULPRIT-SHOCK trial. BMJ Open 7(8) : e014849, 2017.

5) Diletti R, den Dekker WK, Bennett J, et al : Immediate versus staged complete revascularisation in patients presenting with acute coronary syndrome and multivessel coronary disease (BIOVASC) : a prospective, open-label, non-inferiority, randomised trial. Lancet 401(10383) : 1172-1182, 2023.

6) Fenoglio Jr JJ, Pham TD, Harken AH, et al : Recurrent sustained ventricular tachycardia: structure and ultrastructure of subendocardial regions in which tachycardia originates. Circulation 68(3) : 518-533, 1983.

7) Komatsu Y, Hocini M, Nogami A, et al : Catheter Ablation of Refractory Ventricular Fibrillation Storm After Myocardial Infarction. Circulation 139 : 2315-2325, 2019.

8) Saku K, Yokota S, Nishikawa T, Kinugawa K : Interventional heart failure therapy : A new concept fighting against heart failure. J Cardiol 80(2) : 101-109, 2022.

9) Yokota S, Nishikawa T, Saku K : Impella as an optimizing tool for heart failure interventions. J Coron Artery Dis, 2024 (in press).

10) Henry Ford Health HP : www.henryford.com/cardiogenicshock

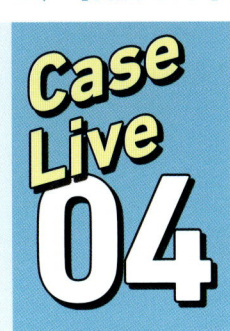

Case Live 04

劇症型心筋炎に対して機械的循環補助の最適化が奏功した症例

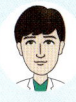
主治医
循環器専門病院勤務。重症心不全診療の修行中

A医師
普段は循環動態研究者。重症心不全に知識を生かしたい！今回の司会を担当

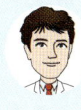
B医師
大学病院勤務。心不全エキスパートとして地域を守る

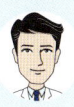
C医師
循環器専門病院勤務。重症心不全に対する外科的治療のエキスパート

🔍 初診時現症

入院時現症	
年齢，性別	20歳代，男性
主訴	呼吸困難
現病歴	9年前に心房中隔欠損症（ASD）を指摘されたが，心負荷なく経過観察となっていた。2日前から倦怠感を認め，1日前から呼吸困難，発熱を認めるため前医を受診し，経過観察入院となった。心電図変化，心エコー検査で壁運動低下を認め，心筋逸脱酵素の上昇を認めたことから急性心筋炎の診断で精査加療目的に当院へ紹介，転院となった。
既往歴	ASD（9年前），不安神経症（3年前～現在，近医クリニック）
家族歴	なし
喫煙歴	なし
常用薬	セルトラリン100mg，ブロチゾラム0.125mg，アルプラゾラム0.4mg
来院時現症	体温38.5℃，血圧89/65mmHg，心拍数92/分，呼吸回数24/分，経皮的動脈血酸素飽和度（SpO_2）100％（O_2 5L投与下）

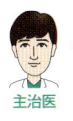
主治医

症例は20歳代，男性で，主訴は呼吸困難です。9年前にASDで精査歴がありますが，心負荷は認めず経過観察となっていました。倦怠感に続く発熱，呼吸困難を認め，前医を受診し経過観察入院となりました。入院翌日に心電図変化，心エコー検査で左室壁運動低下を認め，心筋逸脱酵素の上昇が続くことから，急性心筋炎の診断で当院へ紹介搬送されました。既往歴は，ASDのほかには不安神経症で近医より上記内服薬が処方されています。そのほか家族歴，生活歴などに特記事項はありません。家族構成は母親と同居，父親は音信不通の状態，近所に妹が住んでいます。

身体所見は発熱を認めるほか，頻脈傾向と血圧低下があり，酸素投与を要する状態で頻呼吸でした。

入院時の血液検査では，CK-MB，トロポニンTといった心筋逸脱酵素の上昇を認めました（**表1**）。軽度の肝障害を認めましたが腎障害はなく，CRP 6.2 mg/dLと高値でした。BNP 201pg/mL，乳酸値 2.0 mmol/Lと軽度上昇を認めました。

表1　入院時血液生化学検査

生化学		Cr	0.85 mg/dL	血算	
T-Bil	0.4 mg/dL	Na	134 mEq/L	WBC	7,620 /μL
AST	211 U/L	K	4.1 mEq/L	RBC	461 ×10^4/μL
ALT	58 U/L	Cl	102 mEq/L	Hb	13.6 g/dL
LDH	506 U/L	TP	6.3 g/dL	Hct	42.1 %
CK	1,888 U/L	Alb	3.7 g/dL	Plt	17.4 ×10^4/μL
CK-MB	56 U/L	CRP	6.22 mg/dL	PT-INR	1.04
TnT	3.52 ng/mL	BNP	201 pg/mL	凝固系	
BUN	20 mg/dL	Lactate	2.0 mmol/L	PT-INR	1.04

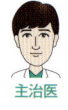

胸部X線では心拡大を認めましたが，肺うっ血や胸水貯留は目立ちませんでした（**図1a**）。12誘導心電図は前医入院時に右脚ブロックとST上昇を認め，当院入院時には電位は低下しQRS幅が拡大傾向でした（**図1b**）。

心エコー所見は前医入院時は左室の収縮が保たれており，ASDのシャント血流を認めました（**図2a**）。当院入院時には両室とも収縮は低下しLVEFは20％程度で，1日の経過で急激な収縮の低下を認めました（**図2b**）。

乳酸値の上昇もあったためドブタミン2γの投与を開始し，診断確定のために心筋生検を施行後に右心カテーテル検査を行いました。平均肺動脈楔入圧（PAWP）が17 mmHgと高値で，肺動脈圧（PAP）は28/11（平均18）mmHgで脈圧は作れていますが，右房圧（RAP）は平均で13 mmHgと高値でした（**表2**）。

図1　入院時胸部X線像（a），12誘導心電図（b）

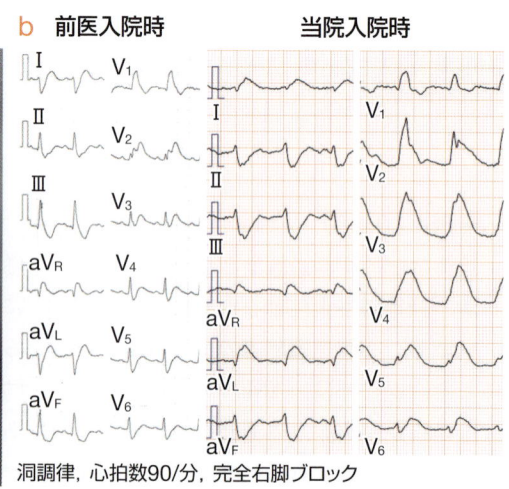

洞調律，心拍数90/分，完全右脚ブロック

図2 心エコー像

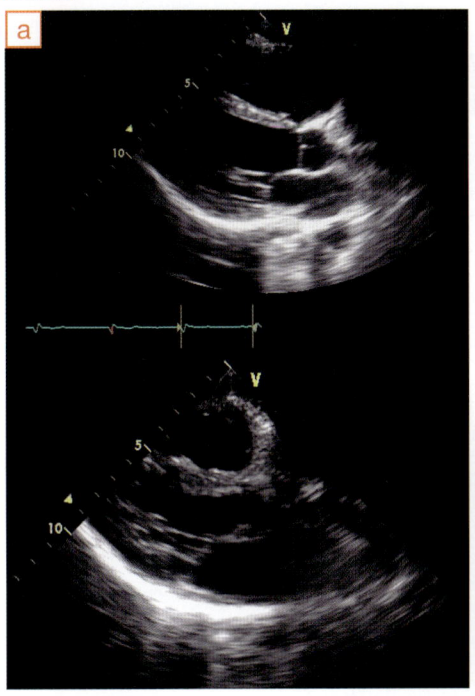

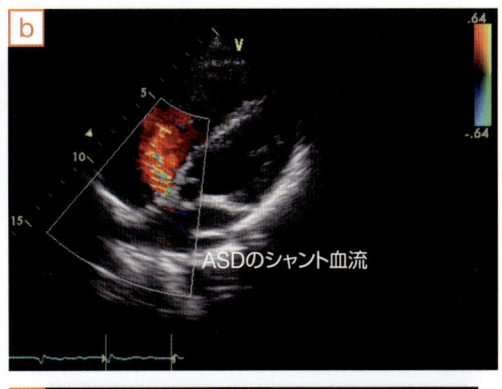

ASDのシャント血流

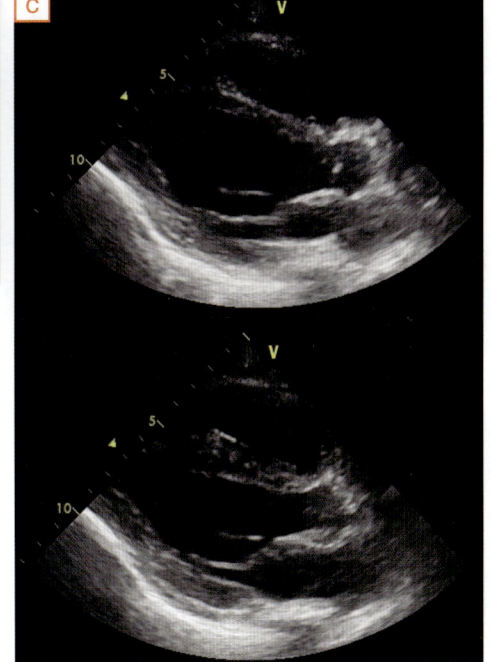

a：前医心エコー傍胸骨長軸像（上：拡張末期，
　下：収縮末期）。
b：前医心エコー像。ASDのシャント血流。
c：搬送時心エコー傍胸骨長軸像（上：拡張末期，
　下：収縮末期）。LVDd/LVDs 52/38mm，
　両室とも収縮低下が認められた。

表2 右心カテーテル検査

肺動脈楔入圧（PAWP）（a/v/m）	18/19/17 mmHg
肺動脈圧（PAP）（s/d/m）	28/11/18 mmHg
右室圧（RVP）（s/e）	35/16 mmHg
右房圧（RAP）（a/v/m）	15/19/13 mmHg

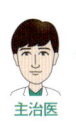

主治医

　ASDのシャント量を評価するため右心酸素飽和度測定を行い，肺動脈血酸素飽和度66.3％，上大静脈および下大静脈から計算した混合静脈血酸素飽和度は52.7％で，肺血流（Qp）3.87 L/分，体血流（Qs）2.67 L/分，Qp/Qs＝1.45でした。
　経過で血圧低下しノルアドレナリン0.1γの投与を必要とし，最終的に0.2γまで増量，ドブタミンも5γへ増量していますが，それでも血圧維持が困難だったため右大腿動静脈よりV-A ECMOを確立しました。その後の冠動脈造影は正常冠動脈であり心筋炎と診断しました。最後に大動脈内バルーンパンピング（IABP）を挿入して帰室しました。

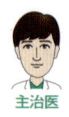

主治医　帰室後，ドブタミン5γ投与で大動脈弁はなんとか間歇的に開放し，乳酸値は最大8.2 mmol/Lから低下傾向でした。しかし翌日未明には補液負荷とドパミン5γの追加投与を行っても大動脈弁が開放しなくなりました。V-A ECMOのポンプ血流量は3.7 L/分で乳酸値は1.7 mmol/Lと体循環は辛うじて保てていますが，心電図では心室頻拍（VT）を認め，心筋逸脱酵素はCKが2,700 U/L，CK-MB 130 U/Lと上昇傾向でした。心エコーでは左室内にもやもやエコーが出現し，左室収縮もさらに低下してLVEF 10%程度になりました（図3）。肺動脈カテーテル所見もPAPは18/14（平均 16）mmHgと脈圧が低下していて，RAPは平均14mmHgと高値でした（表3）。

図3　ベッドサイドエコー像

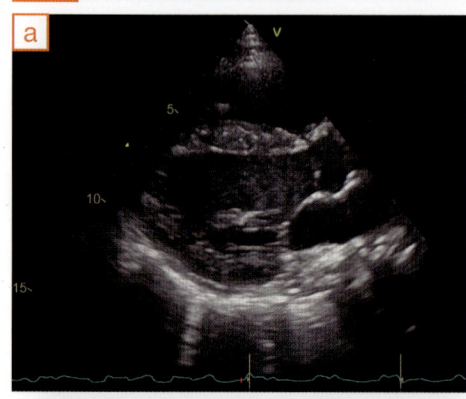
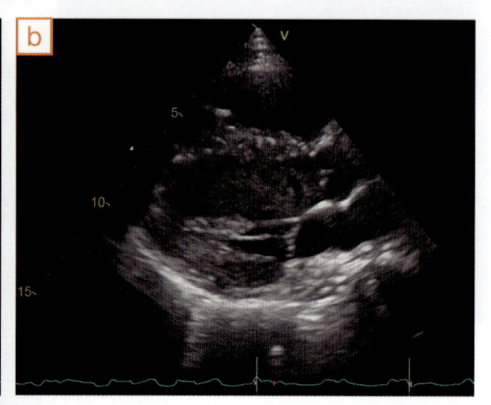
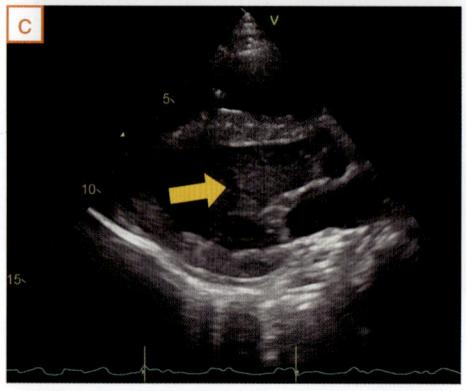

a：拡張末期傍胸骨長軸像
b：収縮末期傍胸骨長軸像
　　A弁開放なし，LVDd/LVDs 44/43 mm，
　　壁厚 11.5/12.6mm，収縮は高度低下し，
　　心嚢液の軽度貯留が認められた。
c：左室内にもやもやエコーが認められた（矢印）。

表3　スワン-ガンツカテーテル検査

PAP	18/14（16）mmHg
RAP（平均）	14 mmHg
心係数（CI）	1.5 L/分/m^2（参考値）
V-A ECMO ポンプフロー	3.7 L/分

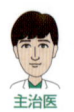

主治医　生検組織については，迅速検査で急性リンパ球性心筋炎の診断でした。心筋逸脱酵素の上昇傾向が続き，翌朝にかけて血行動態の悪化傾向に加えて，VTも出現しました。高用量のカテコラミン使用下でも大動脈弁が開放せず，IABPとV-A ECMOでの管理に限界がみえており，シャント量は多くありませんがASDの合併があるという経過です。

病態を整理し，次のアクションを考える

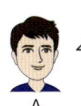

A　ASDを合併した若い男性が倦怠感などを主訴に徐々に倦怠感が強くなり，近医を受診後に転院してから一気に心不全が進行していったという症例ですね．心機能もさらに悪くなる可能性があるという難しい状況が続いているのが今の状況だと思います．より高次の医療にたどりつくのがあと1日遅れていたら，回復が難しい状況になっていたと思います．

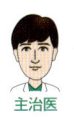

主治医　本症例は近くの中核病院に入院していた地元のかたで，当院と普段から連携がある病院からの紹介でした．若く，心筋炎がすぐによくなる雰囲気がないということで，早めに声をかけていただきました．

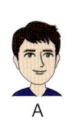

A　普段から連携があり，今からさらに悪くなる可能性があることを現場の先生が感じとって，適切な早めの紹介になった形だと思います．

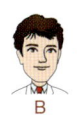

B　ASDは最近かなり早い段階からインターベンション治療を行うことがあります．他院からの紹介なのでデータはないと思いますが，Qp/Qsや，インターベンション治療ができるような情報はあったのでしょうか？

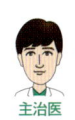

主治医　当時の心エコーは参考値でQp/Qsは2弱くらいでしたが，心腔容積の増大はなかったようです．

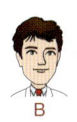

B　もう1点，右心機能の評価が非常に大事だと思います．肺動脈拍動性指数（PAPi）が最近着目されていますが，本症例ではどうだったでしょうか？　肺うっ血があまりなかったというのも，右心が悪いという指標だと思いますが，右心評価をどう行ったかをお聞かせください．

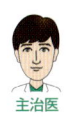

主治医　最初の右心カテーテル検査の所見でも，PAWPに比べてRAPが高く，PAPi（PAPの脈圧/平均RAP）は1.3程度で，1は切っていませんが悪化してきている状況だと思います．RVPの圧波形では収縮期の立ち上がりがなだらかで，右室の収縮低下を疑う所見はありました．その後の経過でPAPの脈圧はほぼ消失し，右心不全は悪化傾向，左室の収縮も高度低下し，両心不全状態と判断しました．

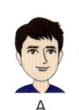

A　右心でPAWPのわりにRAPが高いのは，もともとASDがあるのでRAPが高くなりやすいと思いますが，そこでさらにX線の所見など総合的にみて，右心にまで及んだ心筋炎だと理解しながら，先手をとって対応していかないといけないというところがみえてきました．

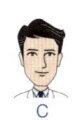

C　右心不全のパラメータとしてなにを一番重要視していますか？　PAPiなのか，総合的な判断となるのか．

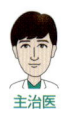
当院ではV-A ECMOやECPELLAでうまく循環動態を管理できない症例の紹介が多いのですが，重視しているのは肺のコンディションがいいかどうかです。その後の機械的循環補助（MCS）選択に影響するので，X線で肺のうっ血がどのくらいあるのか，肺血管抵抗（PVR）がどのくらいありそうか，V-A ECMOが入って過小評価になるので難しいですが，肺のコンディションにかなり注目しています。右心の収縮や右心機能はPAPiを1つの参考にし，ECPELLAであれば左室の前負荷の程度という意味でImpellaがどのくらいsuckingせずに回るか，左室容積がどのくらい確保できるかなどをみています。

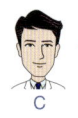
もう1点，最初カテーテル検査中に崩れてV-A ECMO管理になって，最終的にECMO，IABP管理で帰ってきていますが，このIABPという選択になにか理由はありますか。

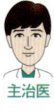
最初Impellaも検討されましたが，ASDがあるため，左室からunloadingすると右左シャントになる懸念がありました。そのため当時の担当医はまず，デメリットがないIABPを選択しました。その後の経過で難しければ，すぐ次の選択ができるように外科にも声をかけ，体制を整えて一晩経過をみました。

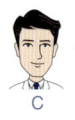
すぐ戻りそうだったら，IABPでいければと当然考えるのですが，この時点でCKが上がり調子で心電図も悪くなってきていますよね。今後も悪くなることを予想するのであれば，最初の時点でASDがなければ，そのままECPELLAは最優先で検討します。ASDがなく，ECMO，IABPで戻ってきた場合，Impellaにいくタイミングはどう判断しますか？

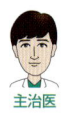
大動脈弁が開かないと，左房圧（LAP）が高い状態が続くと予想されます。この状態で長く管理すればするほど胸水は増え，肺うっ血でPVRが上昇してしまいます。そうなってからImpellaを導入しても，左室の前負荷が不足し補助流量が出ないことが多いです。肺のコンディションが上向きになれない状況が続くのであれば，早めにImpellaを検討します。

Temporally MCSの比較：ECMO，ECPELLA，両心補助人工心臓（BiVAD）

Peripheral ECMO（V-A ECMO）は，鼠径から経皮的に送脱血管を入れるので低侵襲ですが，左室の後負荷を増やす点が問題で，しばしばIABPやImpellaを併用します。また逆行性送血になります（図4a）。Impellaを追加したECPELLAでは，左室unloadingが可能となりますが，右心不全や高PVRでsuckingしやすくなり脱血不良や溶血が問題になり，補助期間も限られます（図4b）。

Central ECMOは外科的に装着するので開胸が必要となるデメリットはありますが，メリットとして，鼠径が空くために安静度を上げることができる，血管径の制限がない，左室心尖部から脱血管を追加（LV vent）することで左室のunloadingが可能になる，上行大動脈から順行性送血になる，太い管が大きい心腔に入るので送脱血効率がよいなどの点が挙げられます（図4c）。

図4 ECMO単独，左室unloading併用の比較

a：Peripheral ECMO（V-A ECMO）

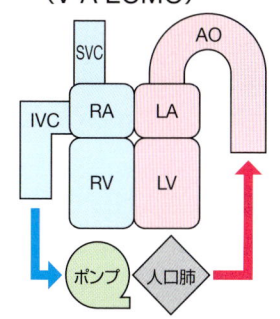

FV(IVC)脱血・FA送血
○ 経皮的で低侵襲
△ 左室の後負荷増大
△ 逆行性送血

b：Peripheral ECMO +Impella

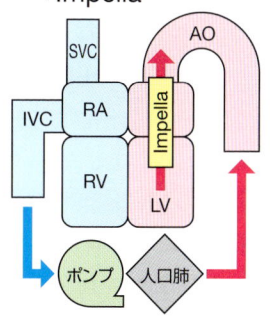

ECMO：FV(IVC)脱血・FA送血
IMPELLA：LV脱血・AAo送血
○ 左室のunloading可能
△ 右心不全・高PVRでLV脱血不良

c：Central ECMO +LV vent

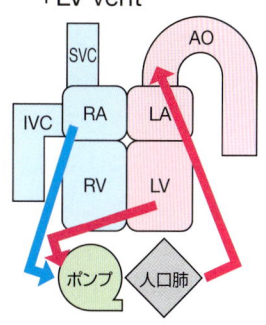

RA(IVC)+LV脱血・AAo送血
○ 左室のunloading可能
○ 脱血効率よい，順行性血流
△ 開胸が必要
△ 右心不全・高PVRでLV脱血不良

　高度に右心機能も低下すると，左室脱血が不良となり血栓などの問題が出てくるため，肺動脈送血を追加し右室補助を行う必要が出てきます．Central ECMO + LV ventの送血を分けて一部肺動脈にも流すのがcentral Y-Y ECMO（**図5a**）で，右室の補助を行いつつ経肺の血流量が過剰にならないよう調整することが可能ですが，ポンプの総流量が多くなるため長期の使用は困難です．回路を分けてポンプを2つにし，両心補助を行うのがBiVADです．Central Y-Y ECMOと比較するとそれぞれの心室を直列で補助するので，すべての血流が肺と体をとおる必要があり，PVRが高いとPAPが上昇し肺出血のリスクがあります．しかし安定した場合には強力な両心補助が月単位以上の長期間行えることがメリットです．Central Y-Y ECMOと送脱血の部位は同じですので，経過次第で移行することもできます（**図5b**）．

図5 右室補助併用の比較

a：Central ECMO+LV vent+PA送血 =Central Y-Y ECMO

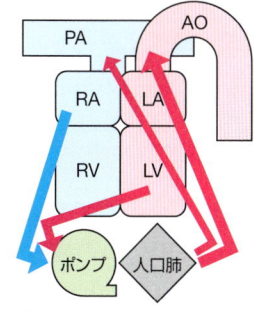

RA(IVC)+LV脱血・AAo送血+PA送血
○ PA送血による右室補助
○ ECMOの右心系→左心系の短絡あり
　＝肺を通過する血流量を調整可能
△ 高流量のため長期間の補助はできない

b：LVAD+RVAD（BiVAD）

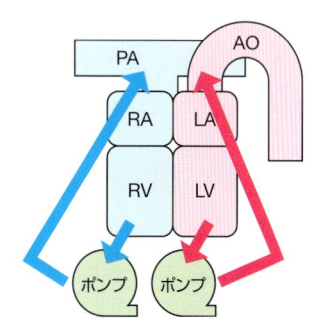

RVAD：RV(RA)脱血・PA送血
LVAD：LV脱血・AAo送血
○ 強力かつ長期間の両心補助
△ すべての血液が肺を通過する
　＝高PVRで肺出血のリスクあり

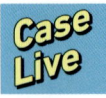

本症例のMCS戦略

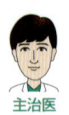 **主治医**

ASDは通常，左右シャントですが，Impellaや左室補助人工心臓（LVAD）による左室脱血を行った場合，高度な右心不全が並存する状況では，LAPが下がることで右左シャントに理論上なり得ますし，実際にECPELLAで右左シャントになったという症例報告もあります。また，原疾患の心筋炎は悪化傾向が続いており，VTも認めたことから心機能の改善には時間を要すると考えられました。

右左シャントの懸念と長期間のMCS管理が見込まれる点から，当院では最も確実な手段として体外式VADの装着と同時に外科的ASD閉鎖術の方針としました。術中評価ではRAPが10 mmHgを超える程度まで前負荷を増やした状態でLVAD単独では心係数（CI）2 L/分/m²前後の血流量しか得られませんでした。右室補助が必要と判断し右室補助人工心臓（RVAD）を追加し，それぞれ5 L/分の補助流量の状態で平均血圧は68 mmHgと維持でき，RAPが12 mmHg，PAPが13 mmHgとほぼ等圧状態となっていました。心電図は完全房室ブロックで補充調律もなく，心外膜ペーシングを追加しました。

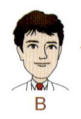 **B**

Impellaを導入して卵円孔開存（PFO）があって右左シャントとなる，回転数を変えるとシャントが左右に変わるという症例を経験したことがあります。そのときは結局V-A ECMOからV-AV ECMOに変えたり，経皮的PFO閉鎖術を行うなどしました。ただ経験が少ないので，なにがなんでもImpellaはダメなのか，それとも少ない回転数だったら左右が維持できるのかといった判断は難しいです。

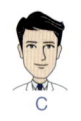 **C**

Impellaによる右左シャントの予測は，RAPをV-A ECMOでどの程度下げることができているかにもよるので，難しいと思います。Central ECMOにせずにRVADにしたのはどのような理由ですか？

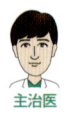 **主治医**

IABP＋V-A ECMOの期間が短く肺のコンディションが悪くなかったため，PVR上昇は軽度でPAPが高くならずにRVADの補助流量を上げることができた点が1つの理由です。もしPAPが高値になる場合は，肺を通過する血流を少なくする必要があるのでcentral ECMOを選択すると思います。加えて，術後に心機能が改善するまでの期間もみとおしが難しいため，BiVADが最も確実性があるという判断でRVADの追加を選択しました。

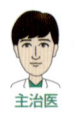 **主治医**

BiVADを装着してから第5病日までの経過です（**図6**）。

術後はドブタミンのみ継続し，CK-MBは第2病日に230 U/L程度でピークアウトしました。右心機能は心エコー上やや改善の印象で，第4病日にRVADの補助流量を漸減しています。LVADの流量は下がることなく，RVAD流量を下げることでPAPの脈圧もみえてきて，第5病日にはPAPi 0.5程度になってきました。この時点でRVADのクランプテストを実施しました。RVADの流量を漸減し，クランプしてもLVADの流量は維持可能でしたので，少し早めですがRVADを離脱し，LVAD単独としました。RVAD抜去早期は右心不全のため高RAPでもLVADの流量が不安定であり，ミルリノン併用に加えシルデナフィルを追加しPVRを下げる介入を行い，LVADの循環は改善しました。

図6 体外式BiVAD装着後の経過

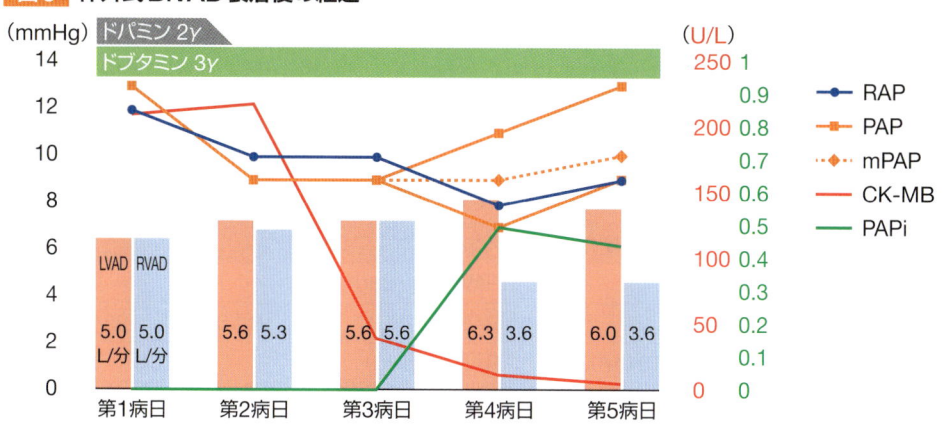

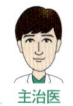
主治医

第14病日の心エコーでは，LVADの流量4 L/分の状態で，LVDd/LVDsは51/41 mmと拡大を認め，LVEFは25％程度でした（**図7a**）。大動脈弁は開放するようになり，右室の収縮も改善傾向でした（**図7b**）。

図7 心エコー像（第14病日）

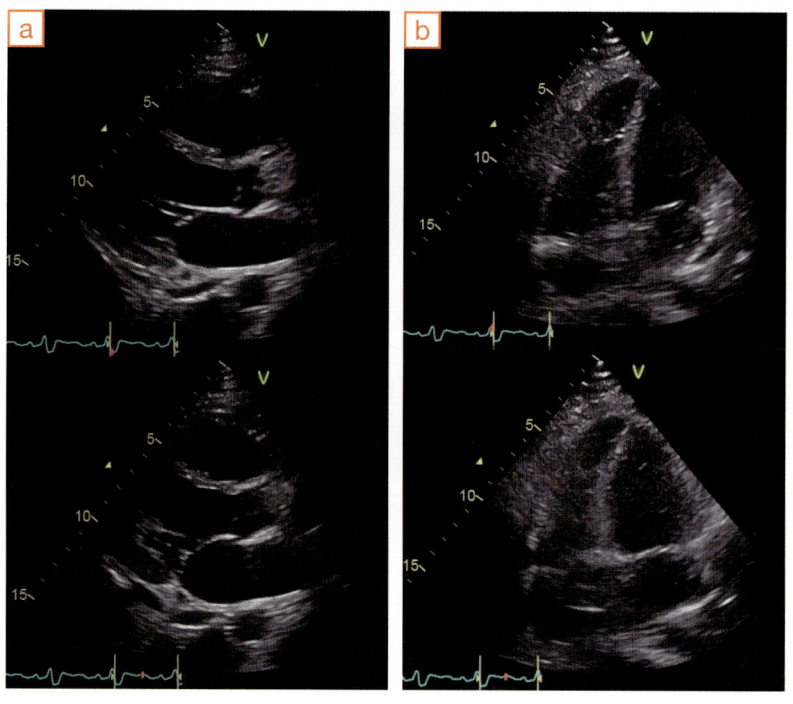

a：傍胸骨長軸像（上：拡張末期，
　　下：収縮末期）
b：心尖部四腔像（上：拡張末期，
　　下：収縮末期）
LVAD ポンプフロー 4.2L/分，
LVDd/LVDs 51/41mm
左室収縮はびまん性低下，
TAPSE 13mm, RVFAC 33%,
TRPG 17mmHg

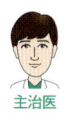
主治医

このまま管理を続け，第26病日で右心カテーテル検査を施行しました（**表4a**）。このときLVAD 4 L/分でPAWP 11 mmHg，RAP 12 mmHg，CI 2.7 L/分/m²と保たれていました。LVAD流量を1L/分に下げるとPAWPが15 mmHgと上昇し，CIも横ばいからやや低下しており，この時点では離脱困難と判断しました。心筋生検では，リンパ球浸潤と心筋傷害像は残っており，活動性心筋炎の状態でした。心保護薬を増量しながら第56病日にもう一度右心カテーテル検査を行いました（**表4b**）。

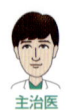

主治医

この時点の心筋生検でも活動性は下がっていますが，心筋炎は持続していました。LVAD流量を1 L/分に下げて評価するとPAWPが7→12 mmHgと上昇し，CIは2.6→2.1 L/分/m²へ低下しました。同日，水負荷試験を施行しました（表4c）。

表4 右心カテーテル検査

a：第26病日

LVADポンプフロー	4.0L/分	1.0L/分
ドブタミン（γ）	4	4
PAWP（mmHg）	11	15
PAP（mmHg）	20/13（17）	28/13（18）
RAP（mmHg）	12	13
ABP（mmHg）	82/61（68）	82/38（55）
CO（L/分）	4.94	4.87
CI（L/分/m²）	2.73	2.69
SvO₂（%）	55.4	51.3
PVR（Wood単位）	1.2	0.6
PAPi	0.58	1.15

心筋生検：リンパ球浸潤は残存，傷害像も認めた＝活動性心筋炎

b：第56病日

LVADポンプフロー	4.0L/分	1.0L/分
PAWP（mmHg）	7	12
PAP（mmHg）	18/10（13）	25/17（20）
RAP（mmHg）	11	12
ABP（mmHg）	77/50（58）	80/50（60）
CO（L/分）	4.66	3.74
CI（L/分/m²）	2.65	2.13
SvO₂（%）	51.4	44.2
PVR（Wood単位）	1.3	2.1
PAPi	0.72	0.67

心筋生検：リンパ球浸潤がまだあり，心筋傷害像も残存していた＝心筋炎の活動性は低下していたがongoing

c：第56病日　水負荷試験（LVADポンプフロー 1.0L/分，合計750mLを15分間で投与）

経過時間/負荷量	負荷前	5分/250mL	10分/500mL	15分/750mL
ポンプフロー（L/分）	1	1	1	1
心拍数（/分）	103	102	104	103
PAWP（mmHg）	12	15	15	17
PAP（mmHg）	25/17（20）	30/16（19）	27/18（20）	28/15（21）
RAP（mmHg）	12	14	15	18
NIBP（mmHg）	80/50（60）	91/43（60）	89/44（61）	95/47（62）
CO（L/分）	3.74	4.42	4.22	3.63
CI（L/分/m²）	2.13	2.51	2.40	2.06
SvO₂（%）	44.2	48.8	46.2	38.3

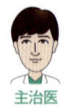

主治医

生理食塩水を負荷するにつれてPAWPが上がっていく一方で，心拍出はむしろ低下するためLVAD離脱は困難と判断しています。その後，第80病日時点の心筋生検でようやく心筋炎が寛解していることが確認できました。しかし，同様にLVAD流量を下げるとPAWPが上昇してしまい，心拍出量は増加しませんでした。心エコー所見はLVDd/LVDs 53/46 mmで著変なく，LVEF 20%程度と左室収縮能は改善していませんでした。右心の収縮も低下したままであり，LVADからの離脱は難しそうという状況です。

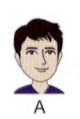

A

CK-MBと実際の病理組織所見は，やはりそんなに合致しないものなのでしょうか？

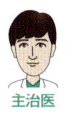劇症型心筋炎でCK-MBやトロポニンがピークアウトした時点で生検しても，ほぼ確実に心筋炎は残っています。病理組織所見で寛解までは数週間〜1カ月程度，本症例のような重症の場合だと2カ月近くかかることも多い印象です。

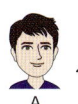第56病日に行った水負荷試験について教えていただけますか？

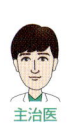LVADの離脱試験の1つです。ほかの負荷試験として，ドブタミン負荷試験もあります。水負荷は生理食塩水10mL/kgを15分間で投与しながら，右心カテーテル所見を評価します。前負荷が増えることで心拍出量が増えてくる症例は予後がよいという報告があります[1]。それ以外のLVAD離脱基準としてBerlin基準があります。これはLVEFが45%以上，LVDdが55 mm以下で離脱可能とする基準ですが[2]，これは長期予後を含めた"よい側の基準"であって，本基準を満たさない場合でも負荷試験を実施して評価することがあります。

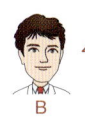心筋炎ではbridge to transplantation（BTT：心臓移植へのブリッジ）を検討していかざるを得ないと思いますが，場合によっては可逆性もあるため，昔から移植登録が少し難渋することが多かった印象です。リンパ球が残っているため初期登録が難しかったり，回復して離脱できる可能性が考えられたり，多方面からさまざまな意見があると感じます。

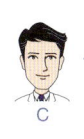劇症型心筋炎はリバーシブルか？　が争点になってくると思いますが，体外式VADを入れている側からすると早く離脱させたいんです。体外式VADは体外に血液を脱血しますし，コネクターがある関係上，脳梗塞リスクが常に付きまとうことになります。一方で，植込み型VADであるHeartMate 3は脳梗塞がかなり減っていますから，体外式VADを3，4，5カ月と引っ張って脳梗塞を発症するくらいなら，すぐにBTTかdestination therapy（DT：長期在宅補助人工心臓）でHeartMate 3にコンバートする。2〜3年かけて離脱すればいいだろうというのが最近の本音です。
ただ本症例のように房室ブロックや不整脈イベントが出ている症例では，経験上改善しないことも多いので，移植医療に切り替えていくという感じになりますね。
移植適応の話でみると，本症例では何回も生検して傷害像がなくなるのを待っていたのでしょうか？

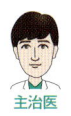そうですね。病理組織所見で寛解するまで待って様子をみました。

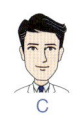あまり明確な基準はないと思いますが，1カ月以上経っていて，定義的には慢性活動性心筋炎に分類されると思います。その状況であれば，必ずしも移植適応がダメというわけでもないという印象です。最近であればDTという選択肢もあるので，早めに考えてもよかったと思います。

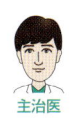話に出た植込型VADはポンプを体内に植込む形で，装着した状態で自宅に帰ることが可能ですが，移植適応かDTの登録が必要になるため，緊急の装着はできません。対して体外式VADはポンプが外にあり，体表に送脱血管が貫通している形で，移植適応の判断がまだつかない場合など緊急の装着で使用できますが，合併症のリスクは高く，退院もでき

ません。本症例では心筋炎が寛解した状態でも低心機能でLVAD離脱は難しく，植込み型LVADが必要と判断しました。一方で不安神経症があること，家族サポートに乏しくケアギバーが確保できず，心臓移植登録は困難で最終的にはDTという選択になりました。調整に時間がかかりましたが，第157病日にHeartMate 3を装着しました（図8）。装着後は病状安定し，術後108日で退院できました。HeartMate 3の血行動態は，PAWPが9 mmHgで，RAPが9 mmHg，CIが2.2 L/分/m^{2}で安定していました（表5）。

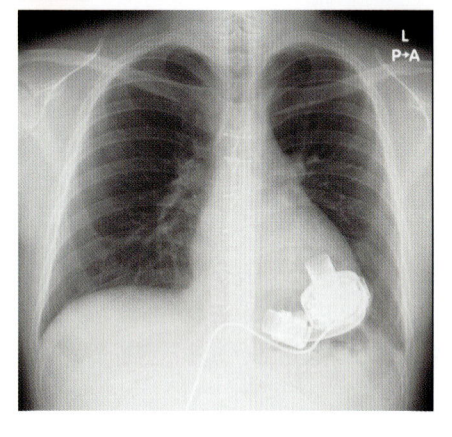

図8 HeartMate 3植込み後の胸部X線像

表5 LVAD植込み術後56日の右心カテーテル検査

PAWP	9 mmHg
PAP	20/11（15）mmHg
RAP	9 mmHg
NIBP	79/66（70）mmHg
CO	4.13 L/分
CI	2.24 L/分/m^2
SvO$_2$	65.4 %
PVR	1.0 Wood単位
PAPi	1.0

HeartMate 3　4,600/分

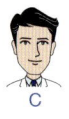

C

重症心不全症例の外科的MCS戦略についてコラムに示します。基本的にLVADだけで維持できればよいのですが，心筋炎が左心の障害だけですむといううまい話は少ないと思います。そのため，LVADに加えて肺のコンディションがどうか，右心の機能がどうかということを図9のプロトコルで確認しています。

外科的MCS治療戦略

　体外式VADを装着するときに問題となるのはやはり右心不全と肺うっ血による高PVRです。PVRは（平均肺動脈圧－肺動脈楔入圧）/心拍出量で計算されますが，ECPELLA管理となるとV-A ECMOにより肺血流量が減少しスワン-ガンツカテーテルでの測定結果も不正確となるため，PVRの測定は困難です。そのため，体外式VAD装着"術中"にフローチャート（図9）[3, 4]を用いてシステムを選択しています。

　人工心肺にのせ，まずは左室に脱血管を縫着します。そしてRAP 10mmHgにまで血液を戻した後，人工心肺の脱血を右房カニューレから左心脱血管にスイッチします。すると人工心肺で"疑似的な体外式LVAD"が確立されます。このとき，左心脱血管の血液量＝肺血流量であり，これでPVRが測定できます。十分に左室に血液がくる（flow index〔FI〕＞3.0L/分/m^2）のであればLVADを選択しますが，酸素化が悪ければECMOを組み込みます。中等度（FI：2.4〜3.0）であればRAPを上げずに全身灌流を増やすために右房に脱血を追加しcentral ECMO型とします。左室の血液量が少ない場合（FI＜2.4）はBiVAD型を選択します。このとき，高PVR（＞3Wood単位）に対してRVADで肺動脈に血液を送りすぎると肺出血を起こし得るため，肺血流量を調整可能なcentral Y-Y ECMO型を使用しています。

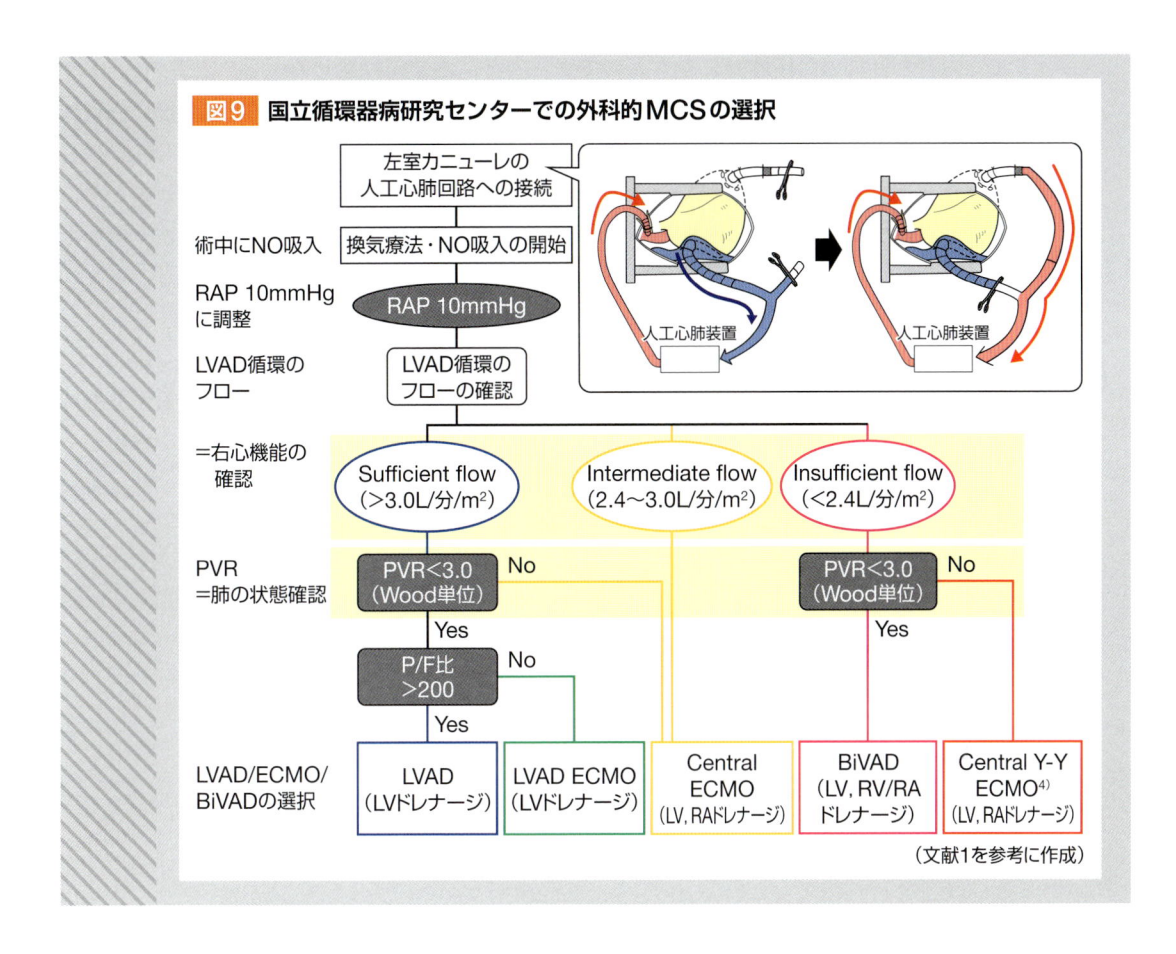

図9　国立循環器病研究センターでの外科的MCSの選択

左室カニューレの
人工心肺回路への接続

術中にNO吸入　換気療法・NO吸入の開始

RAP 10mmHg
に調整　RAP 10mmHg

LVAD循環の
フロー　LVAD循環の
フローの確認

＝右心機能の
確認

- Sufficient flow（＞3.0L/分/m²）
- Intermediate flow（2.4〜3.0L/分/m²）
- Insufficient flow（＜2.4L/分/m²）

PVR
＝肺の状態確認　PVR＜3.0（Wood単位）　No

Yes

P/F比＞200　No

Yes

LVAD/ECMO/
BiVADの選択

| LVAD（LVドレナージ） | LVAD ECMO（LVドレナージ） | Central ECMO（LV, RAドレナージ） | BiVAD（LV, RV/RAドレナージ） | Central Y-Y ECMO[4]（LV, RAドレナージ） |

（文献1を参考に作成）

B：PVR 3Wood単位というのがマジックナンバーとして出てきますが，これは理論的なものでしょうか，それとも経験的なものでしょうか？

C：肺高血圧症ガイドラインや過去にBiVADを回したときにPAPが上がってしまった反省症例を含めて，今のところ3Wood単位としています。4〜5Wood単位でも大丈夫だという先生もいると思います。ただ，当院はBiVADにすることに抵抗がないので，より安全に肺を保護する戦略のほうを優先し，比較的低いPVRを基準にしています。

主治医：急性期は体外式のBiVADを使って救命ができました。右心が改善してRVADは離脱できましたが，左心機能改善は得られずLVADで維持しました。最終的には植込み型に移行することで自宅退院ができたという症例でした。

C：本症例ではさまざまな外科的なMCSサポートと，その先にある移植やDTといった複雑な問題までも展開されました。それらに循環動態が関係してくるという点が勉強になりました。
経皮的治療だけという条件を再考してみると，V-A ECMO，IABPだけでは難しく，Impellaにせざるを得ないと思います。ECPELLAにしても，ASDがあるので，その時点で経皮的にASDを閉鎖し，そうすれば成立した可能性はあります。

また内科と外科の関係性のよさも大切です。内科治療を先行させるとき，患者のADLやリスクのことを考えると当然大事なことです。しかし，そのタイミングを逃さない内科医はまだ少ないと思います。そこを外科の意見が強すぎて，LVADをたくさん入れるのもアンフェアですし，内科管理で長く粘りすぎて2〜3週間のECPELLAもやはり歪んだ治療だと思います。もう少し内科と外科が劇症型心筋炎のみならず，急性心筋梗塞や両心不全に対して話し合う機会がもっと増えれば，よりよい治療になると思います。

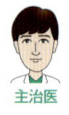

ECPELLAが普及して，それ以上の治療法はないと判断されてしまうこともあります。外科の先生にご助力いただき，外科的MCSは大きな補助流量を実現でき全身循環を維持できますので，ECPELLAでどうにもできないという症例でも，体外式VADや移植ができる施設に相談していただくということを頭の片隅におくとよいと思います。　　　　　　（終）

症例のまとめ

 ASDを合併した心筋炎による重症両心不全に対し，内科・外科治療を集約して治療を行った。

 MCSは病態に応じて選択・アップグレード・離脱を行い，急性期の救命および慢性期の自宅退院まで成功できた。

（本症例は「循環動態アカデミー WINTER CAMP 2024」の症例検討を再構成して掲載しています）

循環動態の Point

朔　啓太

ASDを合併した重症両心不全とMCS

　心筋炎は，刻一刻と心機能の低下や回復を認める病態です。また左右心室が同程度に悪化し，同程度に回復するならまだわかりやすいですが，その不一致が起きると，左右心機能の回復状態の違いによる肺うっ血や右心不全悪化などもあり得ます。さらにASDが合併するという非常に難しい循環動態をどう解けばよいのか？と絶望してしまいそうですが，病態の基本を押さえていく作業はどのような病態においても必要だと思います。

ASDのPV loopと循環動態

　ASDは酸素化の観点では非常に複雑ですが，左室，右室のPV loopという観点では，前負荷の変化のみが主な争点となります。いわゆる重症とよばれるQp/Qs＝2程度のASD患者と正常を比較したシミュレーションを示します（図10）。ASDによって右室のloopは大きくなり，左室は小さくなります。左房から右房へ血が戻って行ってしまうため，右室は正常の2倍くらいの仕事をしていることがみてとれます。LAPが有効に上がらず，心拍出量が変わらない病気ともいえます。

図10　ASDの左右心臓のPV loop

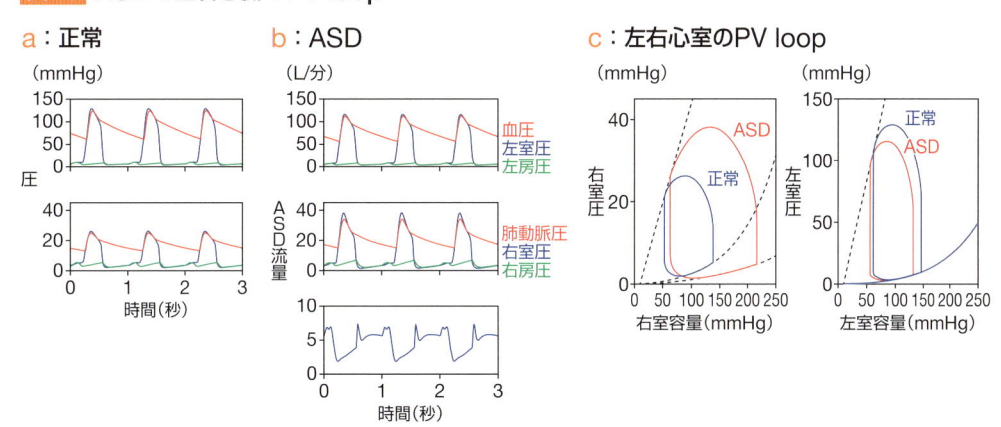

Qp/Qsが2程度のASDをシミュレーション。右室は遠心性リモデリングさせている。機械的仕事量において左室は若干低下する方向となる一方，右室は著明に増加することがグラフからも明らかである。

ASD心におけるMCSの効果

　筆者らは以前に心房中隔欠損心におけるECPELLAの効果を報告したことがありますが，ASDでは前負荷の変化が主な争点になります。ただRAPに比べてLAPが低いときは右左シャントとなり，通常は左右シャントです。ASDを伴う重症心不全にV-A ECMOを追加したシミュレーションを示します（図11）。ECMO流量依存に全身灌流は増加していて，ASDの方向も左右のままです。ECMOは，特に重症両心不全においてはLAPを増加させる方向

に動きますので，ASDを伴う重症両心不全においては，理にかなった循環補助であるともいえます（**図11**）。次にImpellaやLVADのような左室補助装置を考えていきます。これらのデバイスは流量依存に左室の負荷低減およびLAP低下を誘導します（**図12**）。注目したいのは，このときにPVR上昇を伴った場合です。PVR上昇は右心からの拍出を制限するために，左心への灌流が低下します。さらに，ImpellaやLVADの流量増加と伴うと，LAPの極端な低下から右左シャントになってきます。いくら強力な左心を手にしても，右心からの灌流が悪いと右左シャントを誘導したり，LVADによる左心虚脱からsuctionになるなどの可能性があることがPV loopからもみえてきます（**図12e**）。ECPELLAやLVADへのRVADの追加は本症例のような重症例の解決法かもしれません。主治医チームはBiVADによる循環維持を選択しました（**図13**）。しかし，RVADの追加はRAPの低下を生むことから，LVADの流量次第ではRAP＞LAPとなる可能性はゼロではありません。当たり前ですが，BiVADの場合，左右の補助ポンプの設定には連続的評価を行い，気を配る必要があります。

図11 ASDにVA-ECMOで補助を行った場合の急性期のシミュレーション

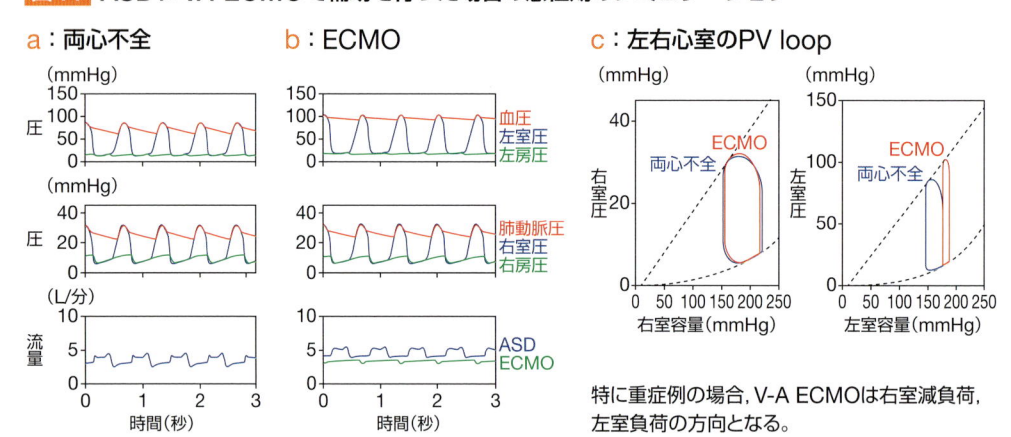

特に重症例の場合，V-A ECMOは右室減負荷，左室負荷の方向となる。

図12 ASDにLVADで補助を行った場合の急性変化のシミュレーション

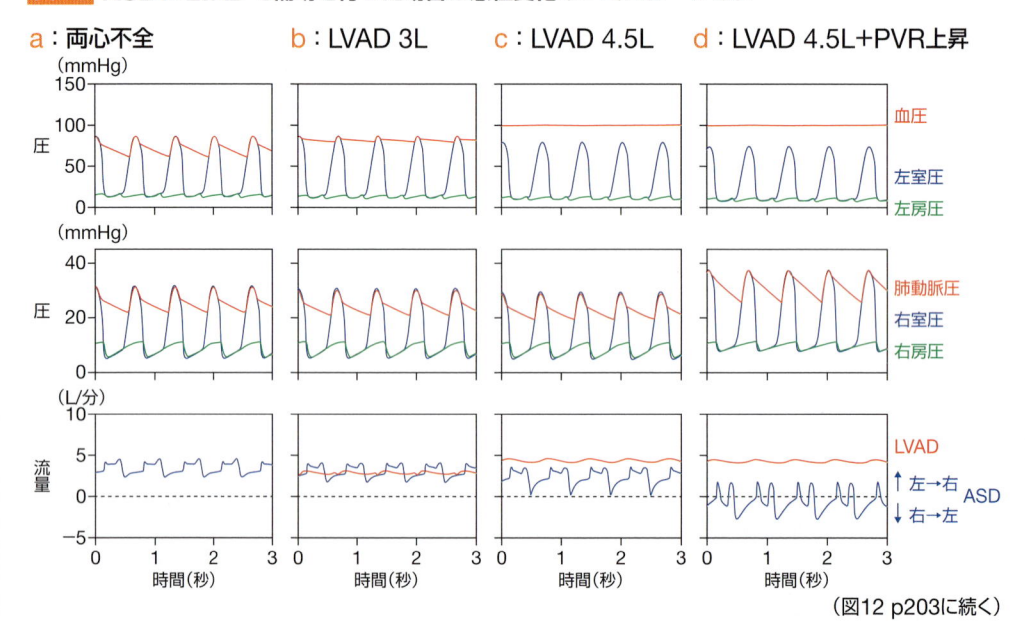

（図12 p203に続く）

図12 ASDにLVADで補助を行った場合の急性変化のシミュレーション（続き）

e：左右心室のPV loop

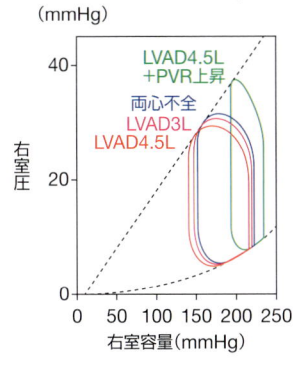

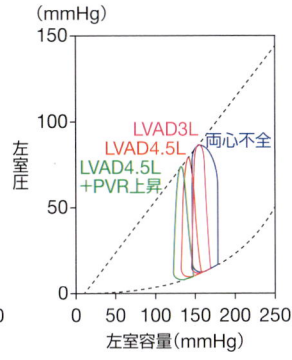

特に肺高血圧症合併例になり，左右心房圧が逆転すると，右左シャントのリスクが高くなる。

図13 ASDにBiVADで補助を行った場合の急性変化のシミュレーション

a：両心不全

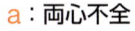

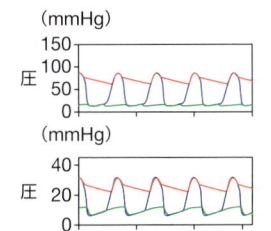

b：BiVAD

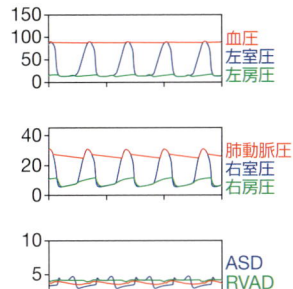

c：左右心室のPV loop

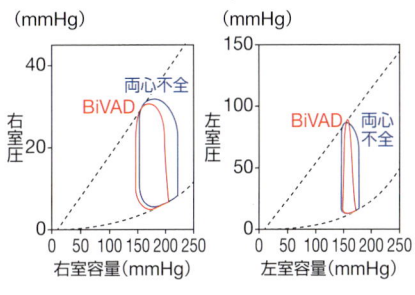

適切な流量管理を行うことで，右左シャントやLVの虚脱を起こすことなく，左右心室の機械的負荷を抑制し，ASDおよび循環の管理を行うことが可能となる。

エキスパートの視点

田所直樹

　劇症型心筋炎に対する治療戦略は日々変化しつつあります。以前はV-A ECMOでサポートできなければ体外式VAD一択でしたが，近年ではECPELLAでサポートする有用性も報告されるようになってきました。劇症型心筋炎は急激に心機能が低下しますが，心機能が改善する症例は比較的速やか（おおむね2週間以内）に改善します。

　では，心機能改善が緩やかまたは改善しないのはどのような患者でしょうか？ 一般的には，QRS幅が広い，完全房室ブロック，VT，心静止など重大な不整脈がある場合や，高CK-MB，急激な心機能低下がある場合とされます。つまり，このような患者は短期間での循環補助からの離脱が困難であり，本症例でも当院へきた段階でQRS幅が広く，カテーテル検査中にLVEFの急激な低下で大動脈弁も開かなくなっており，われわれは心機能改善に時間がかかるだろうと想定していました。このような患者に出会った場合，VADを考慮した治療選択のなかから選択していくことが重要だと考えています。

　本症例は，ASDがあるためにECPELLAではなく体外式VADを選択しました。ASDによる右左シャントが誘発するdifferential hypoxiaは重大な問題です。特に右心不全がある場合，容易にRAP＞LAPとなるため，たとえV-A ECMOを離脱できてもImpella管理は困難を伴いますし，右左シャントでSpO_2低下ではSvO_2低下となり全身循環不全の評価も難しくなります。このような状態で覚醒させると，強い呼吸困難を感じ，不穏やせん妄が生じて，ICU管理が困難になる可能性があります。そのようなことも考え，最終的に体外式VAD＋ASD閉鎖を選択しました。

　そうなると，bridge to bridge（BTB：植込み型 LVADまでの橋わたし）か，bridge to recovery（BTR：心機能回復までのブリッジ）かが争点となります。体外式VADは脳障害などの合併症の点から期間は短いほうが好ましいです。ですが，移植適応を考えるとそうもいきません。この段階で問題となることの1つが肝腎機能です。体外式VAD装着以前に持続的血液濾過透析（CHDF）が必要な状態や，強い肝機能障害（T-Bil＞10）になってしまうと改善まで最低1カ月を要し，BTB/BTRいずれにしろ余計な時間がかかります。それゆえにVADが考えられる場合は，このような状態になる前に転院をお願いしています。

　本症例は特に心筋炎の寛解まで時間を要しました。こうなると待つしかありませんので，ヤキモキしながら待ちました。BTRになる患者はおおむね2週間以内ということが多いですが，その一方でじわじわ回復する患者もいます。移植は患者の人生を大きく変える選択であり，時間をかけたBTR戦略やBTB準備の大切さも痛いほどわかります。しかし体外式VADの合併症も無視できません。この点は移植チームで短期間にさまざまな意見を出し合って解決していくしかないと思います。

　本症例は若く，幸いにして合併症もなく植込型VADにスイッチできました。心筋炎は3年かけて離脱した例もあり，今後も継続的な心不全加療が重要です。外科医としては遠隔期の大動脈弁逆流や右心不全・ポンプ不全など心配は尽きませんが，無事に移植まで到達し元気に日常生活を送ってもらえることを願ってやみません。

主治医の感想

西川哲生

　劇症型心筋炎は高度の両心不全に対して両心補助が必要になる疾患であり，心機能改善まで循環補助が必要な期間も症例によって大きく異なるため，適切なMCS選択が難しく，内科と外科で相談しつつ治療した症例でした。

　ASDがなければECPELLAになることが多いと考えますが，高度の右心不全，左室内腔の狭小化，心嚢液貯留などによりImpellaのsuckingが起こりやすい病態ですので，central ECMOやBiVADに変更することで循環が維持できるようになることも経験されます。本症例は早い段階でRVADを離脱しLVAD単独に切り替えられていますが，その後の右心カテーテル検査をみると右心機能は十分とはいえません。弱った右室でも循環が維持できたのはLVADの強力な左室脱血のおかげだと思います。

　心機能の改善についても症例によってさまざまですが，本症例のように月単位以上の補助が必要な場合にはLVADが必要となりますし，低心機能のままであれば植込み型VAD，可能ならその後の心臓移植が望ましいです。

　最近は，DTでのLVAD植込みが開始されたり，介護者（ケアギバー）の付き添い要件が緩和されるなど適応が広がっており，機器の進歩によって治療成績も改善しています。本人と家族の希望を確認しつつ，ECPELLAでも循環維持が困難な場合や，心機能の改善に乏しくMCS離脱の目途が立たない場合などに，臓器障害が進行するまで待たずに，早めに移植施設と連携して心臓移植やVADの可能性，適応を相談することが重要と考えます。

※症例発表時は国立循環器病研究センター重症心不全・移植部に所属。

文献

1) Saito S, Toda K, Miyagawa S, et al : Recovery From Exhaustion of the Frank-Starling Mechanism by Mechanical Unloading With a Continuous-Flow Ventricular Assist Device. Circ J 84(7) : 1124-1131, 2020.
2) Dandel M, Weng Y, Siniawski H, et al : Long-Term Results in Patients With Idiopathic Dilated Cardiomyopathy After Weaning From Left Ventricular Assist Devices. Circulation 112(9 Suppl) : I37-45, 2005.
3) Tadokoro N, Koyamoto T, Tonai K, et al : The outcomes of a standardized protocol for extracorporeal mechanical circulatory support selection-left ventricular challenge protocol. J Artif Organs 2024. Online ahead of print.
4) Tadokoro N, Kainuma S, Tonai K, et al : Useful central mechanical circulatory support system for critical biventricular heart failure associated with high pulmonary vascular resistance. Artif Organs. 2024 Nov 20. Online ahead of print.

Case Live 05

重症大動脈弁狭窄症を合併した敗血症性ショックに対する治療戦略

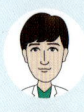 **主治医**
循環器専門病院勤務。SHDインターベンションを中心に心不全を学ぶ

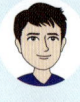 **A医師**
大学病院勤務。心不全エキスパートとして地域を守る。今回の司会を担当

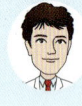 **B医師**
大学病院勤務。心不全インターベンションの専門家

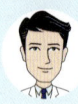 **C医師**
循環器専門病院勤務。重症心不全に対する外科的治療のエキスパート

🔍 初診時現症

入院時現症	
年齢，性別	80歳代，男性
主訴	全身倦怠感
現病歴	1カ月前から感冒症状があった。当日朝起床後より全身倦怠感を自覚し，改善しないため救急搬送となった。
既往歴	高血圧，慢性腎不全（糸球体沈着症）
生活歴	喫煙なし
常用薬	アムロジピン 5mg，インダパミド 1mg，イルベサルタン 100mg，ニフェジピン CR 80mg，スピロノラクトン 25mg，トラセミド 4mg，アゾセミド 30mg，ポリスチレンスルホン酸ナトリウム，炭酸水素ナトリウム，ロキサデュスタット 70mg
来院時現症	身長165cm，体重65kg，意識 E4V5M6，血圧 109/49mmHg，心拍数 77/分，体温 36.2℃，経皮的動脈血酸素飽和度（SpO₂）89%，O₂ 10L/分，胸部：心雑音（−），ラ音（−），右下肺野背側にcrackle，第2肋間胸骨右縁に収縮期駆出性雑音，Levine Ⅳ/Ⅵを聴取。四肢：冷感（−），浮腫（＋）
検査所見	【血液検査】腎機能障害，炎症反応上昇，乳酸軽度上昇，心筋逸脱酵素，BNP上昇を認めた（表1）。 【心電図】洞調律，心拍数 77/分，Ⅰ，aVL，胸部誘導で陰性T波（図1a） 【胸部単純X線】心胸郭比 52%，軽度の肺うっ血を認めた（図1b）。 【心エコー】左室駆出率（LVEF）30%で前壁〜心尖部に高度の壁運動低下を認めた。中等症の僧帽弁閉鎖不全症（MR）を認めた。大動脈弁は大動脈弁最大血流速度（V_max）4.5cm/秒，平均圧較差 50〜55mmHg，大動脈弁口面積（AVA）0.7cm²の重症大動脈弁狭窄症（AS）を認めた。E/A 0.59と軽度拡張機能低下を認めたが，左室流出路速度時間積分値（LVOT-VTI）は15cmと保たれていた（図2）。 【胸腹部CT】胸部CTで両側肺野にすりガラス様陰影・右下肺野に浸潤影を認めた。腹部CTでは特記事項なし（図3）。

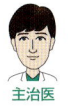

症例は高血圧症を既往にもつ80歳代の男性で，主訴は体動困難です．入院時に病歴聴取とともに，血液検査（**表1**），心電図（**図1a**），胸部X線（**図1b**），心エコー（**図2**），胸腹部CT検査（**図3**）を施行しました．

主治医

表1 入院時血液生化学検査

血算		Na	134 mEq/L	TnT	0.246 ng/mL
WBC	9,590 /μL	K	5.3 mEq/L	pH（Vgas）	7.275
Hb	11.1 g/dL	AST	23 U/L	pO$_2$	46.6 mmHg
Hct	33.1 %	ALT	23 U/L	pCO$_2$	31.3 mmHg
Plt	26 ×10^4/μL	CK	65 U/L	HCO$_3^-$	14.1 mmol/L
生化学		CK-MB	9 U/L	Lactate	3.3 mmol/L
BUN	92 mg/dL	CRP	2.23 mg/dL	COVID19 Ag	（－）
Cr	4.23 mg/dL	BNP	4,301.4 pg/mL	Flu	（－）

図1 入院時12誘導心電図（a），胸部X線像（b）

a

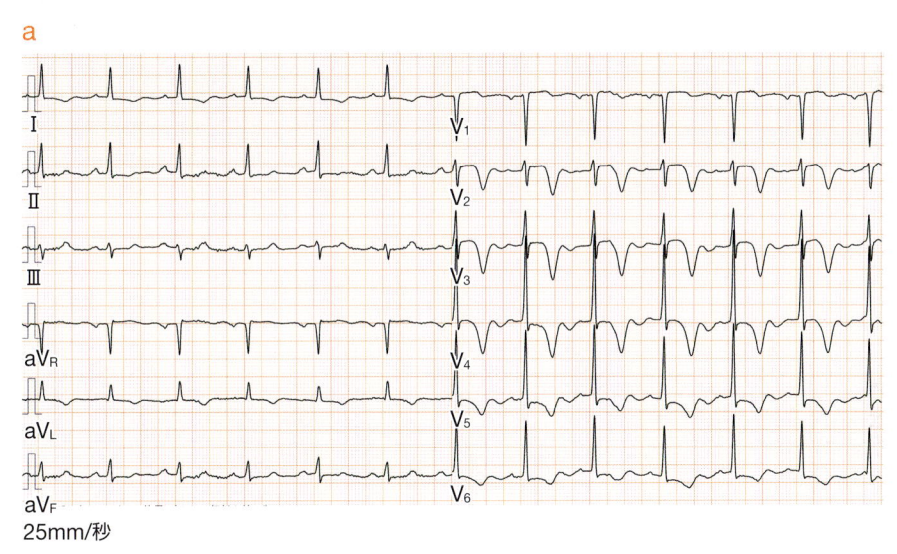

25mm/秒

b

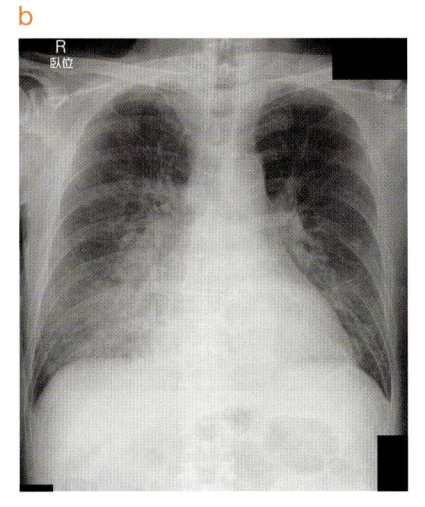

図2 入院時経胸壁心エコー像

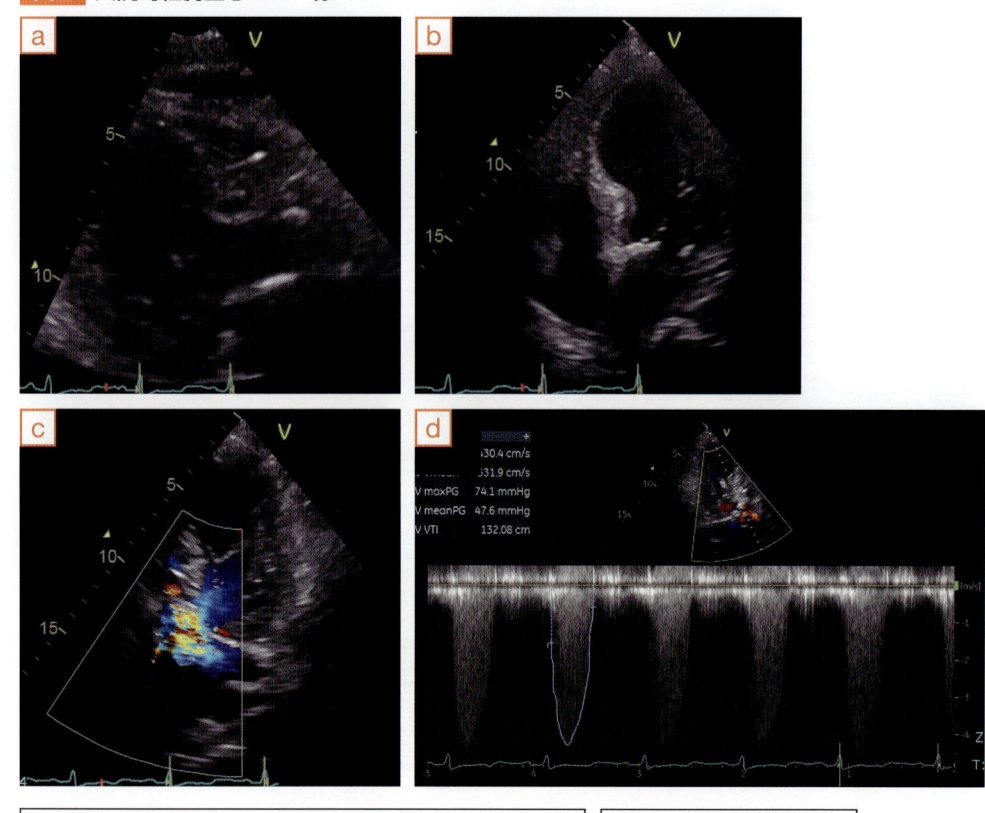

IVSd/PWd 8/10mm	LVDd/LVDs 58/49mm	Vmax 4.4〜4.6m/秒
LVEF 25〜30%	LV mild-apical severe hypokinesis	平均圧較差 50〜55mmHg
LVOT-VTI 15cm		AVA（連続の式）0.70cm²
TR trivial	TRPG 38mmHg	AR I〜II/IV
MR軽症	E/A 62/105，DcT 175ミリ秒	
IVC 10/24mm	RC（＋）>50%	

a：左室長軸像　b：心尖部四腔像
c：心尖部四腔像（カラードプラ像）。軽症ARを認めた。d：心尖部二腔像（連続波ドプラ法による計測）

図3 入院時胸腹部CT像

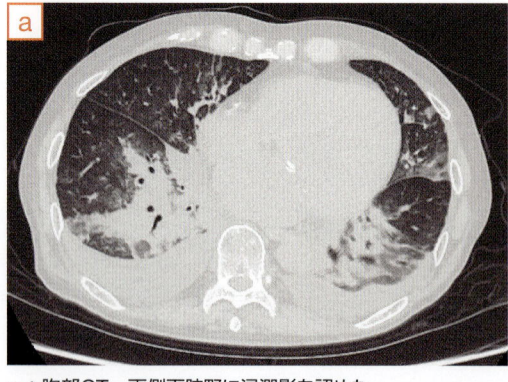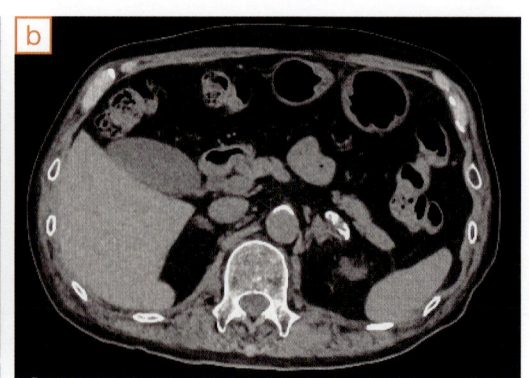

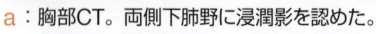

a：胸部CT。両側下肺野に浸潤影を認めた。
b：腹部CT。腹部に明らかな異常所見は認めなかった。

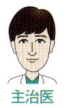
主治医

来院時所見より著明な低酸素血症をきたしている肺炎合併の急性心不全と判断し，タゾバクタム，ピペラシリンによる抗菌薬治療を開始すると同時に高流量鼻カニュラ酸素療法を開始しましたが，それでも呼吸状態が維持できずに気管挿管を行いました。新規の重症AS，LVEF低下を認め，精査のため冠動脈造影（CAG），右心カテーテル検査を行いました。

CAG所見は♯7の50％狭窄のみで，そのほか有意狭窄はなく（**図4**），右心カテーテル検査では肺動脈楔入圧（PAWP）が18mmHg，肺動脈圧（PAP）が30/20mmHg，右房圧（RAP）が7mmHg，心拍出量（CO），心係数（CI）がFick法で2.4L/分，1.47L/分/m²，熱希釈法で3.11L/分，1.9L/分/m²でした（**表2**）。

図4 CAG像

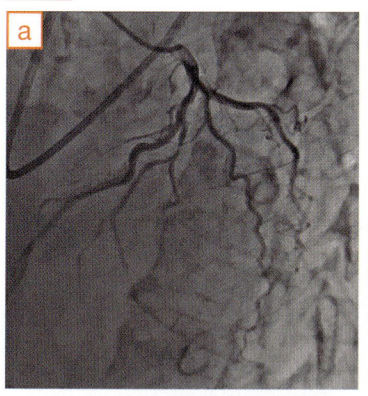

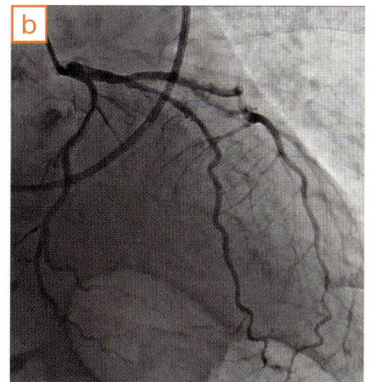

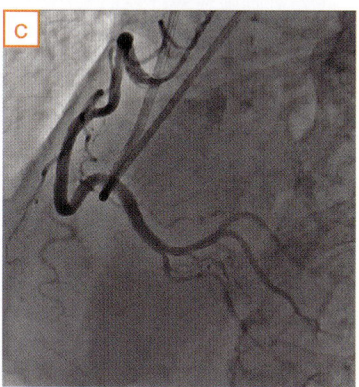

a：左冠動脈。LAO 55°，CRA 25°
b：左冠動脈。RAO 30°，CAU 30°
c：右冠動脈。LAO 55°，CRA 25°

表2 右心カテーテル検査

観血的動脈圧（ABP）	114/44（70）mmHg
心拍数	72 /分
PAWP	18 mmHg
PAP	30/20 mmHg
RAP	7 mmHg
CO, CI（Fick法）	2.39 L/分，1.47 L/分/m²
CO, CI（熱希釈法）	3.11 L/分，1.91 L/分/m²

平均圧較差 50mmHg，呼気終末陽圧（PEEP）7mmHg

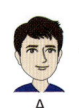

A 高血圧症の既往がある80歳代，男性が感染症を契機に受診し，初発の心機能が低下した重症ASを背景とした心不全も併発しており，人工呼吸器管理のうえカテーテル検査を行ったという状況ですね。

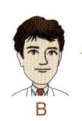

B 80歳代のASということで，開胸術や侵襲的な処置に対する家族と本人の意向，「もしも，こうなったときはこういうふうにする」など，なにか決まっていることがありましたか？

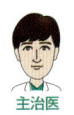

主治医 当院の腎臓内科に通院されており，慢性腎臓病の原疾患が糸球体沈着症という難病のため，もともと透析導入は考えていたようです。ただ，外科手術については今回心エコー検査も初めて行ったため，特にそのような希望は聴取できていませんでした。

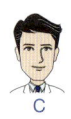

C 大柄な体格の80歳代ですね。LVOT-VTIが15cmで，一回拍出量は単純に左室流出路断面積を3.0cm²と仮定した場合，約45mLの低心拍出となります。その状態で体表面積（BSA）補正を行った場合，low flow, high gradientのASと認識して間違いないでしょうか？

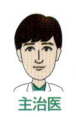

主治医 そのように考えておりました。

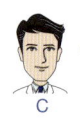

C 心エコーでの低心機能の原因をどう考えましたか？　また冠動脈狭窄はないものの心尖部がたこつぼ様心筋症のように少し動きがいびつにみえたのですが，これをどう考えたのでしょうか？

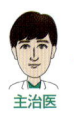

主治医 私個人としては，左前下行枝に50％程度の狭窄しか認められないものの，相対虚血が生じて壁運動低下を生じたものと考えました。

A どのようなストラテジーが考えられますか？

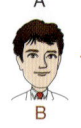

B 血行動態が容易に崩れることから，この時点でASへの介入が必要と判断します。もともと腎機能も悪いのでTAVI CTを撮ることもリスクが高く，持続血液濾過透析（CHDF）を行うことを考慮しながらTAVI CTを撮像しTAVIをプランニングすると思います。

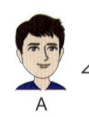

A ほかにはいかがですか？

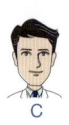

C BNPの上昇やX線でのうっ血所見から非代償性心不全であることと，心収縮機能が低下し，さらに重症ASを伴う低心拍出状態であることから，まずドブタミンを入れて，その反応をみて利尿を試みます。そのうえで慎重に経過をみていき，反応しなかったときは速やかに次のプロセスに移っていく，という順番にすると思います。

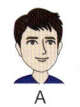

ありがとうございます。それでは続きをお願いします。

A

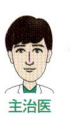

主治医

本症例では，まずドブタミンを使い，また乏尿となったのでCHDFを開始しました。ドブタミン開始後はCOは増加したものの，PAWPや肺動脈圧は横ばいで推移しました。また感染の合併により，ノルアドレナリンの需要は増大し翌朝には0.2γまで増量となりましたが，乳酸は正常範囲で推移し，なんとか全身循環を保っている状況でした（**図5**）。

図5 来院からドブタミン開始後の経過

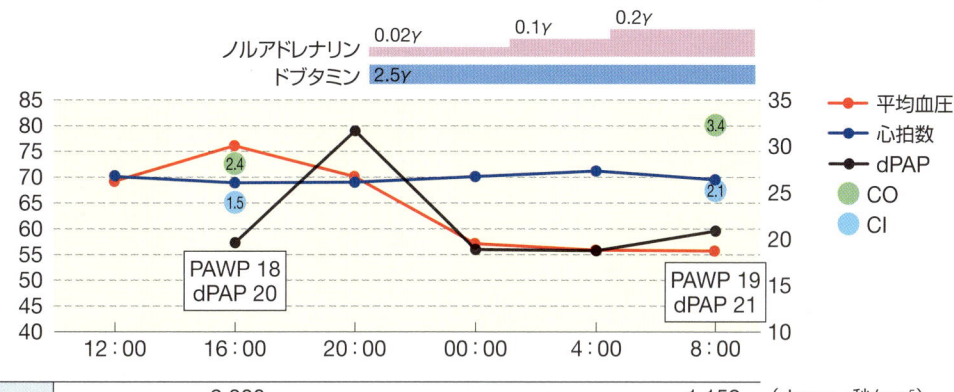

SVR	2,300		1,152	(dynes・秒/cm⁵)
WBC	9.59		8.61	(×10³/μL)
CRP	2.23		12.11	(mg/dL)
Lactate	1.8	1.3　1　1　0.7	1	(mmol/L)

dPAP：肺動脈拡張期圧

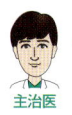

主治医

これまでの経過をまとめます（**表3**）。ドブタミン開始後はCOの改善は得られたものの，感染の悪化が原因と考えられる著明な血管抵抗の低下を認め，平均血圧も低下傾向となりました。経皮的バルーン大動脈弁形成術（BAV）が安全に実施できるか，弁性状の評価が必要であり，循環もかろうじて維持できていたため，TAVI CTの撮影を行いました。これは後から振り返ると単純CTでもよかったと考えます。

表3 ドブタミン開始前後の血行動態データ

a：ドブタミン開始前

ABP	114/44（70）mmHg	心拍数	72 /分
PAP	30/20 mmHg	PAWP	18 mmHg
RAP	7 mmHg	SVR	2,300 dyne・秒/cm⁵
CO, CI	3.11 L/分, 1.91 L/分/m²（熱希釈法）		

b：ドブタミン開始後（ドブタミン 2.5γ，ノルアドレナリン 0.2γ）

ABP	91/35（56）mmHg	心拍数	70 /分
PAP	34/21 mmHg	PAWP	19 mmHg
RAP	6 mmHg	SVR	1,152 dyne・秒/cm⁵
CO, CI	3.4 L/分, 2.1 L/分/m²（熱希釈法）		

➡ TAVI CTへ

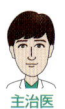

TAVI CTでは，右冠尖（RCC）と無冠尖（NCC）の融合と，同部位の高度石灰化を認め（図6），BAVによる介入は，ASの改善が十分に得られない可能性とARを増悪させてしまう可能性が比較的高いことが想定されました。

図6　TAVI CT

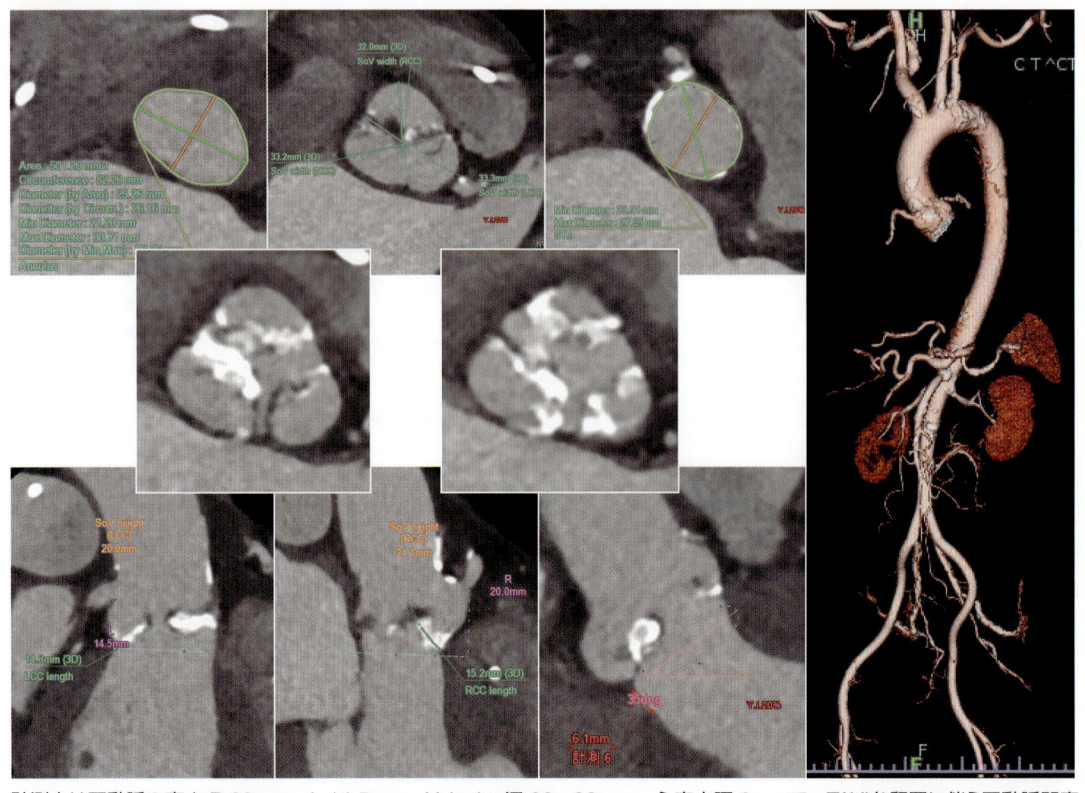

計測上は冠動脈の高さ R 20mm，L 14.5mm，Valsalva洞 32〜33mm，心室中隔 6mmで，TAVI弁留置に伴う冠動脈閉塞や房室ブロックのリスクは高くないが，大動脈弁の石灰化は高度で，無冠尖，右冠尖に連続する石灰化結節を認めた。BAVによる介入も，ASを改善させずにARのみを増悪させる可能性が比較的高いと考えられた。

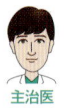

TAVI CT撮影後，血圧低下が進行し，ノルアドレナリンに加えてバソプレシン3.0U/時，アドレナリンも0.1γまで使用しましたが，乳酸値が上昇し循環不全が進行するような状況となりました（図7）。ここまでの経過をまとめると，重症AS，軽症AR，LVEF 30％の患者において，ドブタミン2.5γ，ノルアドレナリン0.2γ，バソプレシン3.0U/時，アドレナリン0.1γを使用下で循環不全の進行を認める心原性ショックに血液分布異常性ショックを合併した混合性ショックの状態です。再増悪期においては人工呼吸器，CHDFを併用している状況下で，血行動態は平均血圧52mmHgと低値で，心拍数91/分，拡張期肺動脈圧（dPAP）は43mmHgと著明に上昇，CO，CIは3.1L/分，1.9L/分/m^{2}と明らかな低下はないものの，乳酸値は3.8mmol/Lまで上昇していました。

図7 経過—TAVI CT後

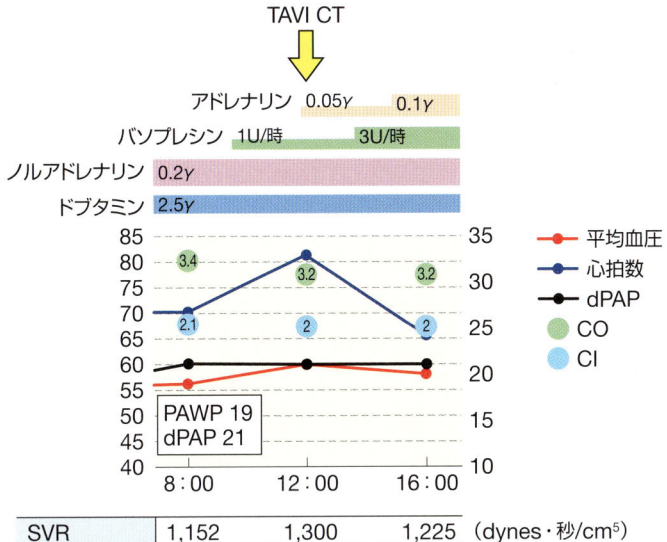

SVR	1,152	1,300	1,225	(dynes・秒/cm⁵)
SvO₂	51	61	67	(%)
Lactate	1	2	3.8	(mmol/L)
WBC	8.61			(×10³/μL)
CRP	12.11			(mg/dL)

TAVI CT撮影後にバソプレシン1→3U/時, アドレナリン0.1γ, ノルアドレナリン0.2γと高用量の血管収縮薬を使用するも, 平均血圧60mmHg維持できずに経過し, 乳酸値1→3.8mg/dLと末梢循環の悪化を認めた。

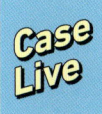
Case Live カテコラミン不応性の心原性ショック＋敗血症性ショックに対する治療選択を考える

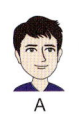
A ドブタミンを使用し血行動態が若干改善した後にTAVI CTを行ったものの, 血圧が下がり, 乳酸値も3.8mmol/Lまで上昇してきたということでしょうか？ ここには体血管抵抗（SVR）も1,152dynes・秒/cm⁵と少し低めで, 感染が大きく絡んでいる形ですね。次にどうするか, ご意見ありますか？

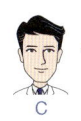
C 白血球, CRP上昇などの所見があり敗血症性ショックの合併が疑われたとのことですが, 本当に敗血症だけで末梢血管抵抗が下がっていたのでしょうか？ 挿管後の鎮静薬や, 末梢血管の抵抗を下げるようなほかの要因はありましたか？

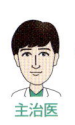
主治医 ドブタミンを始めたタイミングからノルアドレナリンを開始し, ミダゾラムも併用しながら気管挿管, 人工呼吸器管理を行っているので, 敗血症性ショックだけではないと思いますが, 炎症所見の増悪を認めたことから, 進行する血管抵抗の低下は主に感染が影響していると考えました。

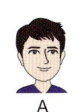
A 敗血症性ショックに対するドブタミンの位置付けは, 弱い推奨になっていたり, エビデンスが明確なものがないと思いますが, どう考えればよいですか？

213

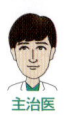

主治医 ドブタミンは敗血症性ショックに対して始めたというよりは，右心カテーテルの結果から COの低下を認めていたため，心原性ショックに対して開始しました。来院時は心原性 ショックの要素が強いなかで，感染による敗血症性ショックが前面に出てきて，全身状態 の増悪を認めました。

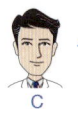

C ドブタミン，利尿薬投与後の血行動態をみると，TAVI CT後が一番危険な状況であった と考えられ，鎮静薬を使用して挿管している最中に血行動態が破綻していないのが奇跡の ように感じます。この時点で私だったら，V-A ECMOの挿入を考えます。ノルアドレナ リンが0.2γで，バソプレシン，アドレナリンが投与されていたと思います。これだけ悪 いと造影剤を使用したCTによる心不全増悪，挿管時の鎮静薬投与によるショックのリス クを乗り越えられるかどうか自信がないので，さっとV-A ECMOを回して，CTを撮る なら撮る，そしてそのまま緊急TAVIとかBAVを検討します。

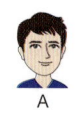

A 機械的循環補助（MCS）も早々に考えないといけないということですかね。ほかにはいか がですか？

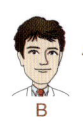

B 自分の経験だとこういう症例は途中でV-A ECMOを入れると悪い状態を助長してしまう ということがあって，ここまできてもやはり緊急TAVIだと思います。一度血行動態が破 綻してしまうと取り返しのつかないことになるので，なるべくならTAVIに目がけて一直 線に向かって進みたいです。

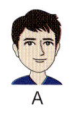

A 現在の状態としては，収縮性も進行性に落ちているのではないかという予想ですよね。 ASでどんどん血圧が下がっているからいろんな薬が入って，どちらかというと収縮性を 上げる薬ばかりですよね。ですが，起きていることは血圧の低下です。収縮性の低下が ショックの進行で起きているのか，ショックによる冠動脈虚血が前面に出てくるのか，は たまた感染症による心筋症のようなものなのかが興味深いですね。相当焦らなければダメ だよというコメンテーターの先生方の感覚が重要だと感じました。

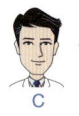

C 初めの段階で相当に悪く，心エコー検査および右心カテーテル検査のデータからlow flow, high gradientの重症ASという悪いASだという認識で対処する必要があると思い ます。いつTAVIを行うかはこの感染の状況では難しいと思いますが，それに向けての準 備は早めの段階からしておくと思います。現時点でも，平均血圧がPAPとほとんど等し くなってしまっていて，心臓がおそらく両心とも動けていないので，この時点で危ないと 思います。

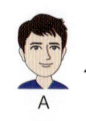

A ドブタミンの量についてはどうですか。

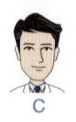

C 1回目の右心カテーテル検査ではSVR 2,100→1,800dynes・秒/cm⁵程度になっており， 交感神経が賦活化しても血圧が代償できない状態になってしまっているという認識をもつ べきです。現時点でのSVRではドブタミンという選択肢はありかなと思いますが，血圧 が低い状態では，保つためにはやはりもう締めて叩くしかないと思います。現状，ノルア

ドレナリン，バソプレシン，アドレナリンをここまで使用しているので，MCSを考えないといけないと思います。

コラム 緊急TAVIのエビデンス

ASと心原性ショックの患者はきわめてリスクの高い集団で，また根治的治療を受けない場合には死亡率が70％に達するという報告もあり[1]，1994年以降，早期死亡率は改善がみられず経過しています。またBAVも十分な狭窄の解除が得られない可能性や重大なARを招くリスクもあり，その治療介入においてはいまだ定まった方針はありません[2]。

そのなかでこの患者層において緊急TAVIは最善の戦略となり得ますが，緊急TAVIと緊急BAVを比較した後ろ向き研究では緊急BAV群で30日死亡率が30～60％，緊急TAVI群で12～35％と，緊急TAVI群でよい傾向にはあるものの有意差はつきませんでした[3]。また逆に脳卒中（0.7% vs 5.8%，P＝0.01）と血管合併症（3.4% vs 21.7%，P＝0.01）において緊急TAVI群に有意に多いことに留意する必要があります[4]。介入するタイミングについては，カテコラミンの投与開始後48時間を超えてから緊急BAVを施行した場合が死亡率の上昇と関連しており（86% vs 53%，P＝0.02），ショックの覚知から早期の大動脈弁への介入を行うことは重要と考えられます[3]。

緊急TAVIは心原性ショックを呈した重症AS患者に有用ですが，その合併症のリスクや，十分な術前評価（TAVI CTや患者自身の長期予後予測）ができない可能性には十分に注意が必要です。

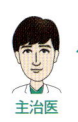
主治医 カテコラミン不応性の心原性ショック＋敗血症性ショックを呈していましたが，平均血圧は50～60mmHgと心停止には至っていませんでした。V-A ECMOよりも先に大動脈内バルーンパンピング（IABP）を留置すると，IABP留置後，速やかな血圧の上昇とPAWPの低下，CO，CIの上昇が得られました（表4）。IABP使用後からCO，CIはあまり上昇しませんでしたが，平均血圧は著明に増加し，PAWPの低下を認めました。波形からも，収縮期血圧は77→72mmHgに低下し，それにもかかわらず平均血圧はaugmentation圧のおかげで52→63mmHgに上昇しました（図9）。

表4 IABP留置前後の循環動態データ

ドブタミン 2.5γ，ノルアドレナリン 0.2γ
バソプレシン 3U/時，アドレナリン 0.1γ

ABP	77/35/52 mmHg	心拍数	91 /分
PAP	48/43/46 mmHg	CO, CI	3.1L/分, 1.9 L/分/m²
SvO₂	62 %	Lactate	3.8 mmol/L
ABP	97/26/63 mmHg	心拍数	89 /分
PAP	33/23/28 mmHg	CO, CI	3.2L/分, 2.0 L/分/m²
SvO₂	67 %	Lactate	2.9 mmol/L

図9 観血的動脈圧（ABP）波形

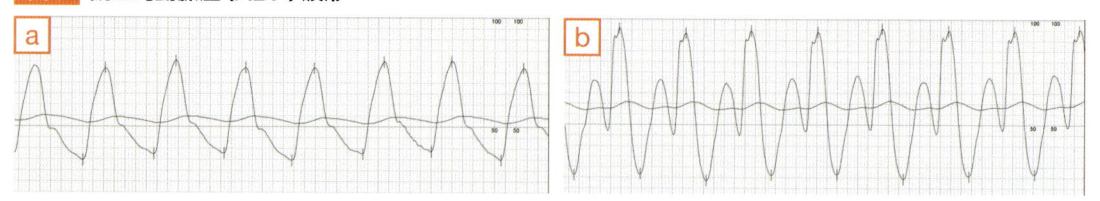

a：IABP留置前。心拍数 91/分，ABP 77/35(52)mmHg
b：IABP留置後。IABP 1:1，心拍数 94/分，ABP 96/27(63)mmHg，augmentation圧 96mmHg，収縮期血圧 72mmHg

---

コラム

心原性ショックにおけるIABPの有用性

　急性心筋梗塞に伴う心原性ショック（AMI-CS）に対するIABPの有用性は，IABP-SHOCK2試験[5]に代表されるようにエビデンスを示せておらず，反対に同分野においてはImpellaの有用性が示されつつあります。しかし，現時点ではIABPとImpellaを直接比較した試験では死亡率，主要有害心血管イベント（MACE）ともに有意差はなく，下肢虚血や出血などの合併症はIABPのほうが少ないことには注目すべきです[6]。

　また対照的に，慢性心不全から代償不全に陥り心原性ショック（ADHF-CS）をきたした際のIABPについては，AMI-CSと比較して心拍出量を増大させることが知られています[7]。しかしその原疾患から表現型はさまざまであり，IABPのbest responderについてはまだわかっていないことが多いです。病態的にはIABPは左室後負荷を軽減しつつ心拍出量を適度に増加させ血圧を下げることがないため後負荷不適合といった臨床シナリオに最適と考えられており，左室不全から肺うっ血を呈しており，SVRが上昇していて過剰な頻脈に至っていない症例がbest responderとされています[8]。

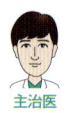
主治医

IABP留置後は，循環動態は改善傾向で推移し，IABP留置後18時間でアドレナリン，以降はバソプレシン，ノルアドレナリンをすべて漸減終了しても血圧は維持されて経過しました。Augmentation圧により平均血圧が維持できたため血管作動薬を修了できたと考えており，また血管作動薬の中止によってSVRが低下したことで，COは緩徐に増加しました。このような経緯から，本症例ではIABPの効果を得ることができたと考えました。

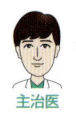
主治医

血管作動薬終了後も平均血圧は上昇し，CHDFで除水もできたため，PAWPも低値で経過しました。その後24時間かけてIABPの離脱に成功し，抗菌薬治療も奏効したため全身状態も改善しました。CHDFで継続的に除水を行ったことで，IABPを離脱してもドブタミンのみで維持され，PAWPは正常範囲でCOも保たれました（**表5**）。
IABP離脱後に抜管を目指して覚醒を促したところ，dPAPが18→23mmHgまで上昇しました。抜管するにはPAWPが高いと考え，1日かけてCHDFで4Lの除水を行いましたが，覚醒前に平均血圧 64mmHg，PAWP 12mmHgと十分問題ない状況下で覚醒を促したところ，平均血圧 79mmHg，PAWP 25mmHgまで上昇しました（**表6**）。

表5 IABP留置36，48時間後の循環動態データ

a：IABP留置直後
ドブタミン 2.5γ，ノルアドレナリン 0.2γ
バソプレシン 3U/時，アドレナリン 0.1γ

平均血圧	63 mmHg	心拍数	89 /分
dPAP	28 mmHg	PAWP	–
CO, CI	3.2L/分, 2.0 L/分/m²	SVR	1,450

b：IABP留置36時間後
ドブタミン 2.5γ

平均血圧	69 mmHg	心拍数	62 /分
dPAP	18 mmHg	PAWP	14 mmHg
CO, CI	4.2L/分, 2.6 L/分/m²	SVR	1,310 dynes·秒/cm⁵

c：IABP留置48時間後
ドブタミン 2.5γ

ABP	151/50/91 mmHg	心拍数	59 /分
PAWP	15 mmHg	SVR	1,740 dynes·秒/cm⁵
CO, CI	4.1L/分, 2.6 L/分/m²		

d：IABP離脱後
ドブタミン 2.5γ

ABP	138/44/75 mmHg	心拍数	61 /分
PAWP	12 mmHg	SVR	1,730 dynes·秒/cm⁵
CO, CI	4.3L/分, 2.6 L/分/m²		

表6 覚醒による循環動態データの変化

a：覚醒前
ドブタミン 2.5γ

平均血圧	75 mmHg	心拍数	61 /分
dPAP	18 mmHg	PAWP	12 mmHg
CO, CI	4.3L/分, 2.6 L/分/m²	SVR	1,730 dynes·秒/cm⁵

b：覚醒後
ドブタミン 2.5γ

平均血圧	84 mmHg	心拍数	95 /分
dPAP	23 mmHg	PAWP	18 mmHg
CO, CI	3.7L/分, 2.3 L/分/m²	SVR	1,835 dynes·秒/cm⁵

CHDF 4L除水（24時間）

ドブタミン 2.5γ

平均血圧	64 mmHg	心拍数	65 /分
PAWP	12 mmHg	CO, CI	3.9L/分, 2.4 L/分/m²
SVR	1,210 dynes·秒/cm⁵		

ドブタミン 2.5γ

平均血圧	79 mmHg	心拍数	95 /分
PAWP	25 mmHg	CO, CI	3.7L/分, 2.3 L/分/m²
SVR	1,835 dynes·秒/cm⁵		

Case Live カテコラミン不応性の心原性ショック＋敗血症性ショックに対する治療選択を再考する

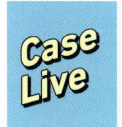

A：IABPを選択され，経過としてはもち上がってきていますが，この先のMCSの選択，例えばBAV＋ImpellaあるいはほかのV-A ECMOを使うかなどについてはどう考えますか？

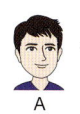

B：V-A ECMOは血行動態が破綻しかかっている場合には必要というのは同意見ですが，この経過のなかでV-A ECMOは入れずにこのような安定した血行動態に改善したことは，心負荷を軽減しながら心不全コントロールができたことにつながったと思います。BAV＋Impellaについては，ASが重症で，カテコラミンも高用量で，まずはBAVをすぐに行わなければいけない血行動態になっている人，さらにそこから心不全が顕著でV-A ECMOが必要な程度であるならば選択すべきだと思います。

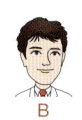

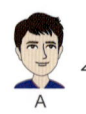

血行動態の観点からどうですか？　Augmentation圧の話もあったと思いますが。

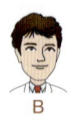

IABPが心臓に対してなぜやさしいか，心血管，冠動脈に対してなぜありがたいか，それは基本的には圧が変わるからです。圧が変わる理由は，バルーンが膨らんだときに圧が上がるし，バルーンが閉じたときに圧が下がるからです。バルーン容量×血管の硬さ分だけ圧が下がったり上がったりすることで，収縮期には圧が下がることで出しやすくなるし，拡張期には拡張期圧が上がることで冠灌流圧が上がる，それによって冠灌流がもしかしたらよくなるかもしれない，という期待をもてるようなストーリーになります。
Augmentation圧のところは疑いようがなくて，圧波形として上に上がっており，しっかり冠灌流圧を上げているので，拡張期圧のaugmentationの効果としてはあったし，それで収縮性はよくなった，もしくは保たれたかもしれないという予想は立ちます。

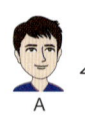

ありがとうございます。MCSの選択について，ほかにいかがでしょうか？

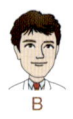

IABPでこれを乗りきれたのか？　というのが正直な印象です。V-A ECMO一択だと思いましたが，その考えも改めないといけないと思いました。アドレナリンが0.1γ必要な状況で，かつ乳酸値が上昇している状態を安定させるというのが一番大事で，それがIABPのサポート能力で乗り越えられるかどうかです。一番最悪なのはIABPを入れてみてだめだから次アップしたというような経過だと，どんどん悪くなることがあります。私なら右心の動きが悪いことを加味して夜中にはV-A ECMOにして，次の日にはTAVIにもっていきます。

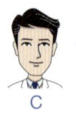

平均PAPと平均動脈圧がほぼ等しいときは，右心も左心も悪いと思います。乳酸の上昇もあり，アシドーシスを1つの指標にしています。アシドーシスであれば，V-A ECMOに行くべきと思いますが，血行動態を考えると，V-A ECMOをスタンバイし，IABPを使用しての効果をみて5分程度の経過でよくならなければ，その場でV-A ECMOを追加する計画にします。

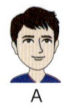

外科的アプローチは，このような血行動態が破綻しかけている場合にはどのようにプランニングしますか？　すべての施設がTAVI実施可能施設でないので，カテコラミンや除水のタイミング，IABPのタイミング，外科的な治療も含めて，どのように先を見越したアクションを起こしたほうがよいでしょうか？

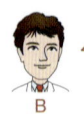

最初にドブタミンと利尿薬を用い，反応が少しでも悪い場合に次を考えます。状態がこれだけ悪い場合，麻酔導入もしくは挿管でも血行動態が破綻して戻ってこない。それだけは避けなければいけません。まずV-A ECMOを導入して安定させ，その後はいつ外科的大動脈弁置換術（SAVR）を行ってもよいと思います。感染が絡んでいると厄介で，末梢血管抵抗が低下しているときに人工心肺を回して手術を行ってしまうと，10Lの水が入ってしまうことも想定されます。その後，時間をかけて除水しても厳しいときもあるので，V-A ECMOを装着して少しでも状態を落ち着けてからTAVIをするか，TAVIができな

いときはSAVRを検討する形で進めます。

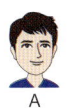

収縮性の低下したASのときのV-A ECMOでは，大動脈弁がパタっと閉まる方向のストーリーが始まるような気がします。そうなるとV-A ECMO管理においてもいろいろ問題が出やすくなります。V-A ECMOを装着して少し落ち着いたら治療を行うということが前提のV-A ECMOということですよね。

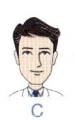

乳酸値が高い状態はやはりよくないと思います。状態を安定させる目的なので，V-A ECMOでtotal supportにする必要はなく，partial supportで2.0L/分程度の補助で十分だと思います。

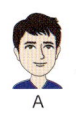

Partial supportでというのはすごくいいですね。それでは症例の続きをお願いします。

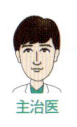

その後の経過は感染もコントロールされ，体液量を十分に適正化しても，容易にPAWPが上昇してしまう状況でした。抜管後改めて再挿管しTAVIを行うよりも，挿管したままTAVIを実施するほうがメリットが大きいと考え，TAVIを行いました。TAVI前後を比較すると圧較差が消失し，PAWPの低下を確認できました（図10）。

図10 TAVI（SAPIEN 3 Ultra 26mm）

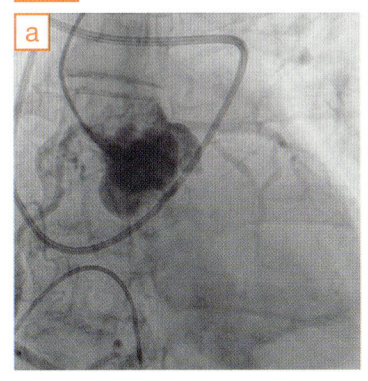
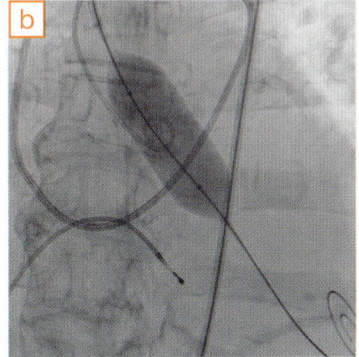
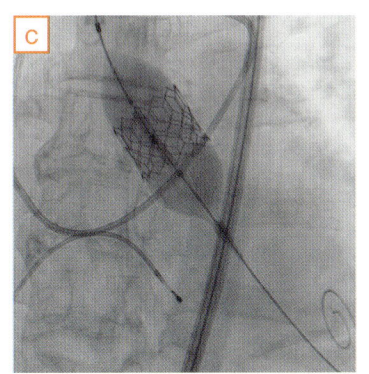

ドブタミン 2.5γ
[術前] LVP 179/17/21mmHg, AOP 126/59/89mmHg

平均血圧	79 mmHg	心拍数	95 /分
PAWP	25 mmHg	CO, CI	3.7L/分, 2.3 L/分/m²

ドブタミン 2.5γ
[術後] LVP 128/15/16mmHg, AOP 132/51/85mmHg

平均血圧	85 mmHg	心拍数	78 /分
PAWP	18 mmHg	CO, CI	3.7L/分, 2.4 L/分/m²

a：大動脈基部造影　b：前拡張　c：TAVI弁留置

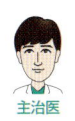

その後，徐々にドブタミンを漸減し，適宜，血管拡張薬を併用しながら管理を行い，至適薬物治療を行いました。第31病日（術後日数24）にはリハビリ転院となりました。心エコーでは，来院時はLVEF 30％，anteriorとapicalに壁運動低下を認めた状況でしたが，退院時はLVEF 40％，壁運動低下が残存していました（図11）。

図11 退院時経胸壁心エコー

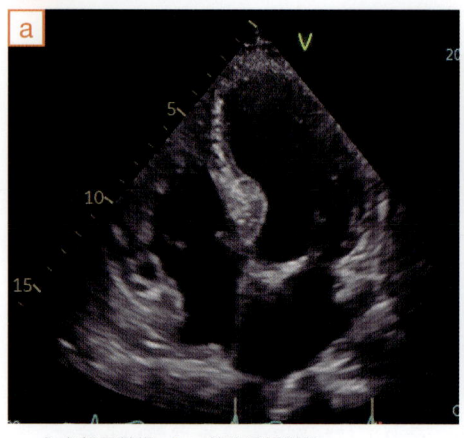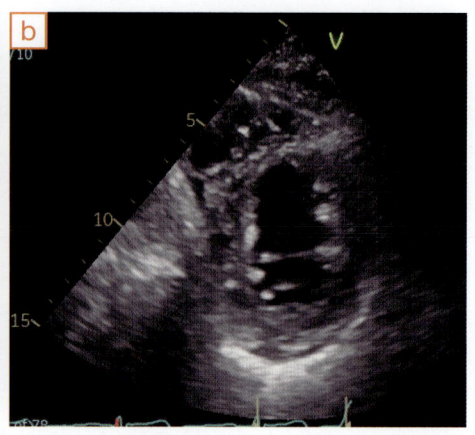

a：心尖部長軸像　b：傍胸骨短軸像

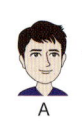 ありがとうございます。非常にリスクの高いケースでしたが，うまく管理してTAVIまでもっていくことができたと思います。症例を通じていかがでしたか？

A

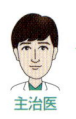 敗血症性ショックで，かつBAVのリスクが高い症例に関しては，やはり血行動態が破綻してしまう可能性も非常に高いと判断して，常にECMOなどのバックアップを検討しながら治療を行っていく必要があると考えました。今回，TAVI CT後にショックの進行を認めましたが，少なくともV-A ECMOの準備をした状況下でTAVI CTにいくべきでした。

主治医

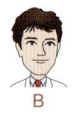 80歳代の高齢の患者で，重症ASを併発して血行動態が破綻しかかっている原因をきちんと評価されているところが，すごく素晴らしい治療だと思います。一点，pre BAVについてはまた再検討してもよいと思いました。TAVIの際にラピッドペーシングを行うリスクも考えると，ダイレクトに弁を一発で入れられるかをTAVI CTの解析で検討する必要が，特に緊急のTAVIではあるように思いました。

B

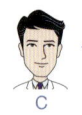 総じて，重症で難しい症例を乗り越えてきれいに治療されたことは素晴らしいと思います。ただ，実臨床ではやればやるほど同じようにいかないことがたくさんあるので，IABPでだめだったら次というような，安全面を見越したうえでのスムーズな流れが大事だと思って非常に勉強になりました。

C

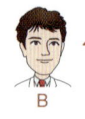 もう1点。非常に難しい症例でしたが，IABPがすごく効いたというのが印象的でした。なぜ効いたのかを心力学的に考えてみると，もともとの心臓が左室肥大でLVEFも低下していて，心筋酸素消費量が多い心臓なのですね。逆にいうと相対的な虚血状態に陥りやすい状態であるということがベースにあると思います。平均血圧が50mmHgで，LVEDPが20～30mmHg，冠灌流圧の上流圧と下流圧の差が10～20mmHg程度しかない状態，ここにIABPのdiastolic augmentationが効いて冠動脈圧が一気に増加し，心筋の回復に至っているのかと思いました。IABPはもちろんリスクを考えて備えるべきですが，まだまだ使える可能性があるということは，非常に勉強になりました。

B

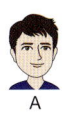

全体的に患者の命に対するリスクをどのようにとって，どのようにリスクを補完して完備していくかを考えると，partial ECMO という発想がすごく興味深かったです。最近 AS の急性心不全だと，BAV して Impella を併用するというストーリーが多いなかで，どちらかというと既存の昔からあった治療法を組み合わせて，どう最適化かするかという議論がメインだった点も，すごく意義深いと思いました。　　　　　　　　　　　　　　（終）

症例のまとめ

 重症 AS を背景に敗血症性ショックと心原性ショックを合併し，造影 CT 撮影を契機に薬物治療抵抗性の循環不全を呈した症例だった。

 動脈コンプライアンスが低く，IABP での循環補助が奏功し血行動態が維持できたため，急性期を乗りきることができた。

 亜急性期にも容易に心内圧が上昇したが，TAVI によって血行動態の改善を得ることができた。

（本症例は「循環動態アカデミー WINTER CAMP 2024」の症例検討を再構成して掲載しています）

循環動態のPoint

朔 啓太

ASと急性心不全

ASは実はPV loopで理解すべき代表的疾患です。石灰化に伴う大動脈弁有効弁口面積の縮小によって，駆出期の左室圧が著明に上昇します。この現象をPV loopで表すと縦方向の増大となります（図12）。PV loopの横幅である一回拍出量に対して左室の外的仕事量（PV loop内の面積）が不適切に大きくなることが特徴的な疾患です。

図12 ASのPV loop

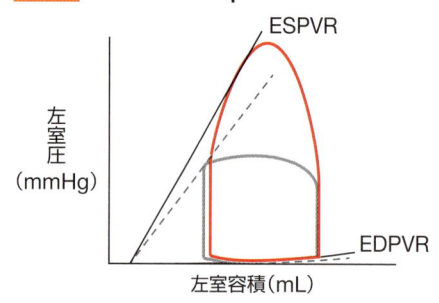

AS（赤線）による弁口面積狭小化は左室圧の上昇につながる。病態早期においては，拡張能は大きく障害されず，高い左室圧に対応して収縮性はやや上昇することから，上に凸型のPV loopとなる。一回拍出量に対して外的仕事量が大きくなることが一目でわかる。

図13に示すとおり，ASが進行しかつ長期化すると，左室の縮小と相対的な壁厚の増大を伴う求心性リモデリングや拡張能障害だけでなく，心収縮低下なども起こります。拡張能障害に収縮能障害が被ってしまうと一回拍出量を保つすべがなくなります。あらゆる治療薬をもってしても急速に拡張能障害を改善させることはできないため，有効循環血液量管理やさらなる収縮能低下の予防などを行いながら心不全改善まで耐えることがASを伴った急性心不全でよく行われる治療となります。

図13 進行したASのPV loop

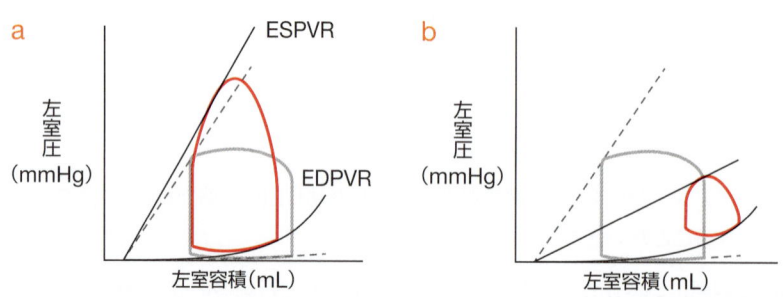

a：拡張能障害の進行。左室への長期的な圧負荷は求心性肥大を誘導し，PV loop上ではEDPVRの急峻化として現れる。
b：収縮能低下の進行。左室への圧負荷がさらに長期化すると収縮能も低下する。拡張能障害心における収縮能低下は，一回拍出量が極端に低下し，致命的となる。

本症例は心機能低下も始まっている重症ASがさまざまな臨床イベントの過程で血圧が低下し，さらなる心機能の低下および循環破綻につながった症例であるとも読めます。前述したように，ASは余計な仕事をしているために，左室肥大とともに仕事量の増加が起き，慢性的な軽度虚血が起きている疾患です。高度な冠灌流圧の低下は，慢性的に虚血にさらされているAS心において致命的となり，さらなる心機能低下を誘導します。本症例においてIABPにある程度の有効性がみられたのは，おそらく薬剤では十分に上昇させることができなかった冠灌流圧をIABPにより一気に上昇させたことから，心収縮能が改善し，循環の改善に至ったのではないかと考えられます。症例検討のなかでも取り上げられましたが，近年ASに伴う急性心不全に対してBAVを行ったうえでImpellaを留置し，十分に心不全を改善させてから待機的にTAVIを行う治療フローも注目されています[9]。

エキスパートの視点

中田 淳

本症例は，重症ASを背景とした心原性ショックに血液分布異常性ショックを併発した病態に対し，適切な評価および治療により血行動態の安定化が得られ，原疾患への治療介入を経て，良好な転帰をたどりました。

重症ASを背景とした心原性ショックの治療では，治療経過中に"待ったなしの治療選択に迫られる"ピットフォールにしばしば遭遇します。

血液分布異常性ショックの合併

感染を契機とした敗血症性ショックによる血液分布異常性ショックと心原性ショックを合併した混合性ショックでは，血行動態指標は相反する病態を呈します[10]（**表7**）。そのため，本症例でも右心カテーテルの評価を基に，適切な血管作動薬の使用，ボリューム管理を行い，全身の循環動態安定化を図りながら，心不全増悪の回避が可能となりました。

表7 心原性および血液分布異常性ショック時の血行動態指標の変化

	CI	SVR	ScVO$_2$	CVP
①心原性	⇩	⇧	⇩	⇧
②血液分布異常性	⇧	⇩	⇧	⇩ or ⇨

ScvO$_2$：混合静脈血酸素飽和度，CVP：中心静脈圧　　　　（文献8を基に作成）

原疾患に対する治療介入を踏まえたMCSの使用

TAVI CT撮影後の血行動態評価でカテコラミン使用下での低心機能，乳酸値上昇を伴う循環不全，PAWPの上昇を認めたことから，MCSの導入が必要と考えられます。本症例ではこの時点で，感染の併発や血行動態の増悪をきたしていることから，原疾患（重症AS）への

介入（BAV，TAVI）ではなく，MCSの導入が検討されました。一般的にはAS解除前であり，侵襲度の低いIABPもしくはV-A ECMOの導入が選択肢となります。ただし重症ASによる心原性ショックに対するV-A ECMO使用時には，高流量での逆行性血流により，容易にPAWP/左室拡張末期圧（LVEDP）の上昇をきたすことが予想されるため，左室補助追加が必要となります。IABPの追加留置，あるいはBAVを行ったうえでのImpella補助により左室unloadingを図ることになりますが，どちらを選択するかは，BAV時のAR増大などのリスクとベネフィットを鑑み判断します。本症例では，IABP補助により，冠灌流圧上昇による収縮性が改善し，結果的に血管作動薬を軽減することが可能となりました。

ASに対する介入

　IABP留置により体液量の十分な適正化を行い，感染をコントロールした後にTAVIを行ったことは，その後の心不全の経過に大きく寄与したと考えられます。非待機的（緊急/準緊急）TAVIは，わが国のTAVI全例登録レジストリ（J-TVT）の検討では全体の約2.3％に相当し，1年以内の全死亡率の割合が，待機的TAVIと比較して22.8％ vs 7.8％と有意に高いことが示されています[11]。

　そのため，可能であれば心不全のコントロールが得られ，血管作動薬/カテコラミンの減量およびMCSの離脱後に待機的にTAVIを行うことが望ましいと考えられます。

　以上のように，重症ASを背景とした心原性ショックでは，治療経過中のピットフォールを回避し，治療リスクを軽減し，できる限り安全に治療介入ができることが望ましいです。しかしながら循環動態の増悪を認めた場合には，迅速にMCSの導入を行い，急性期のBAVやTAVIを行う体制を整え，治療にあたることが必要と考えられます。

主治医の感想

大田一青

　これまでにも上級医に「重症ASの心不全では血管拡張薬や利尿薬は慎重に使用しなさい」と口酸っぱく指導されてきましたが，collapseした重症ASの症例を実際に経験したことはなく，その重大性や危険性を十分理解できていませんでした。今回重症ASの症例で敗血症から高度な血管抵抗の低下を招きrefractory shockに至り，いかなる血管作動薬にもまったく反応しない状況を実際に経験し，その深刻さを理解することができました。

　今回は感染があったことやBAVによる介入でARのリスクが高かったことなどが重なり，大動脈弁への介入がelectiveなタイミングとなりましたが，カテコラミン開始後48時間を超えての緊急BAVは死亡率の上昇（86％ vs 53％，P＝0.02）と関連があるという報告[2]からも，基本的にはBAVやAVRといった大動脈弁への直接的な介入は早期に行うことが望ましいと考えます。その介入が本症例のように難しい場合には早期のMCSを検討する必要があり，やはりcollapseする前の介入が本来は望ましいと考えます。

MCSの選択については，本症例のようにIABPが有用な症例もあり，実際重症ASにおいてIABPの使用がCOの増大に有用であるという報告[12]やそのほかのMCSデバイスと比較して合併症が少ないこと[13]からも，TAVIが検討されるような高齢者では，可能であればIABPがより望ましいと思います。しかし，IABPが有用な症例選択についてはまだ明らかになっていません。また段階的な介入は予後不良につながることは示されており[2]，今後本症例と同様の症例を診る際には，カテーテル室内で観察しその場で追加のV-A ECMOサポートや，場合によっては直接のV-A ECMO挿入も辞さないことが患者の安全性を担保するという点では重要であると感じました。

　また現在に至るまで，心原性ショックに対するIABPの有用性が示されている文献は少なく，Impellaの使用が増加している時代のなかでIABPの有用性を見直すきっかけとなりました。

文献

1) Eugène M, Urena M, Abtan J, et al : Effectiveness of Rescue Percutaneous Balloon Aortic Valvuloplasty in Patients With Severe Aortic Stenosis and Acute Heart Failure. Am J CardiolMar 121(6) : 746-750, 2018.
2) Urena M, Himbert D : Cardiogenic Shock in Aortic Stenosis: Is It the Time for "Primary" TAVR? JACC Cardiovasc Interv 13(11) : 1326-1328, 2020
3) Wernly B, Jirak P, Lichtenauer M, et al : Systematic Review and Meta-Analysis of Interventional Emergency Treatment of Decompensated Severe Aortic Stenosis. J Invasive Cadiol 32(1) : 30-36, 2020.
4) Bongiovanni D, Kühl C, Bleiziffer S, et al : Emergency treatment of decompensated aortic stenosis. Heart 104(1) : 23-29, 2018.
5) Thiele H, Zeymer U, Neumann F-J, et al : Intraaortic balloon support for myocardial infarction with cardiogenic shock. N Engl J Med 367(14) : 1287-1296, 2012.
6) Schrage B, Ibrahim K, Loehn T, et al : Impella Support for Acute Myocardial Infarction Complicated by Cardiogenic Shock. Circulation 139(10) : 1249-1258, 2019.
7) Malick W, Fried JA, Masoumi A, et al : Comparison of the Hemodynamic Response to Intra-Aortic Balloon Counterpulsation in Patients With Cardiogenic Shock Resulting from Acute Myocardial Infarction Versus Acute Decompensated Heart Failure. Am J Cardiol 124(12) : 1947-1953, 2019.
8) Baldetti L, Pagnesi M, Gramegna M, et al : Intra-Aortic Balloon Pumping in Acute Decompensated Heart Failure With Hypoperfusion : From Pathophysiology to Clinical Practice. Circ Heart Fail 14(11) : e008527, 2021.
9) Yokota S, Nishikawa T, Saku K : Impella as an optimizing tool for heart failure interventions. Journal of Coronary Artery Disease 2024 (in press)
10) Zhang Y, McCurdy MT, Ludmir J : Sepsis Management in the Cardiac Intensive Care Unit. J Cardiovasc Dev Dis 10(10) : 429, 2023.
11) Kitahara H, Kumamaru H, Kohsaka S, et al : Clinical Outcomes of Urgent or Emergency Transcatheter Aortic Valve Implantation - Insights From the Nationwide Registry of Japan Transcatheter Valve Therapies. Circ J 88(4) : 439-447, 2024.
12) Aksoy O, Yousefzai R, Singh D, et al : Cardiogenic shock in the setting of severe aortic stenosis: role of intra-aortic balloon pump support. Heart 97(10) : 838-843, 2010.
13) Kapur NK, Whitehead EH, Thayer KL, Pahuja M : The science of safety : complications associated with the use of mechanical circulatory support in cardiogenic shock and best practices to maximize safety. F1000 Res 9 : F1000 Faculty Rev-794, 2020.

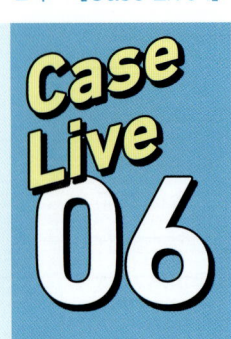

Case Live 06

修正大血管転位症に対するダブルスイッチ術後晩期に急性心不全を発症した症例

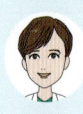

主治医
大学病院勤務。先天性心疾患を中心に患者ごとのベストを探る毎日

A 医師
大学病院勤務。心不全エキスパートとして地域を守る。今回の司会を担当

B 医師
大学病院で先天性心疾患の外科治療に従事

🔍 初診時現症

入院時現症	
年齢，性別	40歳代，女性
主訴	呼吸困難，腹部膨満感
現病歴	9歳時にダブルスイッチ術（Senning術とRastelli術）を行った後は進学し，就職のため上京し，日常生活は問題なく経過していた。30歳代に地元に帰省し，動悸・意識消失のため当院へ救急搬送となった。上室頻拍に対して他院紹介しカテーテルアブレーション治療を行い，以降は動悸・失神なく経過していた。今回搬送の数日前より徐々に倦怠感，腹部膨満感，6kgの体重増加と両側下腿浮腫を自覚していた。今回はうっ血性心不全の診断で入院となった。
既往歴	#1：修正大血管転位症（ccTGA），心房中隔欠損症（ASD），心室中隔欠損症（VSD），肺動脈弁狭窄症（PS），ダブルスイッチ術後（心房内転換術〔Senning術〕とRastelli術） #2：内臓逆位（右房は左側に位置し，右室は左室の左側に位置する。大動脈は肺動脈の右側に位置する） そのほかの既往歴：虫垂炎術後，薬剤性甲状腺機能亢進症。高血圧の指摘なし
常用薬	カルベジロール 2.5mg，アミオダロン 100mg，アスピリン100mg
来院時現症	起座位，意識清明，血圧 202/110mmHg（普段の収縮期血圧は120mmHg），心拍数 70/分，経皮的動脈血酸素飽和度（SpO₂）91％（室内気），呼吸回数 26/分 頸静脈拍動：頸部中部（座位），Kussmaul signなし 胸骨右縁を最大とする収縮期雑音 Levine Ⅲ/Ⅳ， 拡張期逆流性雑音 Levine Ⅱ/Ⅵ，Ⅲ音・Ⅳ音なし，左下肺野で呼吸音減弱， 腹部膨隆あり，肝臓腫大あり，両側下腿浮腫あり，四肢末梢冷感あり
検査所見	【血液生化学検査】Cr 0.84mg/dL，NT-proBNP 1,910pg/mL，高感度トロポニンT 0.015pg/mL（表1）

> 【心音図】Levine Ⅲ/Ⅵ 収縮期駆出性雑音（2R＞apex），Levine Ⅱ/Ⅵ 拡張早期逆流性雑音（図4）
> 【頸静脈波形】x谷の浅化を認めた（図5）。
> 【心電図】洞調律，心拍数 65/分，右軸偏位，QRS幅160ミリ秒（fragmented QRS），ST変化なし（図6）
> 【胸部X線】心拡大（右第2弓の突出），両側胸水貯留（図7b）
> 【CT】肺野のうっ血，胸水貯留，Rastelli導管の石灰化（図8）
> 【心エコー】左室収縮は保持，三尖弁閉鎖不全症（TR）重症，三尖弁逆流速度の上昇（図9）

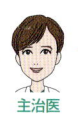

主治医

小児心臓外科医がいない地方施設で出会った成人先天性心疾患症例です。

40歳代，女性で，呼吸困難と腹部膨満感を主訴に救急受診されました。まずは今回の入院に至るまでの経過を説明します。心疾患の既往は複雑で，ccTGAとASD，VSD，PSが幼少期に診断され，9歳時に東京でSenning術とRastelli術を行っています（図1）。術後は進学・就職し，問題なくすごしていましたが，6年前に地元に帰省し，動悸・意識消失のために当院に初回緊急入院となりました。当時の心電図は図2のとおりで，QRS幅の広い頻脈で心拍数220/分，血圧は測定困難なため，緊急のカルディオバージョンにより，洞調律復しています。直後の心電図は図3のとおりで，QRS幅の広い頻脈は上室頻拍と診断しています。AST，ALTやBNPの上昇を伴い，数日間経過観察入院となりました。上室頻拍により血行動態が破綻するため，当院では加療ができず，東京でカテーテルアブレーションを行い，その後の5年間は問題なく経過していました。

図1　本症例の心臓シェーマ

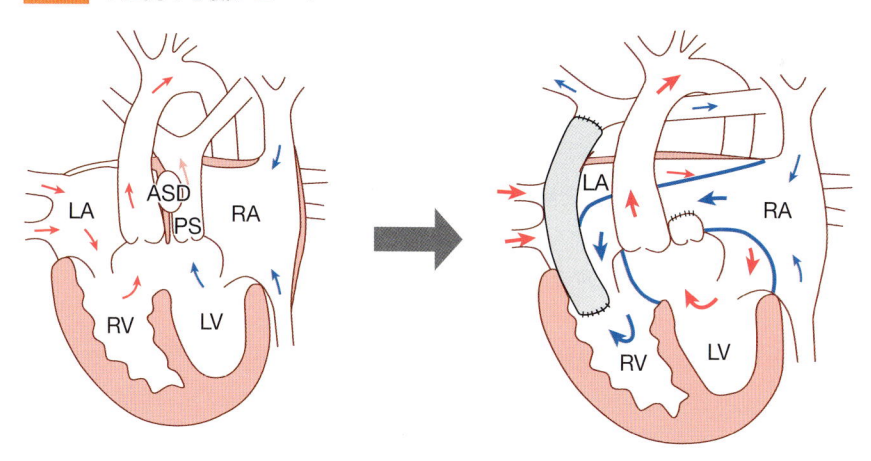

出生時：体心室＝解剖学的右室
　　　　ASD（＋）
　　　　VSD（＋）
　　　　PS（＋）

心房内血流転換術（Senning術）＋Rastelli術後：体心室＝左室
　　　　→体血流と肺血流の血行動態は正常，チアノーゼ消失

（難病情報センター HP：修正大血管転位症（指定難病208）．https://www.nanbyou.or.jp/より許諾を得て改変転載）

図2 心電図（初回入院時，6年前）

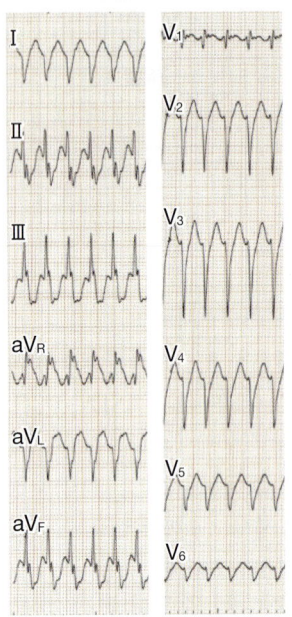

心拍数 220回/分。QRS幅の広い頻拍ではあるが，これだけでは上室性と心室性の区別がつかない。

図3 心電図（初回入院時，6年前，カルディオバージョン後）

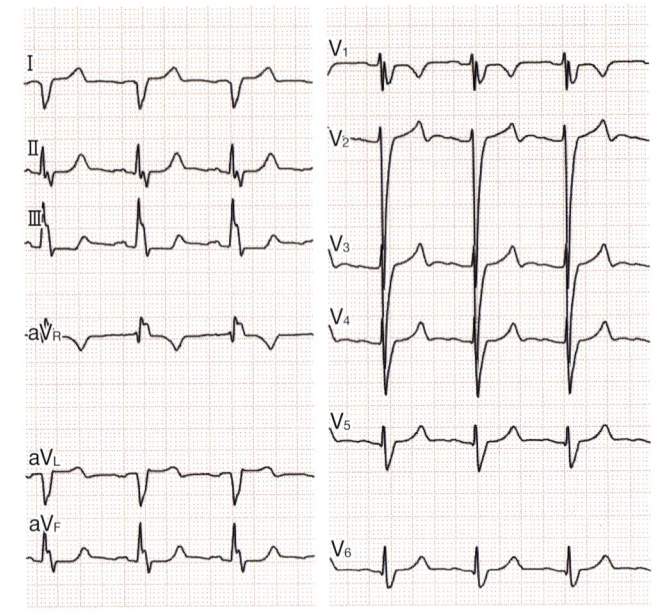

洞調律復帰後

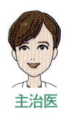
主治医

数日前から徐々に倦怠感，腹部膨満感の増悪を自覚し，呼吸困難感と腹部膨満感のため救急要請となりました。

来院時の血圧 202/110mmHg（普段の収縮期血圧は120mmHg程度），心拍数70/分，頻呼吸でしたが，SpO₂は室内気で90％に低下していました。傍胸骨右縁の聴診でLevine Ⅲ/Ⅵの収縮期雑音と拡張期雑音を聴取し，末梢冷感と下腿浮腫を認めました。

入院時の心音図（図4）と頸静脈波形（図5）を示します。頸静脈怒張は明らかではありませんが，頸静脈波形でx谷の浅化を認めました。血行動態は重症TRの影響もあると思われますが，うっ血性心不全の状態と考えました。

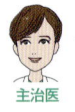
主治医

心電図は6年前の洞調律波形と著変なく（図6），来院時BNP値上昇，軽度の腎機能障害，トロポニン値の上昇以外は特記すべきことはありませんでした（表1）。初回入院時と今回の入院時の胸部X線所見を示します（図7a）。入院時は心拡大が目立ち，軽度の胸水貯留が認められました（図7b）。胸部CT像（図8）では肺野のうっ血と軽度の胸水貯留があり，肺動脈につながるRastelli導管の石灰化が目立ちました。心エコー検査（図9）では三尖弁逆流圧較差（TRPG）と肺動脈弁通過血流速度上昇を認め，左室収縮は保たれていました。これらの所見より，初療医は体液貯留を伴う高血圧性心不全と考え，血管拡張薬を中心とした心不全加療を行いました。併存する体液貯留に対してループ利尿薬を使用し，治療に対する反応は良好でした（図7c）。

図4 入院時心音図

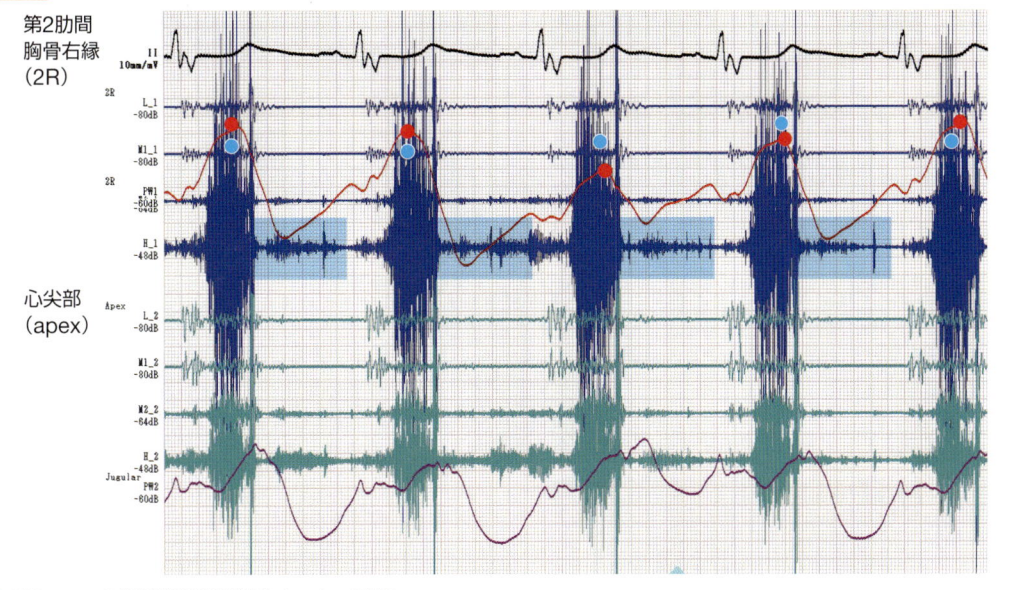

第2肋間
胸骨右縁
（2R）

心尖部
（apex）

● 2R＞apexの収縮期駆出性雑音. Levine Ⅲ/Ⅵ
拡張早期の逆流性雑音. Levine Ⅱ/Ⅵ
● 胸骨右縁の拍動peak（赤）は，収縮期雑音の最強点 と一致→Rastelli導管の拍動
青：胸骨右縁第2肋間心音，赤線：胸骨右縁の拍動，緑：心尖部心音，紫線：頸静脈波形

図5 入院時頸静脈波形

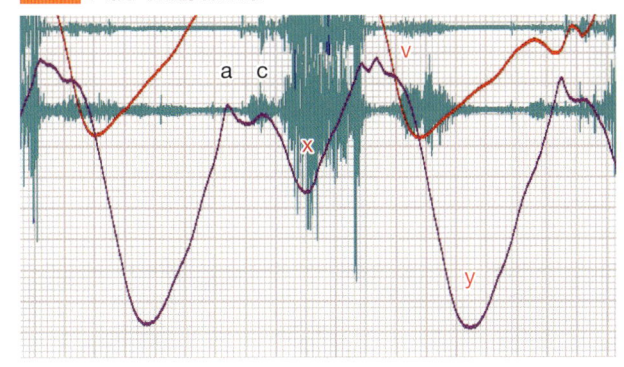

紫線：頸静脈波形
x谷は浅く，x＜yのnon-compliant pattern

図6 入院時心電図

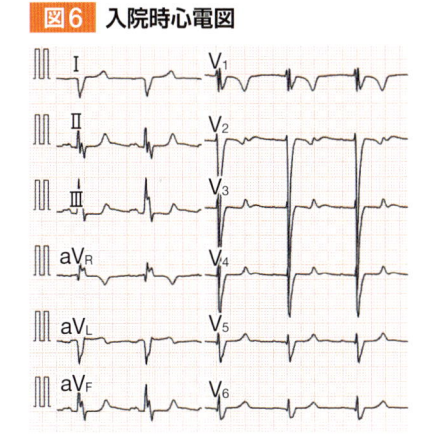

心拍数65/分。Fragmented QRS。初回入院
時とは著変なし。

表1 入院時血液生化学検査

血算		BUN	12.5 mg/dL
WBC	6,400 /μL	Cr	0.84 mg/dL
Hb	12.9 g/dL	eGFR	59 mL/分/1.73m^2
Plt	14.5 ×10^4/uL	Na	138 mmol/L
生化学		K	4.0 mmol/L
Alb	4.1 g/dL	NT-proBNP	1,910 pg/mL
CK	36 U/L	TSH	7.2 μIU/mL
AST	17 U/L	Hs-TnT	0.015 pg/mL
ALT	20 U/L		

図7 胸部X線像

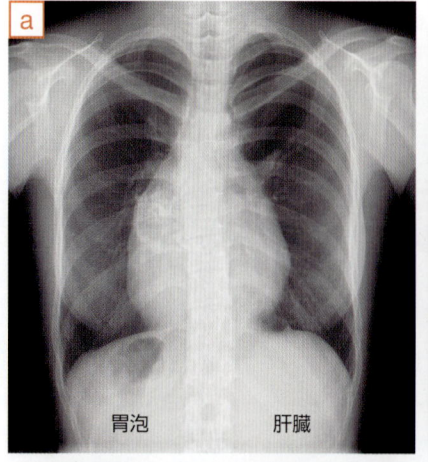

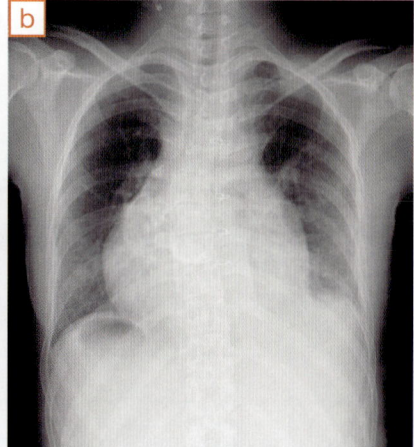

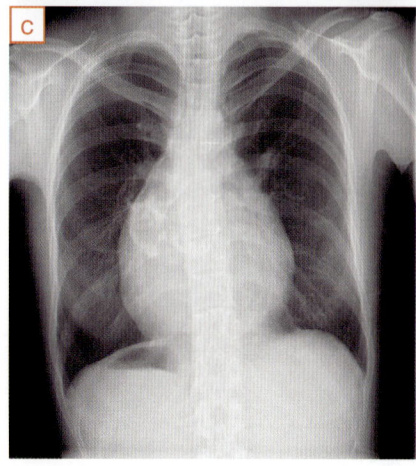

胃泡　　　肝臓

a：初回入院時（6年前）
b：今回の入院時
c：治療後
6年前（a）と比較し，今回の入院時（b）は心拡大と胸水貯留が目立つ。治療後（c）は治療前（入院時）より体重が4kg減少し，BNP 86pg/mLであった。

図8 入院時胸部CT像

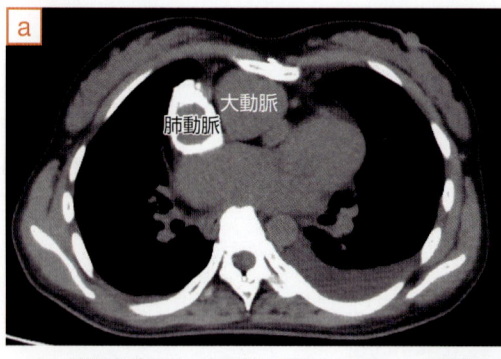

肺動脈　大動脈

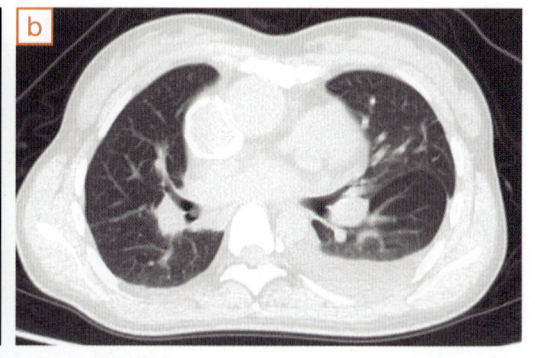

a，b：縦隔条件では，全周性に石灰化したRastelli導管と右心系の拡大を認めた。

図9 入院時心エコー像

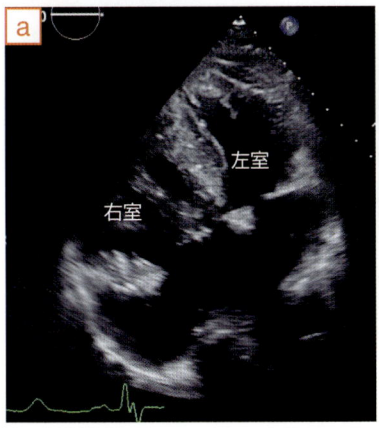
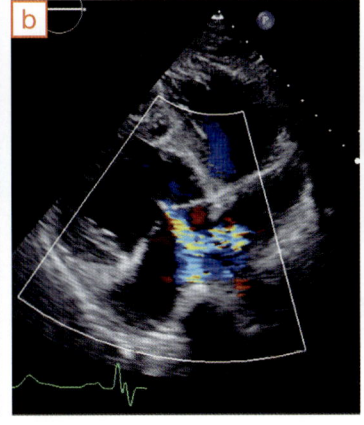
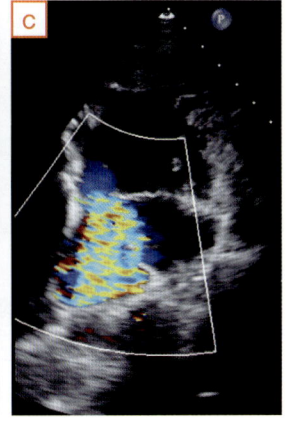

a，b：心尖部四腔像では拡大した右室と重症TRを認めた。c：心尖部二腔像でも重症TRを認めた。

IVC 25mm，respiratory change（−），LVDd/LVDs 49/35mm，LVEF 55%，TMF E/A=55/31
AR trivial，MR 軽症，TR 中等症〜重症，TR peak V 3.8ミリ秒/秒，中隔尖〜前尖の間から吹くTR
TRPG 58mmHg，PA valve peak V 1.4m/秒

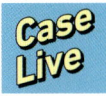

病態を整理し，次のアクションを考える

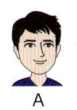

ccTGA，ASD，VSD，PS の既往があり，ダブルスイッチ術後，併存症として内臓逆位がある40歳代，女性で，今回はうっ血性心不全で入院した症例です。来院時の血圧異常高値と起座呼吸があることからafterload増加型急性心不全と思いきや，左心不全による肺うっ血所見よりも体重が6kg増量するほどの体液貯留や肝腫大など右心不全症状が目立つ状況ですね。B先生，気になった点はありますか？

コラム

ccTGAと心不全

　ccTGAは房室錯位と大血管転位が起きることで循環動態的には「修正」されています。VSDや肺動脈狭窄などを合併することが多く，病態に合わせて治療方針が検討されます。

　心不全発症に至るには，いくつかパターンがあります。まず，未修復で無症状のまま成人期まで成長する場合です。この場合，体心室が右室であることから，TRと右心機能低下による心不全を呈し，その頻度は心内合併奇形がなくとも45歳までに25%といわれています[1, 2]。出生後からccTGAと診断され，手術を受けた場合には，術式ごとに心不全の理解が必要です。まず，二心室修復が可能な場合には解剖学的修復術（ダブルスイッチ術）と機能的修復手術（conventional repair）のいずれかが選択されます。そもそも二心室修復が困難な場合は，Fontan手術が選択されます。

　解剖学的修復術（ダブルスイッチ術）には，①心房内血流転換術（atrial switch術：Mustard

術，またはSenning術）と②大動脈スイッチ手術（arterial switch術：Jatene術，Lecompte術など），または心外導管を用いた心室位血流転換（Rastelli術など）の2カ所の血流転換を行う必要があり，これをダブルスイッチ術とよびます。

　心房内血流転換術の影響として，①心房切開や縫合線による上室不整脈，洞不全症候群，②心房内ルートの狭窄，③Baffle leak（運動時低酸素血症や奇異塞栓の原因となる）などの遠隔期合併症があります。Rastelli術の場合は，①導管狭窄と逆流，②房室弁逆流の悪化，③心室後負荷による心拡大，心機能低下，④感染性心内膜炎などがあります（表2）[3]。

表2	主要後期合併症
1	右心機能不全
2	三尖弁逆流
3	房室ブロック
4	不整脈
5	突然死
6	導管狭窄
7	僧帽弁逆流・大動脈弁逆流
8	感染性心内膜炎

（文献3を参考に作成）

　Rastelli術に使用される人工血管の経年劣化は必ず起こる合併症であり，術後10〜20年で約1/3に再手術が必要となります。ccTGAと心不全の要因は多彩で，それぞれの原因に合わせて①再弁置換術，②心外導管再建術，③遺残病変修復術，④ペースメーカ植込み術などを検討していきます。右室流出路の再手術の決め手は，症状の有無，右室収縮期圧が60mmHg以上であること，重症の肺動脈弁閉鎖不全症があること，心肺運動負荷試験（CPX）による運動耐容能の低下，右室容量の拡大などが挙げられます[4, 5]。介入の時期をみきわめるために経時的かつ多面的な評価が必要となります。まさに小児循環器内科・循環器内科・心臓血管外科での連携を要する分野です。

　成人先天性心疾患患者では心不全薬物治療のエビデンスに乏しい状況です。例えばアンジオテンシン受容体ネプリライシン阻害薬（ARNI）やSGLT2阻害薬については，体心室右室や単心室疾患の患者に対しても同様の効果が期待できるか議論されているところです。今後のさらなる研究が期待されています。

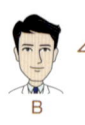

　スタートはかなりの右心不全だと思います。PS，右室流出路狭窄（RVOTS），中等症〜重症TRがあり，右心系は著明に拡大しています。本症例の右心不全は，血液のリザーバーである右室の出口（肺動脈弁）が塞がって，さらに入口（三尖弁）は逆流して，リザーバーが壊れた状態です。こうなると水を全身に溜め込みます。徐々に両側下腿浮腫や腹部膨満感が出ていたはずなので，その時点から外来診療で利尿薬をしっかり使っておくべきで，右心不全の精査を行う必要があったと思います。SpO₂ 90％ってかなり苦しいですよね。Afterload増加型急性心不全というよりは，肺水腫で呼吸が苦しくなってまるでパニック発作のように自律神経が過興奮状態になったと考えるほうが，この血圧上昇は考えやすいと思います。

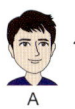
血圧からすると確かにすぐに血管拡張薬を使いたくなりがちですが，経過をみると著明な体液貯留がベースにあるため，血管拡張薬よりも利尿薬がキードラッグなのでしょうね。本症例においても利尿薬を併用したんですよね？

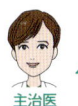
はい，入院後に静注利尿薬を使用しました。入院前までは利尿薬の使用はありませんでした。

心雑音の原因が気になるのですが，心エコーでさらなる所見はありましたか？

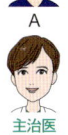
実は心エコーでの描出が非常に難しく，左室収縮は比較的保たれていますが，心雑音の成因などを決定できるほどの詳細評価はできませんでした。そのため，心音図も含めて検討したというのが正直なところです。

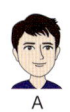
心雑音は，内臓逆位があるなか胸骨右縁が最強点だったということでしょうか？

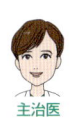
はい，胸骨右縁第2肋間を最強点としてLevine Ⅲ/Ⅵ程度の収縮期駆出性雑音，またそれに引き続いて拡張早期の逆流性雑音も聞こえました。RVOTSおよび逆流に加え，TRが心音図から示唆されました。

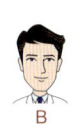
この収縮期駆出性雑音はRastelli導管のPSの音ではないでしょうか。実際に高い位置の胸骨右縁ですし，PSの音は目立ちます。一方TRでは通常そこまで強い音は出ません。

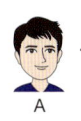
このような背景疾患に対し，小児期に手術を行った時点で，今回のような未来は想像できるものなのでしょうか，それとも典型的でないものが隠れているのでしょうか？

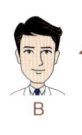
典型的な自然経過です。9歳のときにRastelli術を行った時点で，30年後のこの未来はほぼみえているものだと思います。「小学生の頃に着ていた子ども服は30歳，40歳になったらもう着ることができないですよね」と患者によくいうのですが，9歳の骨格でRastelli導管は何mmのなにを使ったかを情報として把握しておいたほうがよいでしょう。もう1つは，導管を立てる際に右室のどこに穴を開けているかをCTなどでみておくと病態把握に役立ちます。おそらく弁付き導管は小さいもので，古くなって石灰化も生じ内腔が狭小化している。さらに通常，右房・左房は前後の位置関係になりますが，ccTGAでは心房も心室もサイド・バイ・サイドで左右に位置します。本症例は内臓逆位のccTGAなので右室が右側，左室が左側です。また，おそらくは右室のinlet側，つまり入口に近いところに穴を開けて人工血管を通しているので，ある程度胸骨で人工血管が圧排された状態で患者は成長していく。以上により，慢性的な右室負荷が生じていたことが予想されます。

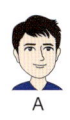
自然経過であれば，患者にも術後の経過を理解してもらう必要がありますね。

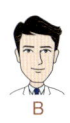
現在はRastelli術後の症例でしばしば成人期に人工血管トラブルや右心不全が生じることわかってきているので，継続的な通院加療の徹底を指導し，さらに成人期での再手術の可能性があることを患者にあらかじめ伝えておくことが親切だと思います。

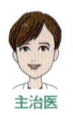
主治医 私も1つ質問があります。β遮断薬やアミオダロンを内服しているとはいえ，心不全非代償期であるわりに心拍数の上昇が乏しいと感じていました。ccTGAは房室ブロックなどの伝導障害が起きやすいイメージがあるのですが，本症例における洞調律での徐脈傾向にccTGAならではの影響はありますでしょうか？

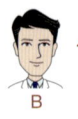
B ccTGAの関与の可能性も十分にあります。ccTGAでは心房中隔と心室中隔が整列しない（malalignment）ことが多く，その際に房室間刺激伝導路の解剖異常を伴い房室ブロックが頻発します（**図10**）[6]。しかもSenning術を行っているので洞結節からのつながりが悪く，レートレスポンスが悪くなることもあります。交感神経の賦活化が生じ血圧は鋭敏に反応するも，心拍数がついてこないということはよくあり，それが心不全を助長した可能性もあるでしょう。さらに入院時の心電図所見に立ち返りますが，QRS幅160ミリ秒の心室内伝導障害とⅡ，Ⅲ誘導のfragmented QRSの所見はきわめて重要です（**図11**）[7]。これだけでも専門家であれば，かなりの右心負荷と右室心筋の線維瘢痕を疑わせる所見と考え，導管狭窄を疑いにいくという心電図だと思います。

コラム

ccTGAにおける房室伝導

　房室結合は房室間刺激伝導路の形成に関与します。通常の房室結合は房室正位（AV concordance）とよばれ，この場合は心房中隔と心室中隔が整列（alignment）し，発生の過程で後方房室間刺激伝導路が形成され，心房中隔前方に位置する後方房室結節が残ります。一方，ccTGAに代表される解剖学的左房が右室に連なる房室錯位（AV disconcordance）では心房中隔と心室中隔が整列しない（malalignment）ことが多く，後方房室間刺激伝導路が無形性，または低形成で前方房室間刺激伝導路，前方房室結節が残ります（**図10**）。このように心房中隔と心室中隔の整列の程度で，発生の過程でどちらか一方の房室結節が残る場合と，前方後方両方の房室結節（twin AV node）が残る場合があります。このような房室間刺激伝導路の解剖異常をもつ房室錯位では，自然発生的に年齢とともに房室ブロックが起こります[6]。

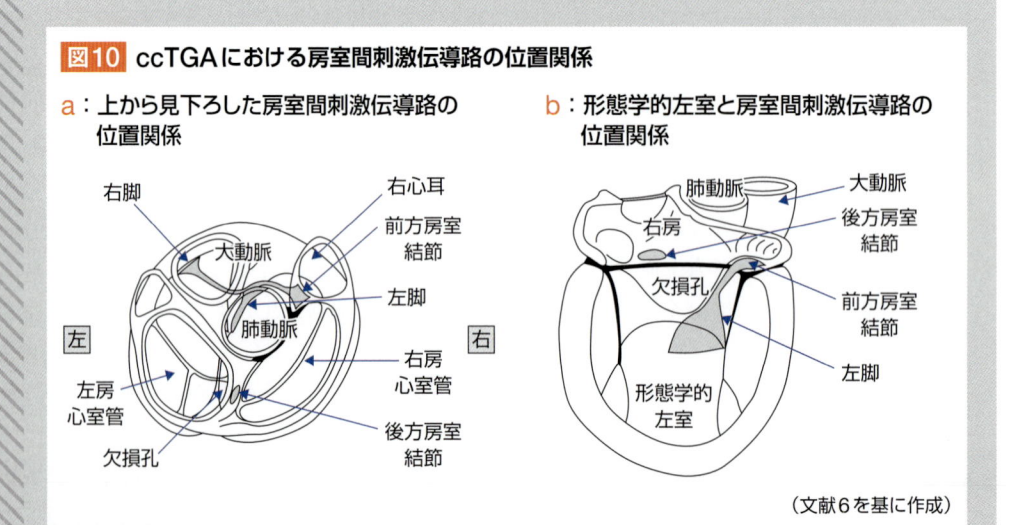

図10　ccTGAにおける房室間刺激伝導路の位置関係

a：上から見下ろした房室間刺激伝導路の位置関係

b：形態学的左室と房室間刺激伝導路の位置関係

（文献6を基に作成）

Fragmented QRS

Fragmented QRSは，「冠動脈領域に対応する連続する2つのリードにおいて，追加のR波（R'）が存在するか，R波またはS波の直下にノッチが存在するか，または1つ以上のR'（フラグメント）が存在するQRS」で定義されます。このfragmented QRSは心筋の瘢痕による心室の伝導遅延を表しており，脱分極異常のマーカーとして報告されています（図11）[7]。さまざまな心疾患で認められますが，心筋梗塞では梗塞部位に一致してfragmented QRSが出現します。成人先天性心疾患患者でも，fragmented QRSを認める患者と心室不整脈の関連性がすでに知られています。QRS幅>120ミリ秒に延長していなくとも，fragmented QRSがあるだけで突然死リスクへの注意が必要です[8]。

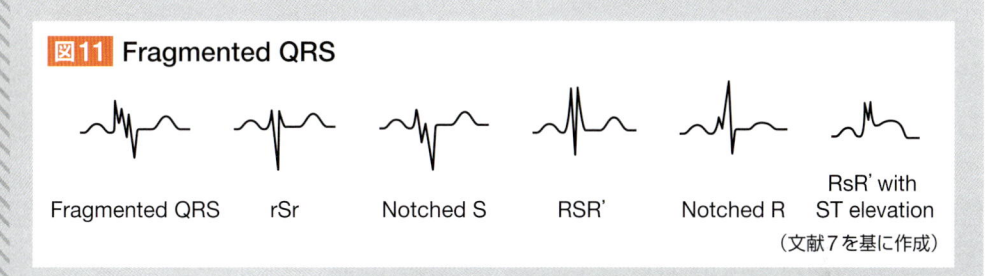

図11 Fragmented QRS

Fragmented QRS　rSr　Notched S　RSR'　Notched R　RsR' with ST elevation

（文献7を基に作成）

Case Live　犯人はだれ？―正しい評価と治療戦略

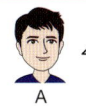
A

それでは続きをお願いします。

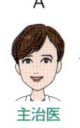
主治医

前述のとおり心エコーでは形態評価が困難であったことから，心臓MRI検査を追加しました。右室が強く張っている状態で（図12a），短軸でも解剖学的右室が左室よりも大きいことがわかります（図12b）。右室と右房のバランスもアンバランスになっていました。右室駆出率（RVEF）は44％，右室拡張末期容量係数（RVEDVi）は150mL/m²でした。さらに4D flow像を示します（図13）。Rastelli導管内に加速血流が生じており，3m/秒程度でした。

また急性心不全加療後の右心カテーテル検査所見を，10年前と比較して提示します（表3）。体液量を是正した後の所見のため，右房圧や上大静脈圧は9mmHg程度まで低下していました。肺動脈圧，平均肺動脈楔入圧は高くなく，右室圧は上昇し，Rastelli導管内の圧較差は32mmHgでした。10年前と比較し右室圧やRastelli導管内圧較差の変化はわずかでしたが，右房圧の上昇や右心系の拡大傾向を認めました。

血管造影所見を示します（図14）。肺動脈造影では，軽度の逆流がありRastelli導管の石灰化が顕著でした（図14b）。

図12 心臓MRI像

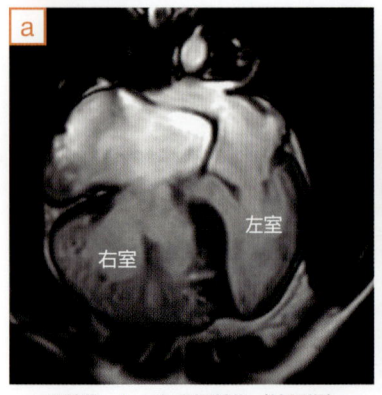

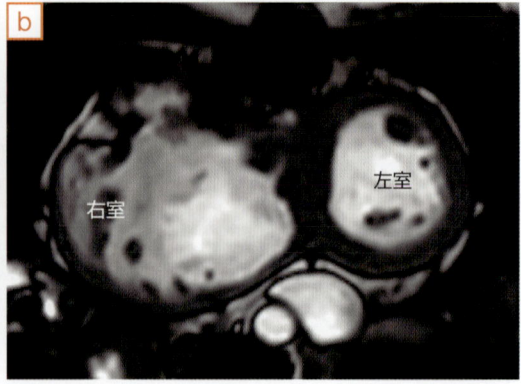

a：四腔像　b：左室短軸像（拡張期）
右室の拡大収縮不全，乳頭筋の発達を認め，長期の圧負荷，容量負荷が示唆された。
RVEDV/RVESV 217/121mL，RVEF 44%，RVEDVi 150mL/m²，LVEDV/LVESV 102/46mL，LVEF 55%

図13 4D flow像

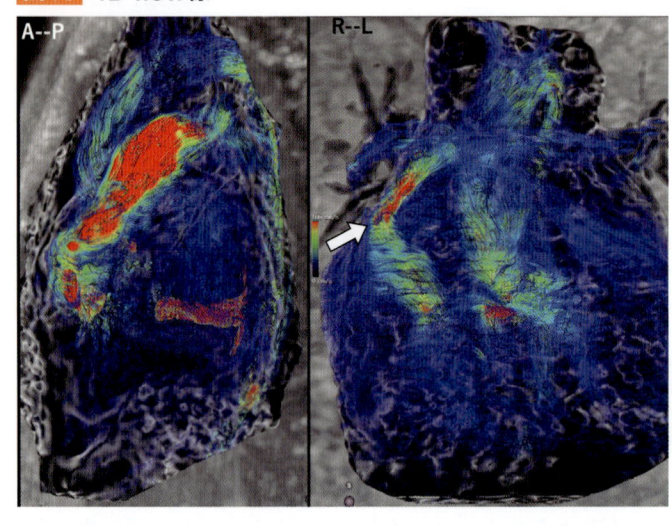

血流速度をカラーで描出すると，Rastelli導管内で最も加速した血流を認めた。
矢印：最狭窄部位。

表3 右心カテーテル検査

	10年前	今回		10年前	今回
SVC（mmHg）	5	9	SvO₂（%）	66	65
RA（mmHg）	5	9/9（8）	SaO₂（%）	99	96
RV（mmHg）	51/〜5	50/〜9	CI（L/分/m²）	1.4	1.7
Main PA（mmHg）	17/5（9）	18/8（12）	PVR（Wood単位）	2.0	1.66
PAWP（mmHg）	5	8	LVEDV（mL）	93	120
LV（mmHg）	140/〜6	104/〜8	LVESV（mL）	51	65
Ao（mmHg）	140/74（95）	110/60（78）	RVEDV（mL）	122	154
Rt.PA-mainPA（mmHg）	4	0	ESV（mL）	63	80
Main PA-RV（mmHg）	32	32			

心不全が代償された状態でも，高い右房圧と高度のRVOTSが残存した。

図14 血管造影像

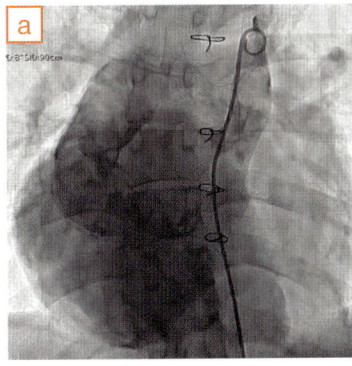
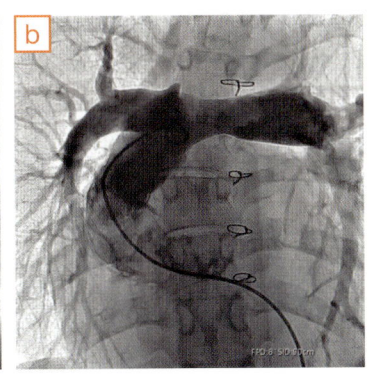
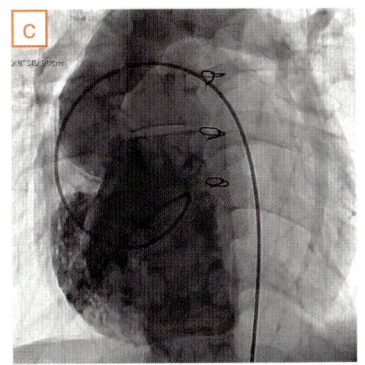

a：上大静脈造影。右房が拡大していた。
b：肺動脈造影。両側の肺動脈に狭窄はなく，肺動脈逆流を認めた。
c：右室造影。右室は拡大していた。

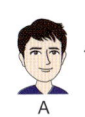
MRI像をみると，右房・右室はかなり拡大していますね。右室と左室で大分大きさが違いますが，年が経つと心筋の違いは出てくるのでしょうか？

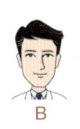
小児期の心室のバランスは現在となってはわかりませんが，Rastelli術が成り立ち，二心室に行ったことからすると，当時はそれなりにバランスがとれていたと思います。現在の右室・左室の大きさの違いは右心不全と右心負荷の結果です。加えてRastelli導管が比較的狭い状態で20年経っているので，左室に前負荷があまりかからない状態で発育不全のような形になってしまい，LVEDVi 70mL/m²程度と左室もやや小さい（図12）という可能性はあります。

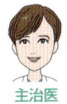
主治医
そうすると，左室は拡張障害を起こしている可能性があり，前負荷の変動に弱いということになりそうです。

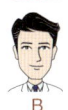
最初に先生方がHFpEFのような病態だと直感的に感じられたのは，左室そのもののボリュームが小さく膨らみきらない状況を，拡張しづらいという感じ方をされたのでしょう。

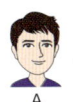
心臓MRI所見についてほかにご意見はありますか。

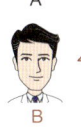
加速血流について，例えばPSや右室二腔症のガイドラインでは大動脈弁狭窄症（AS）と同様に3〜4m/秒は中等症，＞4m/秒は重症な狭窄だといわれています。しかし，右室が圧を4m/秒も発生させることは多くなく，高度の狭窄になると右室機能が低下し，簡単にlow flow，low gradient状態となります。本症例でも，これだけ大きな右室で3m/秒程度の加速を生じること自体，右室にとって大きなafterloadが存在することが示唆されます。また，4D flowの加速血流の幅で狭窄の程度がある程度わかるでしょう。

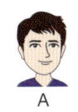
右心カテーテル検査結果（表3）についてはどうでしょう？

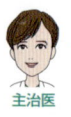

先ほどB先生からお話を伺った後にデータを見直すと，右室収縮期圧やRastelli導管内の圧較差自体はそこまで顕著な変化はないようにみえたのですが，右室機能が低下して右室の拡張が進んでいるということを考えると，圧が出せなくなっていて，病態としては進んでいるんじゃないかなという解釈ができるでしょうか？　右房圧，上大静脈圧の上昇も右心機能の低下傾向を反映していると考えています。

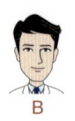

そのとおりだと思います。右心不全のPSの血行動態は，圧が上がっていくのではなく，圧がそのままで心室が拡大し遠心性肥大になっていきます。これをずっと内科治療だけで粘り続けると，圧較差がなくなっていきます。そうなってから手術を行っても，"ときすでに遅し"となっていることもあります。

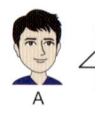

手術適応を考えるときのポイントを教えてください。

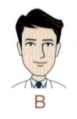

圧較差だけで手術適応を決めないほうが安全です。そのうち圧が発生できなくなってしまうということがあるからです。また手術を検討する際には術後に，右心がリカバーするだけの予備力が残っているかを考えるべきでしょう。また，成人期のEbstein病の重症TRに対する手術を検討する際を考える際，本症例と同じような血行動態にしばしば直面します。左室が小さく右室が非常に大きい状況でTRを止めた際に，肺水腫になるのではないかという恐怖感をいつも感じています。左室が小さいというのは拡張障害の1つのetiologyです。左室が小さくても心拍数で稼げればよいですが，稼げない場合には心不全としては苦しい病態になります。

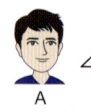

実際の症例では，この後の治療はどうされたのでしょうか？

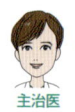

右心不全の主病態がRastelli導管の劣化，狭小化であると判断し，外科的な右室流出路再建術の方針としました。Yamagishi conduit 24mmへの交換と三尖弁置換術（Epic 31mm）を行い，レートレスポンスの悪さも考慮して心房，心室に心外膜ペースメーカリードを留置しました。以上が症例の経過です。

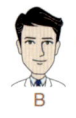

40歳代での三尖弁生体弁置換は，耐久性の面で少し心配になりました。年齢を重ね，再手術になる可能性が高いので，その際の右心不全を乗り切れるかどうか危惧されます。ペースメーカリードを留置した点は，大いに賛成です。ペースメーカの絶対的適応ではないけれども，ペースメーカが必要になった際，Senning術後なので挿入に苦渋することが予想されます。私なら，どこかで左室機能が落ちてきたときに両室ペーシングへ移行できるように，あえて左室リードも入れるかもしません。ハートチームのディスカッションの土俵に上げてよいかもしれませんね。

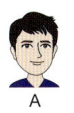
症例提示，ありがとうございました。本症例では右心不全を慢性期，急性期にどのように評価するかが重要だと感じました。最近は肺動脈拍動性指数（PAPi）や負荷心エコーの重要性も報告されています。総合的に右心が左心にきちんと血液を送れているかを評価するのが重要だということです。もう少し早く右心不全に気付くにはどの点に注目し，どのような検査をしておけばよかったのか，などコメントはありますでしょうか？

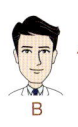
30歳代で上室頻拍が出現した際の心電図が気付きのタイミングとなるでしょう。前述のとおり，心室内伝導障害とfragmented QRSの所見から右心負荷と右室心筋の線維瘢痕が想起されます。心エコーはうまくみえないので経過観察となってしまいがちです。この時点で心臓MRIを施行していたら，4D flow所見も合わせdecision makingにつながった可能性があるでしょう。心臓MRIについては慢性期のフォローとしても有用であると考えます。先天性心疾患はエコーでの描出・評価・理解が難しいので，MRIのような形態と機能の評価を行える画像検査には大変価値があります。例えばMRIを1回撮って問題がなければ，次は3年後でよいわけです。3年に1回くらいはMRIでみるのがよいと考えています。

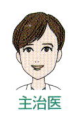
地方病院ではなかなか医療者が定着せず，1人の患者に長期に関わることが難しいと感じています。3年後を視野に入れた継続性のある診療ができていないのが現状です。

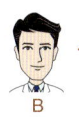
小児医療に携わっていると，患者は常に自分より年下ですので，自分が引退するときも患者はまだ若いという状況が必ずきます。人生をとおしてメディカルレコードが引き継がれていく仕組みをわれわれ医療者側も一緒に考えなければなりませんね。また，治療のゴールは生存だけではなく，就労や就学など社会生活を問題なく送れるよう支援することにあるでしょう。私は患者に「症状はありますか？」よりも「元気に働けていますか？」と尋ねるようにしています。 （終）

症例のまとめ

 ccTGA，ASD，VSD，PSに対しダブルスイッチ術後，成人期に導管劣化に伴う右心不全を生じた症例を経験した。

 成人先天性心疾患診療では，右心不全への気付きや精査のタイミングについて時期を逸することがないよう注意しなければならない。

 先天性心疾患患者には成育期〜成人期のシームレスな医療体制の確立が急務である。

（本症例はHeart Organization社が運営する専門医向けプラットフォーム「ecasebook」上で開催された「Boot the Heart Team / Acute Heart Failure Casebook」の症例検討を再構成して掲載しています）

循環動態のPoint

朔 啓太

右室の圧負荷をPV loopで考える

本症例はRastelli導管の劣化を主体とする慢性の右室後負荷が代償期を経て，右心不全として明確となった症例です。根本治療はRastelli導管（後負荷の原因）の交換であり，本来，右心機能が低下する前に介入することが重要であるという指摘も印象に残りました。先生方のやりとりのなかにもありますが，ASと同様に右心機能が悪くなると圧較差を生じない状況が出現します。それらの経過をPV loopで解説していきます。

右室圧負荷

右室の流出路に狭窄が起こると右室圧は上昇します。肺動脈圧は正常において平均血圧15mmHg以下ですので，RVOTSに伴う圧上昇はPV loopを縦方向に大きくします（図15）。右室におけるPV loopと酸素消費の相関性は左室に比べて検証は少ないものの，仕事量という観点では，圧容積関係が仕事量を反映するといってよいと思います。図15のとおり，流出路狭窄によって右室の仕事量は著明に増加します。同じ一回拍出量を生むために多くの仕事を必要としますので，これが20年にわたって起きると心臓が疲れてくるのは当然かもしれません。しかし，左室と異なり，圧負荷の程度と心臓の形態的・機能的変化の関係が一様ではないことが右室の経過を予測し，適切に管理するうえで非常に難しいところです。

図15 RVOTSが起きた場合のPV loop

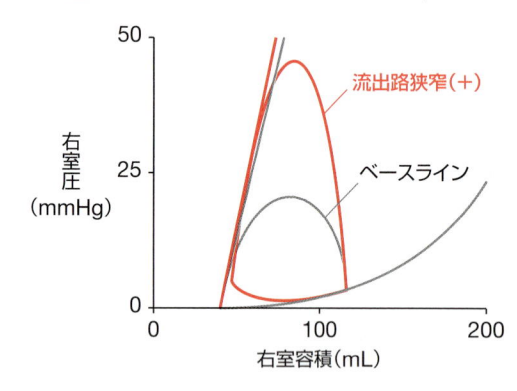

右心収縮能・拡張能ともに大きな低下がない状況を想定。流出路の狭窄があると，圧負荷によりPV loopが著明に縦方向に拡大する。

右室リモデリング

圧負荷による右室肥大は起きている予想されますが，左室のような求心性リモデリングを経て遠心性リモデリングを起こす症例もあれば，求心性リモデリングはほとんど目立たずに，右心の機能低下に伴った遠心性リモデリングが進行し，著明な拡大を認める症例もあります。いずれにしても代償的リモデリングと循環動態の不一致が，右心不全症状の出現として現れますが，そのときは介入タイミングとしては遅いのかもしれません。「エキスパートの視点」（p242）の「ゴム風船が劣化して伸び切ったまま縮まなくなる」という表現をPV loop上で表

すとしたら，**図16**のような変化です。ここで着目したいのは，心室圧そのものが下がっており，圧較差も減っている点です。これはlow flow，low gradient ASのときと同じ理屈ですが，心収縮能が低下してくるとそもそも圧が出せなくなるのです。

図16 RVOTSに加えて心収縮能低下と遠心性リモデリングが起きた場合のPV loop

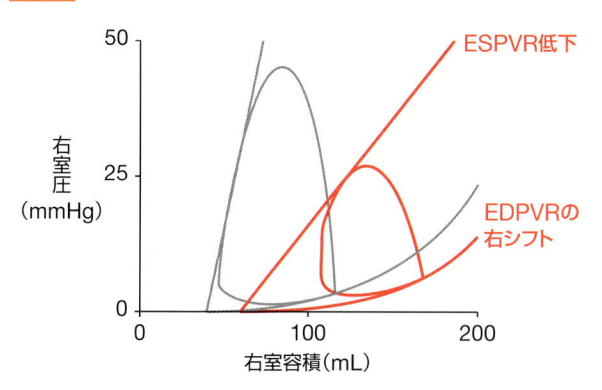

収縮性（ESPVR）を低下させ，拡張性（EDPVR）を右シフトさせた状態をシミュレーションした。

右心不全徴候

　流出路狭窄を伴った右心機能低下心はさまざまな負荷に対して弱くなります。前負荷の上昇，左房圧の上昇，酸素化不良による肺血管抵抗上昇などさまざまな負荷増加が右心拍出低下や右房圧上昇などの右心不全徴候の悪化を生み，さらなる悪循環が始まります。ここにTRが加わると，右房圧上昇がさらに増強することはいうまでもありません（**図17**）。

図17 図16の状態にTRが加わった際のPV loop

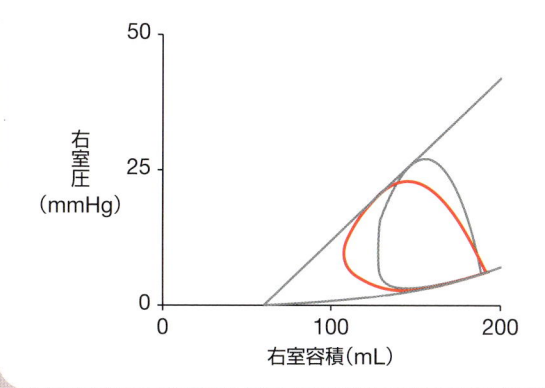

MRと同様にloopの横幅は大きくなるが，前方駆出はさらに低下するために，右室からの駆出量は低下してしまう。

エキスパートの視点

板谷慶一

ポイント1：血流動態からみた右室と左室の役割

　解剖学的には左室には心筋が厚く緻密化し，右室は肉中が発達し高いコンプライアンスを有します。大動脈は慣性係数（ばね定数）が高いのに対して，肺動脈はコンプライアンスが高く，左心系は「ばね」として血液をはじき返すように駆出するのに対し，右心系は「ゴム風船」のように軟らかく貯蔵した血液を駆出する役割があります。このことは心室内の渦流を観察するとよくわかります。左室では僧帽弁流入血流が前尖周囲に渦を描き，180°向きを変えて流出路に向かって血液をはじき返すように血流が駆出され，右室には上下大静脈の流れが衝突して右房内で形成された渦がそのままトルネードを描いて三尖弁を流入し，右室自由壁をストレッチするように描きます。左室不全はいわばばねが錆びて硬くなるようなイメージで，左室が固くなり拡張能が低下して最後は収縮能を失うのに対し，右室不全はゴム風船が劣化して伸び切ったまま縮まなくなるようなイメージで，運動負荷などに応じて必要なはずの血液が右室に溜まったまま捌けないでうっ滞します。このことは左右心室の解剖によるため，ccTGAでも解剖学的修復か機能的修復かは心不全のアプローチには重要です。ただし，なんでも常に解剖学的修復（ダブルスイッチ術）がよいとは限らず，左室流出路や心房内ルートの狭窄に留意が必要です。

ポイント2：右心系弁膜症手術の考え方

　良好な循環を維持するためには前述の左心系と右心系の協調運動が重要で，右室流出路や肺動脈弁の介入，あるいは三尖弁の介入においても右心負荷（肺心室負荷）を軽減する手術介入では結果的には肺血流が増大するので，左心の容量負荷が増えると考えるべきです。その際，左心（体心室）の拡張能が十分かどうかが重要で，体心室の容積や拡張能，房室弁の接合の深さ（massive/torrential TR，軽症MRに三尖弁置換だけ施行したらMRが増悪した経験はないでしょうか）に留意が必要で，状況に応じて（高齢者のEbstein病で左室の小さい症例の三尖弁手術など）左室（体心室）に懸念がある場合には心房中隔を開窓し（ASD fenestration），左室が適応してからデバイス閉鎖を行うことも1つの方法として考えられます。右室（肺心室）のポンプ機能が低い場合はGlenn手術（1.5心室），Fontan手術など右心バイパス手術を行う方法もあり，左室（体心室）の拡張がよいことが必要条件です。

主治医の感想

石井奈津子

　本症例の背景を理解するには，解剖学的理解や過去の手術歴に沿った合併症の考察が必要でした。左心系と右心系のいずれの問題なのか，そこからスタートでした。まさに「犯人はだれ？」という状態で，左室の拡張能や心膜癒着の影響，Rastelli導管の狭窄，TRと右心機能低下の複数の可能性を吟味しました。決め手の心臓MRI像と右心カテーテル検査結果から，過去と比較し収縮期肺動脈圧は著変なくとも右室の拡大，TRの重症化，右室の壁運動低下を認めました。循環器内科医だけで抱え込むのではなく，小児循環器内科・小児心臓外科の先生方と綿密な治療計画の共有が重要だと実感しました。

　成人先天性心疾患であっても，それぞれの病態に合わせた過去・現在・未来まで見据えた関わりができるように，これからも学び続けたいと思います。

文献

1) Ohuchi H, Kawata M, Uemura H, et al : JCS 2022 Guideline on Management and Re-Interventional Therapy in Patients With Congenital Heart Disease Long-Term After Initial Repair. Circ J 86(10) : 1591-1690, 2022.
2) Graham TP Jr, Bernard YD, Mellen BG, et al : Long-term outcome in congenitally corrected transposition of the great arteries : a multi-institutional study. J Am Coll Cardiol 36(1) : 255-261, 2000.
3) 丹羽公一郎編：成人先天性心疾患. メジカルビュー社, 東京, 2015, p225.
4) Baumgartner H, De Backer J : The ESC Clinical Practice Guidelines for the Management of Adult Congenital Heart Disease 2020 : 4153-4154, 2020.
5) Stout KK, Daniels CJ, Aboulhosn JA, et al : 2018 AHA/ACC Guideline for the Management of Adults With Congenital Heart Disease: Executive Summary : A Report of the American College of Cardiology/American Heart Association Task Force on Clinical Practice Guidelines. J Am Coll Cardiol 73(12) : 1494-1563, 2019.
6) Anderson RH, Arnold R, Wilkinson JL : The conducting system in congenitally corrected transposition. Lancet 1(7815) : 1286-1288, 1973.
7) Das MK, Khan B, Jacob S, et al : Significance of a fragmented QRS complex versus a Q wave in patients with coronary artery disease. Circulation 113(21) : 2495-2501, 2006.
8) Vehmeijer JT, Koyak Z, Bokma JP, et al : Sudden cardiac death in adults with congenital heart disease : does QRS-complex fragmentation discriminate in structurally abnormal hearts ? Europace 20 (FI1) : f122-f128, 2018.

索　引

循環動態攻略A to Z
急性心不全Case Live！

2025年2月1日　第1刷発行

■編　集　朔　啓太　さく けいた
　　　　　奥村貴裕　おくむら たかひろ

■発行者　吉田富生

■発行所　株式会社メジカルビュー社
　　　　　〒162-0845 東京都新宿区市谷本村町2-30
　　　　　電話　03 (5228) 2050 (代表)
　　　　　ホームページ https://www.medicalview.co.jp

　　　　　営業部　FAX 03 (5228) 2059
　　　　　　　　　E-mail　eigyo@medicalview.co.jp

　　　　　編集部　FAX 03 (5228) 2062
　　　　　　　　　E-mail　ed@medicalview.co.jp

■印刷所　シナノ印刷株式会社

ISBN978-4-7583-2212-6 C3047

©MEDICAL VIEW, 2025.　Printed in Japan